Kohlhammer

Pflege fallorientiert lernen und lehren

Herausgegeben von Karin Reiber, Juliane Dieterich, Martina Hasseler und Ulrike Höhmann

Die geplanten Bände im Überblick

- Ambulante Pflege
- Ambulante und stationäre Palliativpflege
- Chirurgie
- Fallbasierte Unterrichtsgestaltung – Grundlagen und Konzepte
- Geriatrie
- Gynäkologie und Geburtshilfe
- Innere Medizin
- Pädiatrie
- Psychiatrie
- Rehabilitation
- Stationäre Langzeitpflege

Michael Schilder

Geriatrie

Verlag W. Kohlhammer

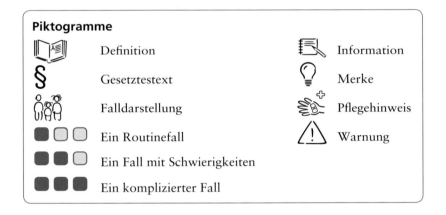

Piktogramme

	Definition		Information
§	Gesetztestext		Merke
	Falldarstellung		Pflegehinweis
	Ein Routinefall		Warnung
	Ein Fall mit Schwierigkeiten		
	Ein komplizierter Fall		

1. Auflage 2014

Alle Rechte vorbehalten
© W. Kohlhammer GmbH, Stuttgart
Gesamtherstellung: W. Kohlhammer GmbH, Stuttgart

Print:
ISBN 978-3-17-022693-7

E-Book-Formate:
pdf: ISBN 978-3-17-026364-2
epub: ISBN 978-3-17-026365-9
mobi: ISBN 978-3-17-026366-6

Inhalt

Geleitwort

Die Ausübung des Pflegeberufs wird immer anspruchsvoller: Professionelles Pflegehandeln umfasst verantwortungsvolles Planen, Gestalten und Auswerten von Pflegesituationen. Die Settings, in denen diese berufliche Tätigkeit ausgeübt wird, haben sich zunehmend ausdifferenziert und die Aufgaben werden immer komplexer. Damit sind auch ganz neue Herausforderungen an die Pflegeausbildung gestellt. »Geriatrie« ist ein Band der Buchreihe »Pflege fallorientiert lernen und lehren«, einem Kompendium für die Pflegeausbildung, das sowohl die verschiedenen Versorgungsbereiche, in denen Pflegekräfte tätig werden, als auch die unterschiedlichen Lebensalter und -situationen der Pflegeempfänger abbildet.

Die elf Bände der Reihe spiegeln die wesentlichen Institutionen wider, in denen pflegerische Versorgung stattfindet. Alle Bände folgen der gleichen Struktur und demselben Aufbau. In einem Einleitungsteil wird in die Besonderheiten des jeweiligen Settings eingeführt. Pflegewissenschaftliche Expertenstandards und neueste wissenschaftliche Erkenntnisse werden dabei ebenso berücksichtigt wie die Ausbildungsziele der Prüfungsordnungen. Die Präsentation der Inhalte erfolgt in Form von Musterfällen; dabei werden die unterschiedlichen Aspekte pflegeberuflichen Handelns aufzeigt und fallbezogene Besonderheiten und Schwerpunkte professioneller Pflege exemplarisch illustriert. Die fallorientierte Aufbereitung von Lerngegenständen greift den berufspädagogischen Trend der Kompetenz- und Handlungsorientierung auf und setzt ihn fachdidaktisch um.

Die vorliegenden Ausführungen geben einen sehr guten Einblick in die facettenreichen pflegerischen Aufgaben innerhalb des Versorgungsgebiets der Geriatrie. In diesem pflegerischen Bereich sind die Handlungs- und Kompetenzanforderungen an die Pflegefachkräfte besonders komplex und erfordern eine Zusammenschau pflegerischen, medizinischen und psychosozialen Wissens.

Der vorliegende Band gewährt anschauliche Einblicke in diese Besonderheiten anhand einschlägiger Fallbeispiele und bietet exemplarische Lösungen an. Dieses Lehr- und Lernbuch ermöglicht dadurch die Entwicklung spezifischer Fachkompetenz professioneller Pflege.

Dieser Band sowie die gesamte Reihe wenden sich an Lernende und Lehrende in den Pflegeausbildungen an Schulen, Hochschulen oder Praxisstätten sowie an Studierende der Pflegepädagogik. Neue Formen der Pflegeausbildung – wie z.B. primärqualifizierende Pflegestudiengänge

– hatten die Herausgeberinnen bei der Konzeption der Reihe und der Betreuung der Bände sowie die Autorinnen und Autoren der einzelnen Bände ganz besonders im Blick.

Karin Reiber
Juliane Dieterich
Martina Hasseler
Ulrike Höhmann

I   Basics

1 Pflege in der Geriatrie

Ältere und alte Menschen stellen besondere Anforderungen an die fachliche Pflege in der Geriatrie. Vor dem Hintergrund ihres gelebten Lebens und in Anbetracht häufig komplexer und langandauernder Problemlagen stellt sich deren Pflegebedürftigkeit äußerst vielschichtig dar. Die Pflegebedürftigkeit älterer und alter Menschen wird sowohl von normalen Alterungsvorgängen als auch häufig von mehreren Krankheiten zugleich beeinflusst. Die notwendigen Bewältigungsarbeiten werden vor dem individuellen biografischen Hintergrund des Einzelnen heraus je nach sozialer Situation familial oder häufig auch allein gestaltet. Da sich dies auf mehreren Ebenen zugleich abspielt, fordert dies eine differenzierte Betrachtung. So ist der Pflegeprozess auf die Besonderheiten älterer Menschen, auf ihre Sichtweisen und situativen Befindlichkeiten auszurichten. Die Unterstützung der Bewältigung häufig langandauernder nicht heilender Krankheiten und dauerhafter Pflegebedürftigkeit fordert die konsequente Ausrichtung auf den älteren Menschen und die Aushandlung fachlich gebotener Handlungsalternativen. Geriatrische Pflege findet dabei in verschiedenen Einrichtungen des Gesundheitswesens, mit unterschiedlichen Aufgabenzuschnitten und im Zusammenhang mit verschiedenen Konstellationen von Gesundheitsberufen statt.

Zur Grundlegung der exemplarischen Fälle im zweiten Teil dieses Lehrbuchs widmet sich dieses erste Kapitel daher zuerst wichtiger Begriffsbestimmungen, mittels derer die Bedeutung der Pflege in der Geriatrie veranschaulicht wird. Vor diesem Hintergrund werden dann die Aufgabenprofile derjenigen Gesundheitsfachberufe im Rahmen geriatrischer Versorgungsstrukturen umrissen, die an der Versorgung und Pflege geriatrischer Patienten beteiligt sind. Dazu werden die Erfordernisse der Schnittstellengestaltung erläutert. Auf dieser Basis wird dargestellt, wie relevant die darauf bezugnehmenden Handlungsfelder sind. Hieran schließt sich eine genauere Betrachtung der Merkmale an, die häufig bei Menschen mit einem geriatrischen Pflegebedarf in Erscheinung treten. Daraus werden dann die fachlichen Anforderungen an die geriatrische Pflege abgeleitet. Das erste Kapitel schließt mit einer theoretischen Bestimmung der geriatrischen Pflege als Basis für die Fallstrukturierung im zweiten Teil dieses Buchs.

1.1 Das Besondere der Pflege in der Geriatrie

Einer wegweisenden Definition der Weltgesundheitsorganisation (WHO) kann entnommen werden, dass die Geriatrie »der Zweig der Medizin [ist], der sich mit der Gesundheit im Alter sowie den präventiven, klinischen, rehabilitativen und sozialen Aspekten von Krankheiten beim älteren Menschen beschäftigt« (WHO 1989 zitiert nach Bundesverband Geriatrie e. V. 2010, S. 12).

Somit handelt es sich bei der Geriatrie um ein medizinisches Fachgebiet, das sich als Altersheilkunde im Besonderen mit den Alterskrankheiten von Menschen befasst, dabei aber auch auf die gesunden Anteile des Menschen Bezug nimmt (Füsgen/Summa 1990; Nigg/Steidl 2005; Runge/Rehfeld 2012a).

Die Geriatrie als Disziplin umfasst also weit mehr, als »nur« die Heilung erkrankter älterer Menschen. Der rehabilitative Charakter der Geriatrie kommt darin zum Ausdruck, verloren gegangene Funktionen des erkrankten Menschen wieder zu erlangen oder aber neue aufzubauen. Auch der Bereich der Versorgung und Pflege sterbender Menschen im Rahmen der Palliation ist inbegriffen (Füsgen 2004; Hafner/Meier 2005).

Umfassender Ansatz der geriatrischen Pflege

Auch die geriatrisch ausgerichtete Pflege verfolgt einen umfassenden Ansatz in der Betrachtung sowohl der funktional einschränkenden Krankheitsfolgen als auch der physiologischen, psychologischen und sozialen Alternsprozesse (Runge/Rehfeld 2012a).

Geriatrische Interventionen und Zielsetzungen beziehen nicht nur krankhafte, sondern auch gesunde – also normale altersphysiologische – Erscheinungen in ihren Aufgabenbereich ein. Deren Auswirkungen auf den Menschen im Rahmen seines Alltagslebens werden mit dem Ziel erfasst, zur Verbesserung oder Aufrechterhaltung der Lebensqualität des alten Menschen beizutragen.

Der dem Griechischen entstammende Begriff Geriatrie bedeutet wörtlich übersetzt »Heilung« und »Helfen« und beschäftigt sich nach Hafner/Meier (2005, S. 5) mit den »präventiven (vorbeugenden), klinischen (krankheitsorientierten) und rehabilitativen (wiederherstellenden) Ebenen« alter Menschen. Da sich dieser Zweig der Medizin auch auf den gesunden Menschen bezieht, hat dies eine über die biomedizinische Ausrichtung hinausgehende multidimensionale Bearbeitung zur Folge (BV Geriatrie e. V. 2010; Frühwald 2007).

Fragestellungen der Geriatrie

Typische Fragestellungen der Geriatrie sind (Marwedel 2008, S. 22):

• »Welche Krankheiten treten im Alter gehäuft auf?

- Wie kann gesundes Altern ermöglicht werden?
- Wie können Alterserkrankungen wirkungsvoll behandelt werden?«

Der Anspruch der Geriatrie als ein die somatischen (körperlichen), psychischen (seelischen), pflegerischen und sozialen Facetten des geriatrischen Patienten umfassenden Ansatz verlangt die systematische Integration der Perspektive des geriatrischen Patienten[1] in das traditionelle Wissen (Junod/Feder 1990; Hafner/Meier 2005).

> Der ältere Mensch mit einem geriatrischen Versorgungsbedarf und nicht dessen vermeintlich objektivierbare Krankheit steht im Zentrum des geriatrischen Blicks. Auch das individuelle, personelle und materielle Umfeld im Hinblick auf ihre Alltagsauswirkungen auf den älteren Menschen sind bedeutsam (Runge/Rehfeld 2012a).

Abgrenzung zur Gerontologie

Wo die Gerontologie als interdisziplinäres Forschungsgebiet die »biologischen, psychologischen und sozialen Merkmale und Gesetzmäßigkeiten von Altersvorgängen unter Einbeziehung wirtschaftlicher, politischer und gesellschaftlicher Aspekte« in den Blick nimmt, integriert die Geriatrie diese gerontologischen Erkenntnisse systematisch und wissenschaftlich kontrolliert in das medizinische Handeln (Runge/Rehfeld 2012a, S. 3).

Aufgabe der geriatrischen Pflege

Die geriatrische Pflege hingegen befasst sich mit den Auswirkungen altersbezogener physiologischer und pathophysiologischer Veränderungen auf das Erleben und die Funktionen des Menschen. Hierbei stehen dessen Fähigkeiten, Ressourcen und Probleme in der Gestaltung von Lebensaktivitäten im Vordergrund, die einem sinnvollen, wohltuenden und im optimalen Fall gesundheitsfördernden Leben zuträglich sind oder die es zu kompensieren gilt. Bezugspersonen des Patienten mit geriatrischem Versorgungsbedarf wie pflegende Angehörige oder nahestehende nicht verwandte Personen werden einbezogen, wenn sie Teil deren Alltagslebens sind. Zur Aufrechterhaltung der informellen (nicht berufsmäßig ausgeübten) Pflege und ihrer eigenen Gesundheit werden diese informiert, beraten, angeleitet, unterstützt oder entlastet und in ihrer Gesundheit gefördert (Poletti/Beck 1990; Neubauer/Gatterer 2007; BMFSJ 2010).

Vollständigkeit und Individualität

Die geriatrische Pflege zeichnet sich durch Vollständigkeit und Individualität in der Betrachtung der physischen, psychologischen und geistig-sozialen Anteile des Patienten mit geriatrischem Pflegebedarf aus. Sie regt »das Mitmachen des Patienten an, nützt seine Reserven, respektiert seine Würde und verleiht ihm ein Gefühl der Zugehörigkeit und des Selbstwertes. Sie strebt die Anpassung des alten Patienten an seine komplexe Situa-

---

1 Für den besseren Lesefluss wird auf die geschlechtsspezifische Nennung verzichtet, wobei jedoch beide Geschlechter gleichermaßen gemeint sind.

tion an oder begleitet ihn auf dem Weg zum Sterben« (Poletti/Beck 1990, S. 651).

Die Bedeutung demografischer Veränderungen für die Pflege

Der Auftrag der Pflege in der Geriatrie begründet sich dabei vor dem Hintergrund gesellschaftlicher Entwicklungen in Deutschland und der Europäischen Union. Die Gesellschaft verändert sich insofern, als der Anteil der in ihr lebenden Menschen immer älter wird. Dies angesichts einer zunehmend sinkenden Geburtenrate und einer steigenden Lebenserwartung der Menschen in den westlichen Industrienationen, die u. a. aus dem medizinischen Fortschritt und der Verbesserung der Lebensverhältnisse resultieren. Deutschland nimmt bei diesen demografischen Veränderungen eine Spitzenposition in Europa ein (Haustein/Mischke 2011). Damit erlangt die geriatrische Perspektive zunehmend Bedeutung für das Gesundheitswesen in Deutschland, das »mit einer wachsenden Zahl alter und hochaltriger Menschen bei gleichzeitig niedriger Geburtenrate« konfrontiert ist (Ewers et al. 2012, S. 34). Diese gesellschaftliche Entwicklung geht auch aufgrund des medizinischen Fortschritts mit einer Zunahme chronischer Erkrankungen und Mehrfacherkrankungen (Multimorbidität) einher, was andere fachliche Anforderungen in die langfristige und alltagsorientierte Begleitung von dauerhaft kranken und pflegebedürftigen Menschen stellt, als eine einseitig kurativ (auf Heilung) ausgerichtete biomedizinische Versorgung.

Im Gesundheitswesen findet die geriatrische Versorgung innerhalb bestimmter Strukturen der Versorgung statt, die mit den in ihr wirkenden Berufsgruppen und deren Arbeitsschwerpunkten nachfolgend umrissen werden.

1.2 Geriatrische Versorgungsstrukturen und Interdisziplinarität

Eine wesentliche Voraussetzung zum Verständnis von Pflegekonzepten in der Geriatrie ist die Kenntnis geriatrischer Versorgungsstrukturen und interdisziplinärer Ansätze sowie Prinzipien innerhalb dieser zur Erreichung fachlicher Ziele.

Bedarf nach geriatriespezifischen Strukturen

Der Bedarf nach geriatrischer Spezialisierung innerhalb des Gesundheitssystems leitet sich aus dem besonderen Versorgungsbedarf geriatrischer Patienten mit ihren tendenziell bleibenden Krankheitsfolgen ab. Dieser fordert sowohl akutmedizinische als auch rehabilitative Ansätze in stationären und ambulanten Strukturen. Zur Erreichung fachlicher, geriatrischer Ziele weist das herkömmliche nicht auf diese Besonderheiten ausgerichtete Versorgungssystem Mängel auf, die suboptimale Behandlungsergebnisse zur Folge haben können (Frühwald 2007; BV Geriatrie e. V. 2010). So sind allgemeine Akutkrankenhäuser primär diagnostisch

14

und weniger therapeutisch-rehabilitativ ausgerichtet. Sie weisen eine eher kurze Behandlungszeit auf, in der das akute Krankheitsmanagement dominiert. Dabei entsprechen die spezifischen Entscheidungs- und Kommunikationsstrukturen des Teams einer Akutabteilung nicht den Erfordernissen des geriatrischen Versorgungsbedarfs (Eckhardt/Steinhagen-Thiessen 2012; Runge/Rehfeld 2012a; Walter et al. 2012).

Aufgrund dessen sind geeignetere Spezialeinrichtungen folgender Art entstanden:

Heterogenität geriatrischer Versorgungsstrukturen

- Fachabteilungen für Geriatrie in Akutkrankenhäusern,
- Krankenhäuser für Geriatrie,
- geriatrische Rehabilitationskliniken,
- Tageskliniken für Geriatrie,
- ambulante Rehabilitation durch niedergelassene Geriater (Geriatriekonzept Baden Württemberg 2001; BV Geriatrie e. V. 2010; Eckhardt/Steinhagen-Thiessen).

Von diesen nehmen die stationären und teilstationären Einrichtungen insgesamt den größten Anteil ein, wohingegen im ambulanten Sektor nur ein geringer Anteil an geriatrischer Versorgungskapazität existiert. Große regionale Unterschiede hingegen bestehen darin, ob die Geriatrie in bestehende Systeme wie in Akutkrankenhäusern integriert oder aber als eigenständige Einrichtung konzipiert ist (von Renteln-Kruse 2004d; BV Geriatrie e. V. 2010; Walter et al. 2012).

Der BV Geriatrie e. V. (2010) identifiziert drei Typen geriatrischer Strukturen: die Präferenz für eine Versorgungsform (akutstationäre oder rehabilitative Geriatrie) oder das ausgeglichene Verhältnis beider zusammen.

> Die Heterogenität der geriatrischen Versorgungsstrukturen geht auf »die unterschiedliche Ansiedlung geriatrischer Versorgung im Sozialrecht« zurück: die sozialrechtlich verankerte Unterteilung in Akutgeriatrie im Krankenhausbereich nach §§ 107, 108, 109 Sozialgesetzbuch (SGB) V und in die geriatrische Rehabilitation nach § 111 SGB V (von Renteln-Kruse 2004d, S. 54; vgl. auch Runge/Rehfeld 2012a; Dorner 2012). §

Die nachfolgende Tabelle 1.1 schlüsselt nach dem Geriatriekonzept Baden-Württemberg (2001, S. 21–36) die geriatrischen Versorgungsstrukturen mit den entsprechenden Programmen und Akteuren ausgehend des jeweiligen gesundheitlichen Schwerpunkts auf.

Bereich	Setting	Strukturen/Akteure/Programm
Prävention: Geriatrische Prävention	Ambulante Prävention	Akteure: z. B. niedergelassene Ärzte, Bürger-/Sportvereine, Altenclubs, Programme von z. B. Kreisseniorenräten, vom Landesgesundheitsamt betreute Seniorenwohnungen → Ziele: Aufrechterhaltung funktioneller Selbstständigkeit, Gesundheitsbildung, Qualifizierung von Angehörigen/Ehrenamtlichen, Hinausschieben und Vermeidung von Pflegebedürftigkeit
	Stationäre Prävention	Stationäre Vorsorgeeinrichtung → zeitlich begrenzte medizinische Vorsorgeleistungen Pflegeheim → Verringerung von Pflegebedürftigkeit durch aktivierende Pflege
Kuration: Geriatrische Akutbehandlung	Ambulante Akutbehandlung	Behandlung durch niedergelassene Ärzte (Allgemein-/Fachärzte): ambulante Krankenbehandlung, Beurteilung von Behandlungs-/Pflegebedürftigkeit, Zusammenarbeit mit Angehörigen und sozialen Diensten/ambulanten Pflegediensten Ambulante gerontopsychiatrische Behandlung: Hausärzte (unterstützt durch fachärztliche psychiatrische Konsile), Gerontopsychiatrie, ambulante soziale Dienste
	Stationäre und teilstationäre Akutbehandlung	Ziel = qualifizierte wohnortnahe geriatrische Versorgung. (a) *Geriatrische Grundversorgung an allen Akutkrankenhäusern*: qualifizierte Behandlung/Pflege + bedarfsgerechtes Angebot an Krankenhausbetten, spezifisch medizinische Behandlung, patientenorientierte Pflege. Soll: Besetzung mind. einer Arztstelle mit geriatrisch qualifiziertem Arzt (Weiterbildung Klinische Geriatrie), Pflege u. a. entsprechend weitergebildet. Krankenhaus-Sozialdienst: Kooperation mit Angehörigen, Hausarzt, ambulanten Pflegediensten, Pflegeheimen. (b) *Geriatrischer Schwerpunkt im Kreis*: ärztlich konsiliarische Versorgung, Verknüpfung von Behandlungs-/Rehabilitationsangeboten, Einfluss auf klinische Betreuung; Beratungs-/Qualifizierungsaufgaben für Krankenhausärzte, Organisation eines geriatrischen Konsils am eigenen Krankenhaus (ggf. externe Patienten; Durchführung von geriatrischen Assessments (Einzelfallbegutachtungen) am Krankenhaus; Konsiliarische Tätigkeit für die anderen Fachabteilungen; Beratung bei Therapieplänen und Rehamaßnahmen; Einübung Teamarbeit Arzt/nichtärztliche Therapeuten/Pflegekräfte im Krankenhaus (KH); Organisation der geriatrischen Fortbildung im KH + andere KH, Kreisärzteschaft, Pflegeeinrichtungen; Erschließung des weiteren Versorgungsnetzes durch Zusammenarbeit mit Rehabilitationseinrichtungen, niedergelassenen Ärzten, nichtärztlichen Therapeuten, Pflegediensten, Sozialpsychiatrischen Diensten, Pflegeheimen und mit dem geriatrischen Zentrum im Blick auf die geriatrische Prävention und die geriatrische und geriatrisch-rehabilitative Versorgung.

Bereich	Setting	Strukturen/Akteure/Programm
		Stellen/Funktionen: Ärztlicher Bereich, nichtärztlich-therapeutischer Bereich (Krankengymnastik, physikalische Therapie, Ergotherapie, Logopädie), pflegerischer Bereich, sozial-betreuerischer Bereich, Verwaltungsbereich.

(c) *Geriatrisches Zentrum*: bettenführende Organisationseinheiten (eigenständiges Krankenhaus, oder Fachabteilung/Funktionseinheit, stationäre + teilstationäre Behandlungsangebote, teilweise mehrere KH). Zusätzliche Fortbildungsaufgaben (Geriatrie), originäre therapeutische Aufgaben (an Unikliniken): Behandlung, Ausbildung, Forschung = Referenzzentren für die geriatrischen Schwerpunkte in der Region. Integration der klinischen Einrichtungen und der Rehabilitations-/und Pflegeeinrichtungen mit Uniklinik (Zusammenfassung des Fachwissens der verschiedenen Spezialisten/Fachdisziplinen).

(d) *Geriatrisches Konsil*: interdisziplinäres Team, geleitet durch einen geriatrisch qualifizierten Arzt: an allen geriatrischen Schwerpunkten/Zentren. Funktionen: Diagnostik, Erstellung Behandlungsplan, Case Management: Vorbereitung weiterer Versorgung nach KH → durch ambulante/stationäre Rehabilitation, Unterbringung in Pflegeheim, häusliche Versorgung; Sicherstellung: Überleitung medizinische Betreuung (Hausarzt) und die pflegerisch/soziale Betreuung; Beratung vor Aufnahme in ein Pflegeheim.

(e) *Geriatrische Tagesklinik*: wenn eine ambulante Behandlung nicht möglich ist und wenn eine vollstationäre Behandlung vermieden werden kann. Sie trägt zur Verkürzung des vollstationären Aufenthalts und zur Förderung der poststationären Integration des Patienten in den häuslichen Lebensalltag bei.

(f) *Stationäre gerontopsychiatrische Akutbehandlung*: durch psychiatrische Fachkrankenhäuser und Abteilungen.

(g) *Gerontopsychiatrische Tagesklinik*: an Schwerpunkten/Zentren: Ersatz vollstationärer Behandlung in Regionen ohne wohnortnahes stationäres Angebot zur Vermeidung stationärer Aufnahmen.

Bereich	Setting	Strukturen/Akteure/Programm
Rehabilitation: Geriatrische Rehabilitation		Kombination aus Rehabilitation, Kuration und Prävention = soweit geriatrische Patienten rehabilitationsfähig, -bedürftig und -willig sind → Verkürzung der Krankheitsdauer durch gezielte geriatrische Rehabilitation. Ziele: Vermeidung/Verringerung/Verhütung der Verschlimmerung von Pflegebedürftigkeit (§ 11 (2) SGB V), Erhaltung/Wiedergewinnung von Selbstständigkeit. Beginn der Rehabilitation → frühe rehabilitative Maßnahmen bereits im Akutkrankenhaus, Fortsetzung als Anschlussheilbehandlung konsequent ambulant oder stationär in ortsnahen Rehabilitationseinrichtungen.

17

Tab. 1.1:
Geriatrische Versorgungstrukturen mit Akteuren/Programmen – Fortsetzung

Bereich	Setting	Strukturen/Akteure/Programm
	Frühe geriatrisch-rehabilitative Maßnahmen im Akutkrankenhaus	Integrierte akut-rehabilitative Behandlung: Zielgruppe → Patienten, deren Rehabilitation mit einer kurzen Verweildauerverlängerung im Akutkrankenhaus so weit erreicht werden kann, dass die Entlassung nach Hause unproblematisch wird. Frühe Rehamaßnahmen und aktivierende Pflege durch interdisziplinäres Team.
	Geriatrische Anschlussrehabilitation	Möglichst bruchlos nach Krankenhausbehandlung in Wohnortnähe *Stationäre geriatrische Rehabilitationseinrichtungen* (Versorgungsvertrag nach § 111 SGB V). *Geriatrisch qualifizierte ambulante/mobile Angebote* = Alternative/Ergänzung/selbstständige Behandlungsform zur stationären Rehabilitation; multiprofessionell unter ärztlicher Leitung auf Basis eines geriatrischen Assessments. → Ziele: Aufrechterhaltung bzw. Wiederherstellung der Selbsthilfe-/Versorgungsfähigkeit; Vermeidung, Verringerung/Hinauszögerung von Pflegebedürftigkeit; Abkürzung bzw. Vermeidung stationärer Aufenthalte (wie Akutkrankenhaus; geriatrische Rehabilitationskliniken), Verbesserung der Lebensqualität der Patienten mit dauerhaften Beeinträchtigungen, Linderung der Folgen dauerhafter Behinderungen. Einbeziehung des Umfeldes zur Motivierung, Alltag als entscheidender Bezugsrahmen; möglichst viel an ambulanter Reha. Nach § 40 SGB V können ambulante Rehaleistungen in Rehaeinrichtungen, für die ein Versorgungsvertrag nach § 111 SGB V besteht, erbracht werden.
	Nachbetreuung	Sicherung des Rehabilitationsergebnisses. Befähigung des Patienten zur Bewältigung des Lebens auch mit einer verbliebenen Behinderung. Auch bei fortbestehender Pflegebedürftigkeit → Rehabilitation einschließlich aktivierender Pflege Neben niedergelassenen Ärzten leisten Ambulanzen an Krankenhäusern, ambulante Pflegedienste, Gemeinde-, Kranken- und Altenpflegedienste, niedergelassene Therapeuten, Haus- und Familienpflegedienste sowie Hilfs- und sonstige soziale Dienste einen Beitrag zur ambulanten Nachsorge
Pflege: Geriatrische Pflege	Gerontopsychiatrische Aspekte in der Pflege	*Ambulante Pflege*: enge Abstimmung der grundsätzlich für die Betreuung hinzuziehbaren Dienste wie z. B. ambulante Pflegedienste, Sozialstationen und sozialpsychiatrische Dienste als auch zwischen Hausarzt und Psychiater. Eine bedarfsgerechte außerklinische Versorgung kann nur durch Beteiligung aller zuständigen Stellen (der Altenhilfe, der Behindertenhilfe und dem zuständigen Träger der Sozialhilfe) sichergestellt werden. Neue Angebote erforderlich: wie Betreuungsgruppen für Menschen mit Demenz zur Entlastung pflegender Angehöriger.

Bereich	Setting	Strukturen/Akteure/Programm
		Stationäre Pflege: in Altenpflegeheimen → Voraussetzung ist die Herstellung und nachhaltige Sicherung einer ausreichenden gerontopsychiatrischen Kompetenz im Pflegeteam.
	Rehabilitative Pflege	Ist definiert als ein konsequentes, zielorientiertes Pflegeverhalten im Rahmen eines therapeutischen Konzepts auf Basis der Prinzipien: Patientenorientierung/individuelle Pflege, Ganzheitlichkeit, Transparenz und Informationsübermittlung, aktivierende Pflege, Ressourcenorientierung/Aktivierung der Selbstheilungs- und Bewältigungskräfte, Kontinuität.

Tab. 1.1: Geriatrische Versorgungstrukturen mit Akteuren/Programmen – Fortsetzung

Diese Darstellung geriatrischer Versorgungsstrukturen verdeutlicht, dass Pflegende in der geriatrischen Versorgung mit unterschiedlichem Auftrag, in verschiedenen Settings und mit verschiedenen Berufsgruppen tätig sind. Ungeachtet dieser Vielfalt sollen nun die beruflichen Kerne der wesentlichen in der geriatrischen Versorgung tätigen Berufsgruppen umrissen werden.

Hinsichtlich der in der Geriatrie vorzuhaltenden Personalstruktur sind aus wirtschaftlichen und vertraglichen Regelungen resultierende Anforderungen in Abhängigkeit des geriatrischen Settings Akutversorgung oder geriatrische Rehabilitation einzuhalten. Dazu zählt die Anforderung der ärztlichen Leitung. Hier ist gefordert, dass die Behandlung durch einen Facharzt mit einer entsprechenden Zusatzweiterbildung oder Schwerpunktbezeichnung Klinische Geriatrie zu übernehmen ist (BV Geriatrie e. V. 2010). Je nach Einrichtung und Ort der Tätigkeit kann die Leitung des geriatrischen Teams auch zwischen der ärztlichen und der pflegerischen Berufsgruppe wechseln.

Anforderungen an Personalstruktur

Aufgabe der Leitung des geriatrischen Teams ist u. a. die Koordination und Organisation der geriatrischen Versorgung, wie die Überprüfung von Informationen, Zielen, Planungen und Handlungen (Füsgen 2004). Das geriatrische Kernteam besteht aus Ärztinnen, Pflegenden sowie Mitarbeitern des Sozialdienstes (von Renteln-Kruse 2004d), das die folgenden Hauptformen der Therapie ausführt (Füsgen 2004, S. 28):

Leitung des geriatrischen Teams

- »ärztliche Therapie,
- pflegerische Betreuung und medizinische Maßnahmen,
- Physio- und Bädertherapie,
- Logopädie (Sprachheiltherapie),
- Ergotherapie,
- Psychotherapie und psychologische Zuwendung,
- fürsorgerische und soziale Betreuung.«

Die Disziplinen im geriatrischen Team sind in Abhängigkeit ihrer Aufgabenschwerpunkte bzw. Versorgungsaufträge unterschiedlich in der jeweiligen Versorgungsstruktur vertreten (von Renteln-Kruse 2004b). Die Kernaufgaben der ärztlichen Tätigkeit umfasst dabei die medizinische Diagnostik und Behandlung, die Verordnung und Überwachung von Therapieformen einschließlich der Behandlungspflege (Füsgen 2004). Demgegenüber besteht der pflegerische Aufgabenbereich neben der Verantwortung der direkten und indirekten Pflege in der Mitwirkung bei der Überprüfung des Therapiebedarfs und Therapieerfolgs im Alltag der Patienten (Füsgen 2004; Krohwinkel 2007).

Wesentliche im multiprofessionellen geriatrischen Team zu verwirklichende Prinzipien, basierend auf dem geforderten interdisziplinären Arbeitsansatz, sind die Patientenzentrierung, die Ganzheitlichkeit und Interdisziplinarität (BV Geriatrie e. V. 2010; Füsgen 2004; von Renteln-Kruse 2004d).

Die nachfolgende Tabelle 1.2 enthält wesentliche Aufgaben der im geriatrischen Team vertretenen Berufsgruppen (Füsgen 2004; von Renteln-Kruse 2004d; BV Geriatrie e. V. 2010, 2011; Krohwinkel 2007).

Tab. 1.2:
Beispiele für berufliche Schwerpunkte im geriatrischen Team

Berufsgruppe	Exemplarische Arbeitsschwerpunkte: Fokus, Ziel, Interventionen
Mediziner	• Fokus und Ziel: Kuration von Schäden in den Körperstrukturen und Körperfunktionen • Medizinische Diagnostik, Beurteilung des Behandlungsverlaufs • Indikationsstellung für diagnostische und therapeutische Maßnahmen • alle Formen der medizinischen Behandlung, wie z. B. medikamentöse Therapie und spezielle Verordnungen • Anweisungen für orthopädische oder sonstige Hilfsmittel • ggf. Leitung der gemeinsamen Dokumentation • ggf. Leitung des therapeutischen Teams
Pflegende	• Fokus: menschliche Reaktionen auf aktuelle oder potenzielle Gesundheitsprobleme im Bereich der Aktivitäten und Teilhabe (ICF) • Ziele: Förderung und Erhaltung der Gesundheit; Verhinderung, Aufhebung, Verkleinerung und Handhabbarmachung von Pflegebedürftigkeit zur größtmöglichen Unabhängigkeit und Wohlbefinden in den Lebensaktivitäten • Pflegediagnostik: Assessment und Pflegediagnosen • Pflegedokumentation und Pflegeplanung zur Strategieentwicklung und Abbildung des gesamten Pflegeprozesses • gesundheitsförderlich, präventiv, kurativ, rehabilitativ und palliativ ausgerichtete Pflegemaßnahmen • Mitwirkung bei medizinischer Diagnostik und Therapie • Koordination und Kooperation im geriatrischen Team
Physiotherapeut	• Fokus: Behandlung bewegungseingeschränkter Menschen • Ziele: Prävention von z. B. Erkrankungen des Bewegungsapparats, Schmerzlinderung, Wiedererlangung funktioneller Bewegungsmöglichkeiten • aufgrund differenzierter Befundaufnahme Durchführung individuell ausgerichteter Behandlungsverfahren, wie Bewegungsübungen, Anwendung von Wärme und Kälte, Bädern, Strom und Ultraschall, medizinische Trainingstherapie (fließender Übergang in die aktivierende Pflege)

Berufsgruppe	Exemplarische Arbeitsschwerpunkte: Fokus, Ziel, Interventionen
	• aktive Behandlung funktioneller Störungen • Hilfsmittelversorgung sowie Beratung
Logopäde	• Fokus: Förderung der Sprache und des Sprachverständnisses • Diagnostik und Therapie von Sprach-, Sprech- und Stimm-störungen • Diagnostik und Behandlung von Kau- und Schluckstörungen • Logopädische Behandlung von Krankheiten, wie im oro-fazialen Bereich
Ergothera-peut	• Fokus: Verbesserung körperlicher und geistiger Funktionen durch gezielte therapeutische-konstruktive Aktivitäten • nach ärztlicher Anordnung Behandlung durch handwerk-liche, gestalterische Tätigkeiten, Training der Selbsthilfe • Herstellung, Einsatz und Unterweisung im Gebrauch von Hilfsmitteln
Sozialpäda-goge	• Fokus: soziale Betreuung und Beratung zur Krankheits- und Krisenbewältigung und sozialmedizinischen Fragen • Mitbeteiligung am Entlassungsmanagement: Beratung, Vermittlung und Klärung der Kosten ambulanter Hilfen und stationärer Versorgung
Psychologe	• Diagnostik und Therapie neuropsychologischer Störungen • therapeuten- und computergestützte Therapien sowie psy-chotherapeutische Gespräche und Beratungen

Tab. 1.2:
Beispiele für berufli-che Schwerpunkte im geriatrischen Team – Fortsetzung

Der komplexe Versorgungsbedarf von Patienten in der Geriatrie erfor-dert eine disziplinübergreifende Zusammenarbeit dieser Berufsgruppen. Ein zentrales Prinzip, das in der Zusammenarbeit des geriatrischen Teams zwingend einzulösen ist, ist das der Interdisziplinarität.

Interdisziplinarität

Unter dem Prinzip der Interdisziplinarität kann eine aufeinander abge-stimmte Anwendung von Strategien und Interventionen der beteiligten Berufsgruppen im Rahmen einer gleichberechtigten Kooperation ver-standen werden. Zur Erfüllung des geriatrischen Versorgungsauftrags ist sowohl der jeweilige berufsspezifische Beitrag als auch das Zusam-menspiel der unterschiedlichen Aktivitäten der einzelnen Berufsgrup-pen und die sich daraus ergebenden Wirkungen in der Erreichung des gemeinsamen Ziels von Bedeutung (Füsgen 2004; Ewers et al. 2012; Brandenburg 2012).

An den Schnittstellen zur Physiotherapie und zur Medizin sollen nachfol-gend aus der Perspektive des Pflegeberufs beispielhafte Überlappungen und Wechselwirkungen verdeutlicht werden, die eine interdisziplinäre Perspektive zur Erreichung des Gesamtziels notwendig macht. So führen Pflegende von der Physiotherapie initiierte Bewegungsübungen im Alltag

der Patienten fort. Sie entwickeln und verfeinern damit deren Bewegungsfähigkeiten in der Anwendung von Alltagsaufgaben weiter, was wiederum deren Motivation zur Beteiligung an der physiotherapeutischen Behandlung erhöht. An der Schnittstelle zur Medizin setzen Pflegende z.B.
Strategien zur Förderung der Harnkontinenz ein, wie etwa die Verlänge-
rung miktionsfreier Zeiten, was wiederum zur Beseitigung der medizinischen Diagnose Inkontinenz beitragen kann.

Unabhängig des berufsspezifischen Zugangs gilt es im Rahmen der geriatrischen Denk- und Arbeitsweise des geriatrischen Teams Handlungs-
angebote jeweils mit dem Patienten auszuhandeln. Ansonsten drohen sie
an dessen Alltagswirklichkeit vorbeizuzielen, wodurch die oben dargestellten Ziele z.B. in den Beiträgen zur Lebensqualität, verfehlt würden
(BV Geriatrie e.V. 2010).

Notwendigkeit von Schnittstellen-management

Jedoch birgt die Zusammenarbeit so vieler Berufsgruppen mit ihren
berufsspezifischen Besonderheiten und unterschiedlichen institutionellen
Gegebenheiten auch Risiken in Form von Versorgungsbrüchen, die neu-
erdings auch mit dem Begriff »Polyprovider« bezeichnet werden. Zur Erreichung von Versorgungskontinuität über verschiedene Einrichtungen
und Berufsgruppen hinweg ist etwa ein geriatrisches Case Management
mit einer Langzeitversorgungsperspektive zur Gestaltung der vielfältigen
Schnittstellen erforderlich (Höhmann 2003; Brandenburg 2012; Runge/
Rehfeld 2012a).

1.3 Der spezifische Versorgungsbedarf von Patienten mit einem geriatrischen Pflegebedarf

Folgende häufig in Kombination auftretende Merkmale charakterisieren
den Patienten mit geriatrischem Pflegebedarf:

Merkmale des Patien-ten mit geriatrischem Pflegebedarf

- ein Lebensalter von etwa > 70 Jahren,
- Altersveränderungen in Form von altersbedingten strukturellen und
  funktionellen Veränderungen von Organen und Geweben,
- Frailty (Gebrechlichkeit) und Vulnerabilität (Verletzbarkeit),
- Multimorbidität bzw. Polymorbidität bzw. das neben- und miteinander Vorliegen mehrerer Krankheiten,
- Chronizität (langsamer Verlauf einer Krankheit),
- Polypharmazie oder Multimedikation bzw. die gleichzeitige Einnahme
  mehrerer Medikamente (auch Polypharmakotherapie),
- eine drohende oder vorhandene Behinderung in Form der einge-
  schränkten Fähigkeit zur selbstständigen Alltagsbewältigung bzw. körperliche, psychische und soziale Funktionseinschränkungen und somit

eine drohende oder bestehende Pflegebedürftigkeit in den Lebensaktivitäten (Hafner/Meier 2009; BV Geriatrie e.V. 2010; Eckhardt/Steinhagen-Thiessen 2012).

Diese Merkmale werden nun näher ausgeführt.

Altersphysiologische Veränderungen, Frailty und Vulnerabilität

Der Begriff Alter umfasst sowohl das chronologische bzw. kalendarische Lebensalter eines Menschen im Hinblick auf den Zeitabschnitt ab dessen Geburt als auch das psychologische, soziokulturelle und biologische Alter. In den nachfolgenden Ausführungen wird der Schwerpunkt auf den letzten Lebensabschnitt eines Menschen und auf dessen altersbezogene Veränderungen gelegt (Füsgen 2004).

Hinsichtlich des Lebensalters unterscheidet die WHO verschiedene Altersklassen (Hafner/Meier 2005, S 5):

Altern und Altersklassen

> »Alternder Mensch: 51.–60. Lebensjahr;
> älterer Mensch: 61.–75. Altersjahr
> Alter Mensch: 76.–90. Altersjahr;
> sehr alter Mensch: 91–100. Altersjahr
> Langlebiger Mensch: über 100 Jahre alt.«

Das höhere Lebensalter eines Menschen ist nicht mit dem Auftreten von Krankheiten gleichzusetzen. Normale physiologische Alterserscheinungen im Sinne nicht krankhafter Rückbildungsvorgänge sind von Erkrankungen im Alter und deren Folgen zu unterscheiden (Füsgen 2004; Anders 2004; von Renteln-Kruse 2004a). Alterungsprozesse verlaufen dabei in Abhängigkeit genetischer und exogener Faktoren individuell sehr unterschiedlich. So können sich das biologische und das kalendarische Alterbei einzelnen Menschen erheblich voneinander unterscheiden (Anders 2004). Da das Lebensalter eines Menschen als alleiniges Kriterium keinen Rückschluss auf damit verbundene Veränderungen zulässt, sind ältere Menschen als heterogene (uneinheitliche) Gruppe aufzufassen (von Renteln-Kruse 2004a). Altern beinhaltet zeitlich bedingte »irreversible Veränderungen der lebenden Substanz« (nach Bürger 1960 in Füsgen 2004, S.11), wobei jedes Organ nach seinen eigenen Gesetzen zu altern scheint und deren Funktionsabnahmen im Einzelfall ein sehr unterschiedliches Ausmaß einnehmen kann.

Alterungsprozesse umfassen den gesamten Körper. So verändern sich etwa die Strukturen der Haut und der Haare, des Bewegungsapparats (Skelett- und Muskelsystem inklusive der Gelenke), des Herz-Kreislauf-Systems, der Lunge, der Niere, der Leber und des Gastrointestinaltrakts, der Sinnesorgane (Auge, Ohr, Geruchs- und Geschmackssinn) und des Hormon- und Immunsystems (Nigg/Steidl 2005; Perrar et al. 2007).

Altersphysiologische Veränderungen

23

Diese Veränderungen der Körperstrukturen haben wiederum Auswirkungen auf Körperfunktionen, wie (Hafner/Meier 2005, S. 7):

- »Abnahme der Gedächtnisfunktion
- Abnahme des Sehvermögens
- Abnahme des Hörvermögens
- Abnahme des Gleichgewichtssinnes
- Abnahme des Hirngewichtes um 3–5 g pro Jahr ab dem 50. Altersjahr
- Abnahme der Muskelmasse und der -kraft
- Abnahme der Nierenfunktion
- Abnahme der Knochendichte
- Abnahme der Herz-Kreislaufleistung«.

Neben diesen wesentlichen altersphysiologischen Veränderungen sind für das Verständnis der Situation des geriatrischen Patienten die Konzepte Frailty und Vulnerabilität als multidimensionale geriatrische Syndrome (gleichzeitiges Vorliegen verschiedener Krankheitszeichen) zentral (Holzhausen/Scheidt-Nave 2012).

Frailty (Gebrechlichkeit) Frailty bzw. Gebrechlichkeit ist ein erstmals von Fried et al. (2001) beschriebenes Konzept zur Früherkennung von Defiziten bei alten Menschen. Es bezeichnet die erhöhte Verletzbarkeit älterer Menschen durch u. a. Krankheiten, Medikamentennebenwirkungen, körperliche Überlastung oder Ereignisse wie Stürze oder Ortswechsel (Fried et al. 2001; Roller-Wirnsberger 2009; Deutsche Gesellschaft für Ernährung 2009). Frailty kann als Zwischenstufe des Übergangs vom gesunden zum hilfsbedürftigen alten Menschen verstanden werden (Dapp et al. 2012).

Bei Frailty handelt es sich um die »überwiegend [...] kritische Erschöpfung von Vitalität, körperlicher Aktivität und bestimmten Körperfunktionen (z. B. Handgriffstärke, Gehgeschwindigkeit, Aufstehen aus einem Stuhl) oder Körperstrukturen (z. B. Körpergewicht) [...], die essentiell für den Erhalt einer selbstbestimmten und selbstständigen Lebensführung sind« (Holzhausen/Scheidt-Nave 2012, S. 50).

Frailty ist als ein physiologischer Status mit verminderter Leistungsreserve zu verstehen (Nikolaus 2013a).

Weist ein älterer Mensch mindestens drei der fünf Symptome Gewichtsverlust, Schwäche, Antriebslosigkeit, langsame Gehgeschwindigkeit und geringe Aktivität auf, liegt Frailty vor. Damit einher gehen hohe Risiken in Bezug auf Sturz, Behinderung, Hospitalisation und eine erhöhte Sterblichkeit (Mortalität). Liegen hingegen nur zwei dieser Symptome vor, wird von dem Vorstadium »pre-frail« gesprochen (Fried et al. 2001; Roller-Wirnsberger 2009; Anders et al. 2012).

Andere Autoren verstehen Frailty nicht erst als Vorstufe von Krankheit, sondern bereits als Ausdruck von Multimorbidität, im Sinne von »Auftreten typischer geriatrischer Syndrome auf dem Hintergrund der Multimorbidität kombiniert mit Gebrechlichkeit, Hinfälligkeit, Pflegeabhängigkeit, Reduktion von Autonomie und Selbstständigkeit« (Frühwald 2007, S. 150).

Unklar ist, ob Frailty unabhängig von oder in Kombination mit Krankheit auftritt, also Risikofaktor für die Entstehung von Krankheiten, Übergang zur Krankheit, als Begleitumstand dieser die Krankheitsbewältigung beeinflusst oder gar Ausdruck dieser ist (Frühwald 2007; Kompetenzteam Geriatrie 2009; Runge/Rehfeld 2012a). Wie deutlich wird, ist der Begriff Frailty nicht eindeutig definiert.

Demgegenüber beschreibt der Begriff Vulnerabilität »ein Ressourcendefizit und/oder eine Akkumulation von Risikofaktoren, durch welche Autonomie und Lebensqualität bedroht werden« (Holzhausen/Scheidt-Nave 2012, S. 50). Vulnerabilität

Beide Konzepte sind vom Begriff der Multimorbidität abzugrenzen, wohingegen alle drei Konzepte aber Einfluss auf die selbstständige Lebenssituation und Alltagsgestaltung älterer Menschen nehmen. Unabhängig davon, ob Frailty der Krankheit voraus- oder mit ihr einhergeht, kann das Phänomen als die Verbindung der altersphysiologischen Veränderungen zur Krankheit angesehen werden. Auf deren Merkmale wird nun Bezug genommen.

Multi- bzw. Polymorbidität im Kontext von Alterskrankheiten und Chronizität

In diesem Abschnitt wird geklärt, in welcher Weise Krankheit mit Alter verbunden ist. Zu bedenken ist, dass der Begriff Alterskrankheit im Alter häufiger vorkommende Krankheiten bezeichnet, die jedoch nicht ausschließlich dem Alter vorbehalten sind (Frühwald 2007).

Altern

»Das Altern ist ein physiologischer Vorgang, also keine Krankheit. Der alte Organismus ist wegen seiner verminderten Widerstands- und Adaptationsfähigkeit für Krankheiten anfälliger. Mit zunehmendem Alter nehmen auch die Krankheitshäufigkeit, die Krankheitsdauer und die Länge der Rekonvaleszenzperiode zu. Altern kann als indirekter Risikofaktor für Krankheiten gelten« (Frühwald 2007, S. 146).

Das Alter prägt sowohl die Pathologie (die krankhaften und abnormen Vorgänge und Zustände im Körper) als auch das Erleben von Krankheit, indem sie »ihr einen eigenen Stil [verleiht]. Das Alter impliziert eine eigene Art zu leben, zu reagieren und zu leiden und stellt auch spezielle Anforderungen an Hilfe und Pflege« (Delachaux 1990, S. 640).

> Mit den Begriffen Multi- oder Polymorbidität wird das bei älteren Menschen häufiger vorkommende neben- und miteinander Vorliegen mehrerer behandlungsbedürftiger aktiver Krankheiten oder Gesundheitsprobleme bezeichnet (Hafner/Meier 2005; BV Geriatrie e. V. 2010; Kliegel et al. 2012).

Die Multimorbidität ist komplex, weil sie Veränderungen unterliegt und mit Wechselwirkungen zwischen körperlichen Funktionsreserven, »alltagsrelevanten Funktionseinbußen und subjektiven Zielgrößen wie Lebensqualität und Autonomie« verbunden ist (Holzhausen/Scheidt-Nave 2012, S. 49). Die mehrfach vorliegenden Krankheiten nehmen dabei sowohl Einfluss auf den Krankheitsverlauf z. B. in Form von Behandlungskomplikationen und Prognose als auch auf eine hohe Anfälligkeit, erneut zu erkranken (Hafner/Meier 2005). Frauen haben »durchschnittlich mehr gleichzeitig vorliegende Gesundheitsprobleme als Männer« (Holzhausen/Scheidt-Nave 2012, S. 49).

> Die Anzahl der vorliegenden Krankheiten wird auf etwa drei bis neun Krankheiten beziffert, die häufig das Herz-Kreislauf-System, die Atmungsorgane, das Hormonsystem, den Stütz- und Bewegungsapparat und das zentrale Nervensystem betreffen. Krankheiten können sowohl nebeneinander bestehen als auch Einfluss aufeinander nehmen (Frühwald 2007; Nikolaus 2013b).

Die im Alter auftretenden Erkrankungen verlaufen häufig chronisch, dauern also länger an und heilen vielfach nicht (Eckhardt/Steinhagen-Thiessen 2012; Kliegel et al. 2012; Holzhausen/Scheidt-Nave 2012). Charakteristisch ist auch ihr schleichender Beginn und progredienter (fortschreitender) Verlauf. Dazu kommt häufig eine schlechte Prognose (Vorhersage des Krankheitsverlaufs). Bei ihnen überwiegen degenerative, chronisch entzündliche und neoplastische Erkrankungen (Frühwald 2007). Alterskrankheiten sind tendenziell insofern instabil, als mit wiederholten unvorhersehbaren Verschlechterungen des Gesundheitszustands gerechnet werden muss (Hafner/Meier 2005).

Menschen mit einem geriatrischen Versorgungsbedarf nehmen infolge ihrer Alterskrankheiten häufig mehrere Medikamente parallel ein, was ein weiteres Charakteristikum dieser Versorgungssituation darstellt.

Polypharmazie und Multimedikation

Mit Polypharmazie und Multimedikation wird die gleichzeitige Einnahme von fünf oder mehr Medikamenten bezeichnet. Abgesehen von der Quantität bzw. der Anzahl eingenommener Medikamente, geht es bei der Verwendung dieser Fachbegriffe auch um qualitative Gesichtspunkte. Die Begriffe bezeichnen sowohl eine unangebrachte, überzogene als auch eine zu geringe Einnahme eigentlich angezeigter Arzneimittel (Dovjak 2012).

Da der Körper des älteren Menschen anders auf die Medikamente als der des jüngeren reagiert, stellen sie Risikopatienten dar (von Renteln-Kruse 2004c; Eckhardt/Steinhagen-Thiessen 2012). So verändern sich infolge des normalen Alterungsprozesses die Pharmakokinetik und -dynamik. Wo die Pharmakokinetik den Einfluss des Organismus auf Arzneistoffe in Form der »Resorption, Verteilung, Metabolisierung und Ausscheidung von (Arznei) Substanzen« beschreibt, bezeichnet die Pharmakodynamik »den Einfluss von Arzneistoffen auf den Organismus (einschließlich Dosis/Wirkungsbeziehungen, Wirkungsmechanismus, Nebenwirkungen, Toxikologie)« (Pschyrembel 1994, S. 1182).

> Die Pharmakotherapie bei älteren Patienten geht daher mit der Gefahr von häufigeren medikamentösen Neben- und Wechselwirkungen einher (Frühwald 2007; Perrar et al. 2007; Runge/Rehfeld 2012a).

Diese iatrogenen (medizinisch erzeugten) Störungen nehmen als unerwünschte Arzneimittelwirkungen (UAW) einen schädigenden oder unangenehmen Einfluss auf den Patienten. Dazu zählen etwa gastrointestinale Symptome, Stoffwechselstörungen oder Blutungen, die aus der pharmakologischen Wirkung des Medikaments und aus Arzneimittelinteraktionen resultieren. Das Risiko von Arzneimittelinteraktionen steigt »mit der Zahl gleichzeitig verordneter Medikamente exponentiell an« (von Renteln-Kruse 2004c, S. 69, 70; Dovjak 2012). UAW stellen einen häufigen Anlass für die stationäre Aufnahme in geriatrischen Kliniken dar (von Renteln-Kruse 2004c).

Unerwünschte Arzneimittelwirkungen

Von UAW sind Medikationsfehler zu unterscheiden, die »auf eine fehlerhafte Durchführung der Arzneimitteltherapie« zurückzuführen sind (von Renteln-Kruse 2004c, S. 69). Fehler können sich beispielsweise durch die Selbstmedikation der Patienten oder deren Angehörige ergeben (Delachaux 1990; Perrar et al. 2007).

Medikationsfehler

Eine weitere Besonderheit bei der Einnahme von Medikamenten durch ältere Menschen ist, dass durch Arzneimittel Symptome, wie beispielsweise »Verwirrtheitszustände, Depression, Stürze, Orthostase, Obstipation, Harninkontinenz, Parkinsonismus« verursacht oder verschlechtert werden. Hier besteht die Gefahr, dass diese Symptome als normale Alterserscheinungen verkannt werden (von Renteln-Kruse 2004c, S. 70).

Da diese Merkmale des von Alterskrankheiten betroffenen Patienten mit einem erhöhten Rehabilitationsbedarf, dem drohenden Verlust der Selbstständigkeit und der Autonomie sowie dem Auftreten von Pflegebedarf einhergehen, erfordern sie eine spezifisch geriatrisch ausgerichtete Medizin und Pflege, deren Anforderungen im Folgenden umrissen werden (BV Geriatrie e. V. 2010).

Fachliche Anforderungen an die geriatrische Pflege und Medizin

Atypische Symptompräsentation

Bei alten Menschen zeigen sich Symptome der Alterskrankheiten mitunter in atypischer Form. Diese uncharakteristische Symptompräsentation stellt die medizinische und pflegerische Diagnostik vor besondere Herausforderungen (Hafner/Meier 2005; Frühwald 2007; BV Geriatrie e. V. 2010). Da die Befunde häufig große individuelle Unterschiede zwischen einzelnen Patienten aufweisen, ist die Pflegediagnostik von besonderer Bedeutung für die medizinische Diagnostik und Therapie, da sie eher die individuellen Ausprägungen von Symptomen als eine statisch medizinische Krankheitseinheit abbildet.

»Die betagten Patienten haben jeder eine spezielle pathologische Gesamtsituation und spezielle physische, psychologische sowie soziale Bedürfnisse, entsprechend ihren jeweiligen Erbanlagen, ihrer Vergangenheit und der Gesamtheit ihrer Krankheiten, deren Zusammenstellung von Person zu Person verschieden ist. In der Geriatrie gibt es lauter Spezialfälle, die alle eine dem einzelnen Fall angepaßte Behandlung erfordern« (Delachaux 1990, S. 648–649).

Selbstvernachlässigung

Eine weitere Besonderheit stellt das Diogenes-Syndrom bzw. die Selbstvernachlässigung von Patienten dar. Diese ist mit der Gefahr verbunden, dass vom behandelnden Arzt wichtige Befunde übersehen werden und eine eigentlich angezeigte Therapie unterbleibt. Dies betrifft vor allem neu hinzugekommene Symptome, die entgegen der Verschlimmerung eines chronischen Krankheitsbildes von der diagnostizierenden Person weniger erwartet werden. Zwar kann sich eine neue zusätzliche Krankheit durch eine atypische Symptomatik spektakulär, z. B. durch eine agitierte (unruhige) Verwirrtheit oder eben auch still, manifestieren (von Renteln-Kruse 2004b).

Verzögertes Ansprechen auf Krankheiten

Therapeutische Herausforderungen in der Behandlung geriatrischer Patienten bestehen in einem verzögerten Ansprechen auf die Behandlung, weil Alterskrankheiten resistenter gegenüber der Therapie sind (Delachaux 1990; BV Geriatrie e. V. 2010). Ein weiteres Phänomen besteht in verlängerten Rekonvaleszenzzeiten erkrankter Personen (Eckhardt/Steinhagen-Thiessen 2012).

Sozialwissenschaftlicher Zugang: Lebenslage älterer Menschen

In Ergänzung zu einer rein biomedizinischen Betrachtung des älteren Menschen beschreibt das Lebenslage-Konzept aus den Sozialwissenschaften wesentliche Lebensbedingungen, innerhalb derer Menschen in einer

Gesellschaft ihr Leben gestalten. Mit diesen »objektiven« gesellschaftlichen Verhältnissen entwickeln sich »subjektive« Wahrnehmungen und Deutungen älterer Menschen, mittels derer sie ihren Alltag individuell gestalten und auf diese Bedingungen zurückwirken. Für eine sich ganzheitlich verstehende Pflege gilt es, diese Perspektive in ihren Konzeptionen zu berücksichtigen.

Aspekte der Lebenslage wie Bildung, Erwerbstätigkeit, Wohnen, Gesundheit und Einkommen von Menschen beeinflussen auch ihre Möglichkeiten zur Bewältigung von Pflegebedürftigkeit, indem sie Handlungsspielräume vorgeben, also sowohl Möglichkeiten als auch Grenzen, dies es wahrzunehmen und zu gestalten gilt. Die Verhältnisse und das Verhalten der Menschen stehen dabei in einer Wechselbeziehung zueinander. Insbesondere die Lebenslage älterer Menschen wird neben ihrer finanziellen und materiellen Versorgung wesentlich durch familiäre und verwandtschaftliche Beziehungen, soziale Netzwerke und besonders durch ihre gesundheitliche Situation beeinflusst (Clemens/ Naegele 2004). Der 6. Altenbericht (2010) weist auf eine große Vielfalt und Verschiedenheit der Lebenssituationen älterer Menschen hin.

Die soziale Lage älterer und alter Menschen ist dadurch geprägt, dass Langlebigkeit in noch größerem Ausmaß ältere Frauen betrifft, weswegen von Feminisierung der älteren Bevölkerung gesprochen wird (Pfäfflin-Müllenhoff 2005). Im Jahr 2009 waren etwa 17 Millionen von den rund 82 Millionen in Deutschland lebenden Menschen 65 Jahre oder älter (davon 57 % Frauen und 43 % Männer). Dieses Ungleichgewicht zwischen den Geschlechtern wird einerseits auf die höhere Lebenserwartung der Frauen und andererseits immer noch auf die Folgen des Zweiten Weltkriegs zurückgeführt (Marwedel 2008; Haustein/Mischke 2011). Angesichts der Tatsache, dass pflegebedürftige Menschen zu 69 % zu Hause und dann größtenteils von ihren Angehörigen versorgt werden, sind zur Bewältigung von Pflegebedürftigkeit die unterschiedlichen Familienbeziehungen von Bedeutung: Wo ältere Männer zumeist noch auf ihre (tendenziell jüngeren) Ehefrauen als informell Pflegende zurückgreifen können, bleibt älteren Frauen diese Möglichkeit eher verwehrt, weil sie ihre Ehemänner überleben und verwitwet sind. | **Feminisierung**

Hinsichtlich der Familien- und Wohnsituation ist festzustellen, dass die Mehrheit der älteren Menschen ab 65 Jahren häufig im eigenen Haushalt lebt. Vor allem ältere Frauen leben allein in einem Ein-Personen-Haushalt. Mit zunehmendem Alter und Pflegebedürftigkeit steigt hingegen der Anteil derer, die in Alten-, Pflegeheimen oder anderen Gemeinschaftseinrichtungen fortleben (Haustein/Mischke 2011). | **Singularisierung**

Wo die Gesamtgruppe der älteren Menschen »in Deutschland zur Zeit noch nicht stärker als andere Altersgruppen von Armut bedroht« ist, sind allein stehende Frauen im Alter ab 80 Jahren und stationär pflegebedürf- | **Finanzielle Situation** tige Personen im Hinblick auf ihre finanzielle Situation gefährdet (Marwedel 2008, S. 145).

Bildung

Im Hinblick auf die Schulbildung ist festzustellen, dass ältere Menschen und insbesondere ältere Frauen im Verhältnis zur jüngeren Generation eine geringere Schulbildung haben. Doch auch dies ist differenziert zu betrachten: So nutzen zunehmend ältere Menschen das Internet zur Recherche über gesundheitsbezogene Fragestellungen. Auch für in ihrer Mobilität eingeschränkte ältere Menschen können durch das Internet Wege gespart werden (Haustein/Mischke 2011).

Gesundheit und Pflegebedürftigkeit

Im Hinblick auf die Gesundheit schätzen sich ältere Menschen bis ins hohe Alter überwiegend als gesund ein (Haustein/Mischke 2011). Die Zahlen des Statistischen Bundesamt (2012) verdeutlichen dabei: Je höher das Einkommen und der Bildungsabschluss älterer Menschen, desto besser wird die eigene Gesundheit eingeschätzt. Analog zum gestiegenen Anteil älterer Menschen hat die Anzahl pflegebedürftiger Menschen in Deutschland in den letzten Jahren zugenommen. Vor allem ältere Menschen und hiervon größtenteils Frauen sind pflegebedürftig. Ältere Menschen ab 75 Jahren haben ein größeres Risiko pflegebedürftig zu werden (Haustein/Mischke 2011).

Bedarf an sozialer Unterstützung

Insbesondere bei Patienten mit geriatrischem Versorgungsbedarf besteht daher neben der medizinischen Problematik der gleichzeitige Bedarf an sozialer Unterstützung aufgrund häufig vorkommender unzureichender sozialer Netzwerke. Dies leitet sich vor allem aus der Veränderung von Beziehungen und Kontaktverlust her, woraus die Notwendigkeit einer individualisierten Pflege im Rahmen einer interdisziplinären Problembearbeitung abzuleiten ist (BV Geriatrie e. V. 2010; Garms-Homolová 2011; Eckardt/Steinhagen-Thiessen 2012). Ein sich daraus ergebender geriatrischer Behandlungsbedarf ergibt sich daher aufgrund

- »des Auftretens von Komplikationen und Folgeerkrankungen,
- der Gefahr der Chronifizierung [, und]
- des erhöhten Risikos eines Verlusts der Autonomie mit Verschlechterung des Selbsthilfestatus« (BV Geriatrie e. V. 2010, S. 13).

Im Folgenden werden die Besonderheiten der geriatrischen Pflege hervorgehoben.

1.4 Geriatrische Pflege

In Kenntnis der Vielzahl pflegetheoretischer Ansätze, werden im Folgenden Schwerpunkte gesetzt, die eine Auswahl und notwendige Selektion aus unterschiedlichen Konzeptionen der Pflegewissenschaft darstellen. Dazu werden pflegetheoretische Perspektiven aus Orems Selbstpflegedefizit-Theorie mit der Typologie funktioneller Gesundheitsverhaltensmuster von Marjory Gordon zur Begründung des geriatrischen Pflegebedarfs verbunden. Da Pflege mit anderen Gesundheitsberufen kooperiert, wird sie in der Gesundheitsklassifikation ICF verortet.

Die Gesundheitsklassifikation ICF bedeutet zu Deutsch Internationale Klassifikation der Funktionsfähigkeit, Behinderung und Gesundheit und erfasst die sich aus Krankheiten ergebenden Folgen auf den Ebenen des Körpers, der Person und der Umgebung (DIMDI 2005; Schuntermann 2009). Die ICF ergänzt als Klassifikation der Gesundheitscharakteristiken die medizinische (ICD) und pflegerische Klassifikationen (wie z. B. NANDA International), indem vor allem die sozialen Folgen einer Erkrankung in den Blick genommen werden. Mit der Zusammenführung der biologischen, individuellen und sozialen Ebenen basiert die ICF auf einem bio-psycho-sozialen Modell. Dieses beschreibt »die Wechselwirkung zwischen einer Person mit einem Gesundheitsproblem (ICD) und ihren Kontextfaktoren auf ihre Körperfunktionen und -strukturen, ihre Aktivitäten und ihre Teilhabe an Lebensbereichen« (Schuntermann 2009, S. 30; Schilder 2012a).

Grob gesagt liegt der Fokus der Pflege auf der pflegebedürftigen Person (Fähigkeiten und Teilhabe), wohingegen der Schwerpunkt der Medizin auf deren Körperstrukturen und -funktionen (Organe und deren Funktionen) liegt. Zusammen mit anderen Berufen wie der Sozialen Arbeit kümmert sich Pflege um die sozialen Bereiche des pflegebedürftigen Menschen, die nicht losgelöst von dessen individuellen Pflegebedarf betrachtet werden können.

Damit wird Komplexität stark vereinfacht, was jedoch zugleich für notwendig erachtet wird, um Lernenden in der Pflege einen ersten Zugang zum Thema zu eröffnen. Zugleich ist zu betonen, dass die Pflege von älteren und alten Menschen immer eine Aushandlung über die Deutung der Pflegesituation und die Strategie der Problemlösung fordert, da Pflegeziele ohne die Akzeptanz und die Unterstützung der pflegebedürftigen Menschen eher nicht erreicht werden können. Daher dienen die folgenden Ausführungen einer Annäherung an diesen komplexen Gegenstand. In den nachfolgenden Fallbeispielen werden die Grundlagen geriatrischer Pflege dann konkretisiert und wo nötig ausgebaut.

Fachliche Pflege mit dem Schwerpunkt Geriatrie richtet sich in Anschluss an die Definition von Pflege des amerikanischen Berufsverbands für Pflege (American Nurses Association) auf die Diagnose und Behandlung funktioneller Gesundheitsverhaltensmuster infolge altersbezogener Veränderungen, Frailty und Vulnerabilität sowie sich aus

Multimorbidität ergebenden aktuellen und potenziellen Gesundheitsproblemen einschließlich aus dem Krankheitsmanagement resultierenden Anforderungen in der Bewältigung interdisziplinärer Probleme
(Gordon 2001, 2013; Brobst et al. 2007; Wilkinson 2012; ▸ **Abb. 1.1**).

Abb. 1.1:
Pflegetheoretische
Perspektive geriatri-
scher Pflege

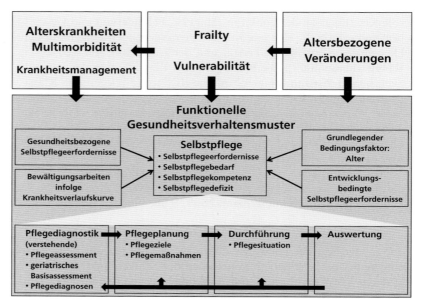

Selbstpflege in
Lebensaktivitäts-
bereichen

Im Zentrum der Pflege steht der ältere Mensch, der zur Aufrechterhaltung seiner Gesundheit und zu seinem Wohlbefinden ein auf die eigene
Person gerichtetes Selbstpflegeverhalten ausführen muss. Diese Selbstpflege wird in der Familie und dem kulturellen Umfeld erlernt, innerhalb
der der Mensch aufwächst und wird zeitlebens weiter entwickelt. Für die
Bereiche, innerhalb der Selbstpflege geleistet wird, werden in der Pflegewissenschaft unterschiedliche Bezeichnungen gewählt: So bezieht sich
Selbstpflege nach Orem auf Selbstpflegeerfordernisse (Orem 1997; Dennis 2001). Demgegenüber sprechen Roper, Logan und Tierney (2002)
von Lebensaktivitäten und Gordon (2013) wiederum von funktionellen
Gesundheitsverhaltensmustern (fGVM).

Lebensaktivitäts-
bereiche

Ungeachtet dieser Begriffsvielfalt werden hiermit Lebensaktivitätsbe-
reiche benannt, die physische, psychische und sozialkulturelle Bedürfnisse
und Aktivitäten bezeichnen, die Einfluss auf Gesundheit und Wohlbefinden von Menschen nehmen. Treten Verluste in der Fähigkeit des Menschen auf, Selbstpflege zu gestalten, ist fachliche Pflege gefordert, zu deren Stabilisierung oder Kompensation Einfluss zu nehmen und hierbei die
jeweilige Sichtweise und Einschätzung des Menschen als Ausgangspunkt
einzubeziehen (Gordon 2001, 2013; Dennis 2001; Roper et al. 2002).

Gordon (2001, S.112, 113) geht davon aus, dass allen Menschen fGVM, »die sich auf Gesundheit, Lebensqualität und menschliche Potenziale beziehen, gemeinsam« sind und sich in den folgenden Bereichen realisieren: **Funktionelle Gesundheitsverhaltensmuster**

- Wahrnehmung und Umgang mit der eigenen Gesundheit,
- Ernährung und Stoffwechsel,
- Ausscheidung,
- Aktivität und Bewegung,
- Schlaf und Ruhe,
- Kognition und Perzeption (Denken und Wahrnehmen),
- Selbstwahrnehmung und Selbstbild,
- Rollen und Beziehungen,
- Sexualität und Reproduktion,
- Bewältigungsverhalten (Coping) und Stresstoleranz,
- Werte und Überzeugungen.

Menschen führen fGVM zur Erhaltung ihrer Gesundheit und zu ihrem Wohlbefinden aus.

> Gesundheit im Sinne der fGVM »[…] bedeutet den optimalen Grad der funktionalen Fähigkeiten, der es einem Individuum, einer Familie oder einer Gemeinschaft ermöglicht, ihr Potenzial am effektivsten zu nutzen. Gesundheit wird anhand von Parametern und Normen (statistischer, kultureller Art usw.) gemessen, die mit der subjektiven Beschreibung des Patienten verbunden wird. Der ideale Gesundheitszustand ist mit dem individuellen Potenzial deckungsgleich und ermöglicht eine individuelle Gestaltung der Intervention« (Gordon 2001, S.117).

Gesundheit

Pflege berücksichtigt vor allem die Sichtweise des Patienten zu seiner Gesundheit. Daneben sind auch allgemeine Vergleichswerte von Bedeutung, wie z.B. die Vitalparameter Atem- oder Pulsfrequenz, die den Bereich abstecken, der nach medizinischen Gesichtspunkten als normal angesehen wird, jedoch u.a. altersabhängig variieren kann. Beides gilt es zu erfassen und im Hinblick darauf zu bewerten, ob Anhaltspunkte für Pflegebedürftigkeit bestehen.

Die Notwendigkeit zur Individualisierung ergibt sich, weil die fGVM maßgeblich von der Umwelt, in der ein Mensch lebt, von dessen Alter, Geschlecht und Entwicklungsstufe und kulturellen Hintergrund beeinflusst werden (Gordon 2001; Dennis 2001; Roper et al. 2002).

Der Begriff funktional wird in der Pflege anders als in der Medizin verwendet. Wo sich dieser in der Pflege auf die Gesamtfunktion des ganzheitlichen Individuums bezieht, meint Funktion in der Medizin eher einen physiologischen Vorgang, wie etwa die Atem-, Herz- oder Gehirntätigkeit des Menschen. Die medizinische Diagnose konzentriert sich daher eher auf die Funktionen von Zellen, Organen und Systemen. Aus Sicht der Pflege stehen Organe und deren Systeme hingegen »eine Stufe unter den Verhaltensmustern, die das integrierte menschliche Funktionieren darstellen«, infolgedessen jedes Verhaltensmuster »eine Fülle von biologischen, psychosozialen, psychischen und spirituellen Ausdruckformen« beinhaltet (Gordon 2001, S. 118). In der Pflegewissenschaft wird hierfür der in die Kritik geratene Begriff Ganzheitlichkeit verwendet, der bedeutet, dass Menschen nicht auf eine dieser Ausdrucksformen reduziert werden können.

Das sich auf die Ernährung beziehende fGVM eines Menschen integriert auf der Organebene die zur Nahrungsaufnahme und zu deren Verwertung erforderlichen Organe, die wiederum mit dem Gesamtsystem Körper in Verbindung stehen. Zugleich wird es von kulturellen Faktoren auf der psychosozialen Ebene beeinflusst, wie die in einer Gesellschaft akzeptierte Art der Nahrungsaufnahme oder das Fasten aus religiösen Gründen. Bestimmte Vorlieben für Speisen und Getränke lassen sich der psychischen Ebene zuordnen. Das Lebensalter, die Umgebungsbedingungen (z. B. Klima) oder auch der Lebensstil (z. B. übermäßige Einnahme von Speisen), um nur einige Beispiele zu nennen, nehmen weiter Einfluss auf die Art, in der ein Individuum dieses Verhaltensmuster für sich im Alltag gestaltet.

Stressoren Altersbezogene Veränderungen, Frailty, Vulnerabilität, Multimorbidität oder Auswirkungen medizinischer Behandlung können als Stressoren aufgefasst werden, die

> »eine vielschichtige Reaktion [... also] sowohl nützliche als auch schädliche Reaktionen auslösen [können]. Menschliche Reaktionen können adaptiv sein und zur Wiederherstellung oder Aufrechterhaltung der Gesundheit beitragen. Maladaptive Reaktionen jedoch schädigen die Gesundheit. Unter Umständen kann dieselbe Reaktion einmal nützlich und ein anderes Mal schädlich sein« (Wilkinson 2012, S. 177).

Verhaltensmuster können beeinflusst von Krankheit, medizinischer Behandlung oder von Lebensprozessen wie altersbezogenen Veränderungen dysfunktional oder maladaptiv werden, wenn sie sich schädigend auf die Gesundheit auswirken.

So ist das auf die Ernährung bezogene Verhaltensmuster z. B. dann dysfunktional, wenn ein Mensch mit einer Darminfektion den damit einhergehenden Flüssigkeitsverlust nicht ausgleichen kann (Einfluss von Krankheit). Auch die medizinische Behandlung kann zur Dysfunktionalität eines Verhaltensmusters beitragen: z. B. wenn durch die Einnahme von Medikamenten bedingte Übelkeit und Erbrechen den Menschen davon abhält, die für ihn erforderliche Menge und Qualität an Nahrungsmittel aufzunehmen (Behandlung). Wenn ältere Menschen die sich im Alter verändernden Ernährungsbedarfe ihres Körpers ignorieren, kann das zu Mangelerscheinungen führen. Die Nichtberücksichtigung dieses veränderten altersbezogenen Ernährungsbedarfs ist dysfunktional zur Aufrechterhaltung von Gesundheit und Wohlbefinden des Menschen (altersbezogene Veränderungen).

Krankheit kann aber auch durch dysfunktionale Verhaltensmuster, wie einem gesundheitsschädlichen Lebensstil, provoziert werden, wie zum Beispiel die Entwicklung eines Diabetes mellitus durch übermäßiges Essen.

Selbstpflege als das zentrale Konzept Dorothea Orems Selbstpflegedefizit-Theorie »bezeichnet das Handeln, das zu Gunsten der eigenen Person ausgeübt wird, um die eigenen Selbstpflegeerfordernisse [innerhalb der Kategorien der fGVM] zu erfüllen« (Dennis 2001, S. 30). Ist das Verhaltensmuster dysfunktional, liegt ein Selbstpflegedefizit vor, d. h. die Selbstpflegekompetenz eines Menschen ist nicht ausreichend entwickelt, verfügbar oder situativ angemessen, um das Selbstpflegeerfordernis zu erfüllen.

Selbstpflege im Rahmen der fGVM

Der gesetzlich definierte Begriff der Pflegebedürftigkeit im Pflegeversicherungsgesetz (SGB XI) unterscheidet sich von pflegetheoretischen Konzeptualisierungen, die über diesen eng gefassten Begriff hinausreichen. Da sie im pflegewissenschaftlichen Sinne Pflegebedürftigkeit beschreiben, wird an dieser Stelle nicht weiter auf den entsprechenden Gesetzestext eingegangen. Lernende sollten sich mit den Unterschieden zwischen pflegewissenschaftlichen und gesetzlichen Definitionen von Pflegebedürftigkeit auseinandersetzen, weil sich hieraus Diskrepanzen ergeben können. So werden für die Finanzierung professioneller Pflege andere Kriterien herangezogen, als fachlich geboten erscheinen.

Orems Auffassung zufolge kommen folgende Ursachen für ein Selbstpflegedefizit in Betracht (Dennis 2001, S. 109): Einschränkungen der Selbstpflegekompetenz

- »im Verständnis,
- in der Urteils- und Entscheidungsfähigkeit oder
- im Engagement für einen zielorientierten Handlungsablauf.«

Ungeachtet der Nützlichkeit für viele Pflegesituationen werden mit dieser eher statisch-normativen Definition andere Einflüsse auf Pflegebedürftigkeit ausgeklammert. So kann ein älterer Mensch sich absichtlich und strategisch gegen Selbstpflege entscheiden, etwa in der Sterbesituation oder weil die Abgabe von Selbstpflege an die sorgende Ehefrau seinen Bedürfnissen entspricht. Dies kann lebensgeschichtlich begründet sein oder dem kulturellen Hintergrund entsprechen, in der die Familie im Falle von Pflegebedürftigkeit wesentliche Aufgaben der Selbstpflege übernimmt. Daher bedarf die obige Definition von Pflegebedürftigkeit bzw. Selbstpflegedefizit immer der individuellen Aufschlüsselung über die Aushandlung zwischen der pflegebedürftigen Person und den Pflegenden.

Ein Pflegeproblem kann durch eine oder mehrere dieser Einschränkungen verursacht werden. So kann es innerhalb des fGVM Aktivität und Ruhe zu einem Selbstdefizit im Bereich der Körperpflege kommen, wenn die pflegebedürftige Person kognitive Defizite hat, die Notwendigkeit dafür einzuschätzen und/oder sie sich nicht zu deren Durchführung entscheiden kann und/oder sie nicht über die Bewegungsfähigkeiten verfügt, sich zu waschen. Pflegediagnostisch ist es wichtig, die konkrete Ursache für das Selbstpflegedefizit zu bestimmen, damit Pflege innerhalb des Pflegeprozesses daran ansetzen kann, nach Möglichkeit diese Ursache zu beheben. Dazu bedarf es unabdingbar der Mitwirkung durch die pflegebedürftige Person.

Grundlegende Bedingungsfaktoren nach Orem

Selbstpflegeerfordernisse als Ziele der Selbstpflege werden wesentlich durch Grundlegende Bedingungsfaktoren wie Alter, Geschlecht, Entwicklung und Gesundheitszustand beeinflusst, was die Selbstpflege individualisiert (Dennis 2001). So modifiziert das Lebensalter des Menschen durch entsprechende altersbezogene Veränderungen sowohl die Bedürfnisse nach Selbstpflege (Selbstpflegeerfordernisse) als auch die Kompetenzen zur Erfüllung dieser (Selbstpflegekompetenzen). Um das obige Ernährungsbeispiel nochmals aufzunehmen, stellen sich dem älteren Menschen andere Erfordernisse sich gesund zu ernähren als dem jüngeren Menschen. Im Hinblick auf die Bewegungsfähigkeit unterliegt der menschliche Körper Veränderungen, die etwa Einfluss auf die Gehfähigkeit nehmen können (Selbstpflegekompetenz). Ein Selbstpflegedefizit tritt dann ein, wenn die Selbstpflegekompetenz des alten Menschen nicht ausreicht, um diese Selbstpflegeerfordernisse zu erfüllen. Orem hat für letztere den Begriff der entwicklungsbedingten Selbstpflegeerfordernisse geprägt.

Diese Veränderungen sind noch nicht mit einer medizinischen Diagnose belegbar und stellen daher eine allein altersbezogenen Einflüssen unterliegende Pflegebedürftigkeit dar. Der pflegerische Ansatzpunkt liegt hier vor allem in der Gesundheitsförderung im Sinne der Stabilisierung und des Ausbaus der Selbstpflegekompetenzen des älteren Menschen. Pflegebedürftigkeit kann also unabhängig einer medizinischen Diagnose bestehen. Ein Kleinkind etwa hat naturgegebenerweise Selbstpflegedefizite, weil es Selbstpflege noch nicht vollständig erlernt und entwickelt hat.

Entwicklungsbedingte Selbstpflegeerfordernisse

Entwicklungsbedingte Selbstpflegeerfordernisse beziehen sich demnach auf mit den Stadien des Lebenszyklus eines Menschen zusammenhängende Entwicklungs- und Wachstumserfordernisse, die sich ihm im Verlauf seines Lebens stellen (Orem 1997; Dennis 2001). Das bedeutet, altersphysiologische Veränderungen beeinflussen die Selbstpflegekompetenzen z. B. insofern, als etwa eine abnehmende Adaptionsfähigkeit des Auges beim Wechsel von einer hellen in eine dunkle Umgebung die sichere Fortbewegung des Menschen beeinträchtigen kann. Weiter treten im Alter spezifische Selbstpflegeerfordernisse auf, die eine besondere Selbstpflege etwa zur Vermeidung von Hautdefekten oder im Hinblick auf die Anpassung des Ernährungsverhaltens erforderlich machen.

Wird der ältere Mensch krank, kommen dazu noch gesundheitsbedingte Selbstpflegeerfordernisse hinzu, die »Bedürfnisse infolge von Krankheiten [...] bzw. einer verordneten medizinischen Behandlung« darstellen (Dennis 2001, S. 83–84). So muss ein älterer Mensch lernen, Symptome wie eine Unterzuckerung wahrzunehmen und adäquat zu deuten, um entsprechende Gegenmaßnahmen ergreifen zu können. Auch die richtige Handhabung von Medikamenten im Rahmen des Krankheitsmanagements oder die rechtzeitige Inanspruchnahme gesundheitlicher Dienstleistungen fällt unter den Bereich der gesundheitsbedingten Selbstpflegeerfordernisse.

Gesundheitsbedingte Selbstpflegeerfordernisse

Der Einfluss, den Krankheit auf den Menschen ausübt, manifestiert sich über die gesundheitsbedingten Selbstpflegeerfordernisse in der Selbstpflege des Menschen. Erst dann, wenn dieser die dafür erforderliche Selbstpflegekompetenz nicht aufzubringen vermag, liegt Pflegebedürftigkeit infolge von Krankheit vor. Sollte die Selbstpflege aber ausreichen, ist der Mensch nur krank, nicht aber pflegebedürftig!

Chronische Krankheiten und damit verbundene Pflegebedürftigkeit weisen einen von stets wechselnden Abfolgen krisenhafter, instabiler und stabiler Phasen geprägten Verlauf auf, der durch die Bewältigungsarbeiten der Patienten und ihrer Angehörigen gestaltet wird. Diese können mit der Krankheitsverlaufskurve beschrieben werden (Corbin/Strauss 2010). Zur Vermeidung von Abwärtstrends in den Verläufen gilt es, diese Bewältigungsarbeiten interdisziplinär zu unterstützen, indem die »Professionellen ihre Interventionen flexibel am schwankenden Verlauf der Krankheit und Pflegebedürftigkeit ausrichten – mit jeweils wechselnden Schwerpunktinhalten« (Höhmann 2007, S. 139). Zentrale Bewältigungsarbeiten als Ansatzpunkte für interdisziplinäres Handeln können der Tabelle 1.3 entnommen werden (Corbin/Strauss 1998, 2010; Höhmann 2007; Schaeffer/Moers 2000, 2011).

Die Bewältigung chronischer Krankheiten und Pflegebedürftigkeit

Bewältigungsarbeit	Bedeutung	Inhalte (Beispiele)
Krankheitsbezogen	Handlungserfordernisse durch das Krankheitsgeschehen »Leben mit Unsicherheit« gestalten	• Symptomwahrnehmung • Informationsbeschaffung, u. a. Suche nach geeigneten Behandlungsinstanzen/-methoden • Umgang mit körperlichen Einschränkungen

Tab. 1.3: Bewältigungsarbeiten als Ansatzpunkte interdisziplinärer Arbeit

Tab. 1.3: Bewältigungsarbeiten als Ansatzpunkte interdisziplinärer Arbeit – Fortsetzung	Bewältigungsarbeit	Bedeutung	Inhalte (Beispiele)
	Krankheitsbezogen	werden von Betroffenen und professionellen Akteuren unternommen	• Unsicherheit, Angst und Stress aufgrund der Unbekanntheit und Unberechenbarkeit der Krankheit • Kontrolle von Wechselhaftigkeit der Krankheit; Nichtroutinisierbarkeit der Anpassungsarbeit, die stör- und krisenanfällig bleibt • präventive, (selbst-)diagnostische, therapeutische, aktivierende, rehabilitative, begleitende, unterstützende und fördernde Aktivitäten, um Symptomen vorzubeugen, unter Kontrolle zu halten, zu lindern oder sekundäre Erkrankungen zu verhindern, zu lindern oder zu bewältigen, wie z.B. ein komplexes Medikamentenregime
	Alltagsbezogen	Realisierung eines krankheitsangemessenen Alltagslebens, Ausbalancierung der Anforderungen der Krankheit mit einem qualitativ lebenswerten Leben, durch das umfassende Management der täglichen Abläufe und Aktivitäten des täglichen Lebens, deren Selbstverständlichkeit bedroht oder bereits zusammengebrochen ist	• Rollenveränderungen aufgrund der Störung der Lebensverhältnisse mit Konsequenzen für die Teilhabe in gesellschaftlichen Bereichen wie z.B. Beruf, Familie, Freizeitgestaltung. Folgen sind z.B. Statusänderung in der Familie (von der Versorgerin zur Versorgten), Störung des Gleichgewichts bestehender Beziehungen → mit Veränderungen des informellen Hilfenetzes leben müssen • Einfügung der Krankheit in die Routinen des Alltags mit gleichzeitig notwendiger Anpassung des Alltags an die Erfordernisse der Krankheit • Gefahr von Doppelverläufen, weil das Familienleben bzw. soziale Gefüge ebenso von den Veränderungen betroffen und von Dekompensation bedroht ist • Ziel: krankheitsangemessenes Alltagsleben, in der die Anforderungen der Krankheit und die Ansprüche an Lebensqualität gleichermaßen aufgehoben sind

Bewältigungs-arbeit	Bedeutung	Inhalte (Beispiele)
Biografiebezo-gen	Re-/Neustrukturierung der Biografie und Identität in Anbetracht der krankheitsbedingten Veränderungen des Selbstbildes und der vormaligen Lebensplanung	• immer wieder an der Verlaufs-dynamik der Krankheit und deren Auswirkungen auf den Menschen in seinem sozialen Gefüge neu auszurichtende Revision der eigenen Selbstkonzeption inklusive von Familienkonzepten bzw. Sozialgefügen • Revision der Zukunftsvorstellungen
Selbstmanagement (Steuerungsarbeiten)	Auswahl-, Strukturie-rungs-, Koordinierungsarbeiten, als zentraler Kern der Bewältigungsarbeiten	• die Verwiesenheit der Betroffenen auf das Versorgungswesen macht die Entwicklung einer entsprechenden Nutzungs-expertise erforderlich, die für viele nicht erreichbar ist, was den Einbezug professioneller Akteure fordert • Informations-, Beratungs-, Ordnungs- und Kompensationsprozesse zum Teil als Selbst-steuerungsarbeit

Tab. 1.3:
Bewältigungsarbeiten als Ansatzpunkte interdisziplinärer Arbeit – Fortsetzung

Höhmann (2007, S. 142) sieht den Ansatzpunkt pflegerischer Interventionen in

> »Hilfs- und Beratungsleistungen an der Schnittstelle von krankheits-, alltags- und biografiebezogenen Bewältigungsaufgaben im Rahmen der präventiven, therapeutischen, rehabilitativen und palliativen Kompensation von Selbstpflegedefiziten.«

Ziele geriatrischer Pflege bestehen angesichts der tendenziell geringeren Aussicht auf Heilung in der Aufrechterhaltung, Wiederherstellung oder Verbesserung der Lebenssituation, der Lebensqualität und der Alltagskompetenz und damit der Selbstständigkeit des Patienten mit geriatrischem Pflegebedarf in dessen sozialen Lebensgefüge und in den für diesen relevanten Teilhabebereichen (Nigg/Steidl 2005; BV Geriatrie e. V. 2011; Ewers et al. 2012).

Ziele geriatrischer Pflege

Dies führt für die geriatrische Pflege nach Ewers et al. (2012, S. S41) zu Aufgaben im Bereich der Gesundheitsförderung, Prävention, Kuration, Rehabilitation, Kompensation und der palliativen Versorgung.

Zentrale Prinzipien geriatrischer Pflege sind

Prinzipien geriatri-scher Pflege

• die umfassende (ganzheitliche bzw. physisch-psychologisch-geistig-so-ziale) Orientierung an der Individualität des geriatrischen Patienten und dessen sozialen Gefüge in seiner Lebenswelt (Patientenzentriertheit),
• die Kompetenzorientierung im Sinne von Erhaltung, Wiedererlangung und Aufbau von Kompetenzen zur Krankheitsbewältigung bzw. (All-

tags-)Funktionen zur Gestaltung fGVM (Autonomie, Selbstständigkeit, selbst bestimmte Lebensführung, Lebensqualität),

- die aktivierende Einbeziehung des Patienten unter Berücksichtigung seiner Selbstbestimmung und
- das kooperative Einbringen der fachlichen Perspektive der Pflege in ein interdisziplinäres geriatrisches Team zur Gewährleistung einer kontinuierlichen und umfassenden Versorgung (Poletti/Beck 1990; Garms-Homolová 2011; BV Geriatrie e.V. 2010, 2011; Runge/Rehfeld 2012a).

Pflegeprozess
Der Pflegeprozess als Problemlösungs- und Beziehungsprozess dient der Pflege als zentraler Arbeitsansatz zur Strukturierung von Handlungsabläufen (Brobst et al. 2007; Wilkinson 2012). Zur Identifikation der Pflegebedürftigkeit und zur Festlegung des Pflegebedarfs wie auch zu dessen systematischer, effektiver und effizienter Bearbeitung dienen die folgenden zentralen Phasen.

Pflegediagnostik
Die Basis des Pflegeprozesses besteht in der Pflegediagnostik. Diese umfasst das Pflegeassessment im Hinblick auf die Sammlung pflegerelevanter Informationen und deren Einschätzung zur Entwicklung von Pflegediagnosen.

> In der Pflegewissenschaft wird der Begriff Pflegeproblem zusehends durch den der Pflegediagnose ersetzt, der als neutraler Begriff jedoch auch Positives wie Ressourcen umfassen kann. Pflegediagnosen sind sehr unterschiedlich definiert und nicht mit denen der nordamerikanischen Pflegediagnosenvereinigung NANDA International gleichzusetzen. Pflegediagnosen können von Pflegenden ohne theoretischen Hintergrund, nach einer Pflegetheorie (wie Orems SPDT), nach bestimmten Regeln (wie z.B. PES-R) oder nach Klassifikationssystemen (wie z.B. NANDA-I) formuliert werden (Abderhalden 2000).

Das Pflegeassessment (Einschätzung) beinhaltet die Erhebung der pflegerischen Vorgeschichte (Pflegeanamnese) und des gegenwärtigen Zustands der einzuschätzenden Person im Hinblick auf (potenziell) dysfunktionale Gesundheitsverhaltensmuster bzw. auf (potenzielle) Selbstpflegedefizite verweisende Zeichen und Symptome, Risikofaktoren oder Ursachen für diese. Dazu finden die folgenden Strategien Verwendung:

- Pflegerische Beobachtung des Verhaltens oder des Zustands des Patienten
- Befragung bzw. Pflegeassessmentgespräch zur Erhebung der Sichtweise des Patienten und der Bezugspersonen
- Dokumentenanalyse (wie Verlegungsberichte, Krankenakte, Überleitungsbögen) zur Aufschlüsselung der Vorgeschichte oder Einschätzungen anderer Berufsgruppen

- Körperliche Untersuchung des Klienten zur Ermittlung von z. B. Normabweichungen

Im Rahmen dieses diagnostischen Prozesses werden die fGVM daraufhin bewertet, ob sie funktional (Ressourcen) oder dysfunktional (Selbstpflegedefizite bzw. Pflegediagnosen) zur Aufrechterhaltung oder Erreichung von Gesundheit sind (Gordon 2001). Nachfolgend wird auf die Verwendung von Pflegediagnosen auf der Basis der NANDA-I I eingegangen. In den Fallbeispielen werden mehrere Varianten der Formulierung von Pflegebedürftigkeit dargestellt, da sich standardisierte Pflegediagnosen nach NANDA-I noch nicht durchgängig in der Pflegepraxis durchgesetzt haben.

> Die NANDA International (2013, S. 505) definiert Pflegediagnose als »eine klinische Beurteilung der individuellen, familiären oder gemeinschaftlichen Erfahrungen/Reaktionen auf gegenwärtige oder potenzielle Gesundheitsprobleme/Lebensprozesse. Eine Pflegediagnose stellt die Grundlage für die Auswahl an Pflegeinterventionen hinsichtlich der Erzielung von Outcomes dar, für die die Pflegenden verantwortlich sind.«

Die in der Definition genannten Reaktionen sind ein anderer Begriff für fGVM. Pflegediagnosen entsprechen je nachdem, ob sie

- aktuell bestehen dem Typus »aktuelle Pflegediagnose«,
- in der Zukunft zu erwarten sind dem Typus »Risiko-Pflegediagnose«
- ein Bündel zusammengehöriger Probleme bezeichnen, die auf eine Ursache oder einen Risikofaktor zurückgeführt werden können dem Typus »Syndrom-Pflegediagnose« oder
- sich auf gesundheitsförderliche Aspekte beziehen dem Typus »Gesundheitsförderungs-Pflegediagnose« (Gordon 2013; NANDA International 2010, 2013).

Die Pflegeplanung basiert auf den identifizierten Pflegediagnosen, die hinsichtlich ihrer Bedeutung für die gesundheitliche Situation des pflegebedürftigen Menschen von den Pflegenden und den pflegebedürftigen Menschen in einem gemeinsamen Aushandlungsprozess bewertet und nach Wichtigkeit sortiert (priorisiert) werden. Zudem gilt es herauszuarbeiten, mit welchen fGVM die Pflegediagnosen im Zusammenhang stehen (in welchem Bereich das dysfunktionale fGVM thematisch angesiedelt ist). Dann werden ausgehend dieses so diagnostizierten Zustands Pflegeziele formuliert, die den anzustrebenden wünschenswerten zukünftigen Zustand darstellen. Insofern sollten sie sowohl für den Patienten als auch in pflegefachlicher Hinsicht erstrebenswert und innerhalb dessen Möglichkeiten erreichbar sein. Dazu werden Evaluationskriterien festgelegt, die bestimmen, wann das Eintreten des Pflegeziels erwartet wird. Letztlich

Pflegeplanung

41

enthält die Pflegeplanung die Festlegung der Strategie zur Erreichung der geplanten Pflegeziele mittels der entsprechenden Pflegeinterventionen (Brobst et al. 2007).

Durchführung der Pflege

Die Durchführungsphase realisiert sich in der Umsetzung der geplanten Pflegemaßnahmen unter Bezugnahme auf die situativen Gegebenheiten in der Pflegesituation unter Aushandlung der jeweiligen Situationsdefinition mit den pflegebedürftigen Menschen.

Rollen der Pflegenden

Dabei nehmen die Pflegenden verschiedene Rollen ein: Im Mittelpunkt steht die Rolle der Pflegeexpertin, die je nach dem Erfordernis der Pflegesituation weitere Rollenanteile als Aspekte des Expertenhandelns integriert: den der Vermittlerin, interprofessionellen Partnerin, Managerin, Gesundheitsfürsprecherin, Lehrenden und Lernenden und des professionellen Vorbilds. Als Pflegeexpertin gestalten die Pflegenden den Pflegeprozess partizipativ mit den Patienten aus, wobei die Problemlösekompetenz und die Aushandlungskompetenz in der Durchführung des Pflegeprozesses als Problemlösungs- und Beziehungsprozess im Mittelpunkt stehen (Reiber et al. 2012).

Pflegeevaluation

Die Pflegeevaluation schließlich beinhaltet die Bewertung der Zielerreichung und Formulierung von Pflegeergebnissen und führt somit wiederum zum Ausgangspunkt des Prozesses zurück: der systematischen Einschätzung des Patienten mit geriatrischem Pflegebedarf.

Im zweiten Teil dieses Buches werden typische Fallsituationen aus geriatrischen Settings veranschaulicht. Diese Fälle weisen in Abhängigkeit ihrer Aufgaben- und ihrer inhaltlichen Problemstellungen unterschiedliche Komplexitätsgrade auf, die sich auf Routinefälle, auf Fälle mit Schwierigkeiten und komplizierte Fälle beziehen. Dieser Ansatz basiert auf dem situierten Lernen und dient der Entwicklung beruflicher Handlungskompetenz von Lernenden in der Pflege (Reiber et al. 2012). Im Rahmen eines induktiven Ansatzes bieten die Fallsituationen das Fundament zur Aufarbeitung realer handlungsfeldbezogener Anforderungen, die von den Lernenden in Abhängigkeit ihres Ausbildungsstandes vorgenommen werden.

II   Fälle

2 Die gestürzte Patientin nach ihrer Schenkelhalsfraktur-Operation

Dieses Kapitel beinhaltet einen Routinefall im Rahmen der geriatrischen Rehabilitation einer 70-jährigen Patientin am dritten postoperativen Tag nach ihrer Hüftoperation auf der geriatrischen Station eines Krankenhauses.

Falldarstellung

Die 70-jährige Rentnerin Frau Lux[2] rutscht zu Hause auf einer steilen Treppe aus und stürzt auf ihr linkes Bein. Sie lebt zusammen mit ihrem Ehemann in einer Mietwohnung. Infolge dieses Sturzes erleidet Frau Lux eine mediale Schenkelhalsfraktur (Adduktionsfraktur) links. Ihre Fraktur wird noch am selben Tag in einem Krankenhaus operiert. Die operative Versorgung der Schenkelhalsfraktur erfolgt im Rahmen eines für 2 bis 3 Wochen geplanten stationären Aufenthalts mit dem Ziel einer frühestmöglichen Mobilisation und einer möglichst kurzen Ruhigstellung des operierten Gebiets. Mittels der Operation erfolgt die Implantation einer Hüfttotalendoprothese (zementierte Hüftendoprothese), um das Risiko einer späteren Hüftkopfnekrose zu minimieren. Die Erstmobilisation erfolgt direkt am ersten Tag nach der Operation, indem sich Frau Lux unter physiotherapeutischer Anleitung an die Bettkante bewegt. Aufgrund von Schwäche, Schmerzen und Sturzangst ist es ihr jedoch noch nicht möglich, erste Schritte zu laufen, weswegen dies auf den kommenden Tag verschoben wird. Außerdem erhält die Patientin seitens der Krankengymnastik aktive und passive Bewegungsübungen im Bett, die ergänzend von den Pflegenden vorgenommen werden.

Schenkelhalsfrakturen (SHF) sind eine typische Fraktur älterer Menschen, die sich bei verhältnismäßig leichten Stürzen auf die Hüfte ereignen (Schäfer 2008; Hafner/Meier 2009; Menche 2011d). Bei älteren Menschen ist eine Hüftfraktur eine häufige Folge von Gehstörungen, die zu Stürzen führen, was wiederum die Selbstständigkeit und Lebensqualität im Alter bedroht (Runge/Rehfeld 2001).

---

2 Die Namen in den Fallbeispielen sind alle frei erfunden.

2.1 Das Sturzgeschehen aus geriatrischer Sicht

Stürze älterer Menschen stellen in der Geriatrie ein besonders wichtiges interdisziplinäres Aufgabenfeld dar. Die zu Stürzen führende Instabilität geriatrischer Patienten zählt neben u. a. der Immobilität, der Inkontinenz und dem intellektuellen Abbau zu den zentralen geriatrischen Syndromen bzw. den sogenannten »Giganten der Geriatrie«. Aufgrund ihres gleichen Anfangsbuchstabens werden sie auch als die geriatrischen I‹s bezeichnet (Hafner/Meier 2005; Frühwald 2007; Dorner 2012).

Geriatrische Syndrome

> Die geriatrischen Syndrome, zu denen u. a. die oben erwähnten Symptome zählen, treten im Alter aufgrund verschiedener Ursachen gehäuft auf, können sich gegenseitig negativ beeinflussen und damit Pflegebedürftigkeit begünstigen (Frühwald 2007; Menche 2011b).

Stürze sind eines der Hauptgründe für Einweisungen älterer Patienten ins Krankenhaus bzw. allgemein in die institutionalisierte formelle Pflege (Dieckmann 2004; Schäfer 2008; Nikolaus 2013d).

> Der Sturz wird im aktuellen Expertenstandard »Sturzprophylaxe in der Pflege« (DNQP 2013, S. 20) als »ein Ereignis [definiert], bei dem der Betroffene unbeabsichtigt auf dem Boden oder einer anderen tieferen Ebene aufkommt«. Das im Expertenstandard behandelte Sturzrisiko geht über das alltägliche Risiko zu stürzen hinaus (DNQP 2006b; Tideiksaar 2008; Huhn 2013). Sturzgefahr besteht insbesondere bei Aktivitäten, »die zum Verlust des Gleichgewichts, d. h. zu einer Verlagerung des Körpers außerhalb seiner normalen Standfläche« führen (Tideiksaar 2008, S. 39). Da sich Stürze häufig plötzlich ereignen, sind sie ein unerwartetes und ungeplantes Ereignis (Schäfer 2008; Runge/Rehfeld 2012b; Nikolaus 2013d). Der Sturz wird auch als Syndrom, Sturzkrankheit und als geriatrischer Notfall bezeichnet, weil er mit einer Reihe von klinisch schwerwiegenden Folgen verbunden ist (Kolb 2009; Großkopf 2009; Runge/Rehfeld 2012b).

Sturztypen

Je nach Ursache können verschiedene Typen von Stürzen unterschieden werden (Runge/Rehfeld 2001; 2012b, S.13):

- synkopale Stürze ereignen sich infolge einer Synkope bzw. eines vorübergehenden Bewusstseinsverlusts infolge z. B. einer Durchblutungsstörung im Gehirn. Damit einhergehende Störungen des Gleichgewichts können anfallsartig (paroxysmal) auftreten oder dauernd vorhanden sein
- lokomotorische Stürze hingegen treten ohne Bewusstseinsveränderung, häufig in gewohnter Umgebung und bei alltagsüblicher Tätigkeit, auf. Sie

sind Ausdruck dafür, dass die neuromuskuläre Kompetenz des alten Menschen verringert ist. Ein Sturz kann dann aus einer Fehlbewegung ohne Bewusstseinsveränderung und ohne äußere Ursache heraus eintreten
- aufgrund von äußeren Ursachen eintretende Stürze, wie ein glatter Boden oder Hindernisse

Die klinische Bedeutung von Stürzen in der Geriatrie ist hoch, weil mit dem Alter des Menschen auch dessen Sturzwahrscheinlichkeit ansteigt (Tideiksaar 2008; Runge/Rehfeld 2012b; DNQP 2013). Neben der Häufigkeit von Stürzen sind es vor allem gerade die für ältere Menschen schwerwiegenderen Folgen, die es zu vermeiden gilt (DNQP 2013). So haben Stürze älterer Menschen häufig langfristige Auswirkungen auf deren selbstständige Alltagsgestaltung. Sie können mit dauernder Immobilität, Behinderung, drohender Unselbstständigkeit und Pflegeabhängigkeit verbunden sein. Auch weisen sie ein hohes Morbiditäts- und Letalitätsrisiko auf. Ihre Bedeutung ist groß, weil sie eine der Hauptursachen für die Pflegebedürftigkeit älterer Menschen mit der Notwendigkeit der Aufnahme in eine Pflegeinstitution darstellen (Schäfer 2008; Kolb 2009; Schmidt 2012).

Hohe klinische Relevanz

Die Folgen von Stürzen zeigen sich auf verschiedenen Ebenen: Physische Auswirkungen sind z. B. schmerzhafte Prellungen, Wunden, Verstauchungen und Frakturen bis hin zum Tod. Demgegenüber sind häufige psychische Folgen der Verlust des Vertrauens in die eigene Mobilität bis hin zur Sturzangst. Soziale Auswirkungen können über die Einschränkung des Bewegungsradius bis hin zur sozialen Isolation reichen (DNQP 2006b, 2013).

Stürze gehören »zu den häufigsten unerwünschten und die Patientensicherheit nachhaltig beeinträchtigenden Zwischenfällen in Kliniken, Pflegeheimen und im häuslichen Bereich« (Tideiksaar 2008, S. 13).

Noch dazu stellen Schadensersatzforderungen aus Sturzereignissen seitens der gesetzlichen Leistungsträger u. a. gegen Krankenhäuser, Ärzte und Pflegende in der zivilgerichtlichen Rechtsprechung »einen forensischen Schwerpunkt in der medizinisch-pflegerischen Haftungsrechtsprechung dar«, die versuchen, »die Behandlungskosten der bei ihnen versicherten, sturzgeschädigten Senioren ersetzt zu bekommen« (Großkopf 2009, S. 121).

Juristische Situation

Die juristische Situation im Zusammenhang mit Sturzereignissen fordert aus haftungsrechtlicher Sicht eine auf dem aktuellen wissenschaftlich anerkannten Qualitätsstandard basierende Sturzprävention u. a. auf der Basis des Expertenstandards. Bei Schadensersatzforderung greift die sogenannte Beweislastverteilung. Diese fordert von der klagenden Partei in der Regel, »alle anspruchsbegründenden Voraussetzungen [...] [beweisen zu müssen]. Dazu zählen neben dem Vorliegen eines Schadens der Nachweis des schuldhaften Fehlverhaltens sowie der Beleg des ursächlichen Zusammenhangs zwischen Sorgfaltspflichtverletzung und Schaden« (Großkopf 2009, S. 121). Weil dies jedoch schwer nachzuweisen ist, hat eine juristische Auseinandersetzung nur dann eine Chance, wenn dem Kläger Beweiserleichterungen zuerkannt werden. Dies kann u. a. bei einer »mangelhaften, lückenhaften oder manipulierten Dokumentation« oder grob fehlerhaftem Fehlverhalten des Pflegepersonals der Fall sein (Großkopf 2009, S. 121).

Ursachen und Risikofaktoren von Stürzen älterer Menschen

Über das alltägliche Sturzrisiko eines jeden Menschen hinausgehend, sind in der Geriatrie diejenigen Stürze von Bedeutung, »deren Ursache im Verlust der Fähigkeit zur Vermeidung eines Sturzes liegt und häufig Folge einer Verkettung und Häufung von Risikofaktoren sind. Den betroffenen Patienten oder Bewohnern, überwiegend ältere Menschen oder Menschen mit reduziertem Allgemeinzustand, gelingt es nicht mehr, den Körper in Balance zu halten oder ihn bei Verlust des Gleichgewichts wieder in Balance zu bringen bzw. Sturzfolgen durch intakte Schutzreaktionen zu minimieren« (DNQP 2013, S. 20).

An der Koordination der menschlichen Balance und Bewegung sind verschiedene Körperstrukturen beteiligt. Sie ist vor allem eine Funktion des zentralen Nervensystems (ZNS) im Zusammenspiel mit dem peripheren Nervensystem, den Sinnesorganen (Augen, Hör- und Gleichgewichtsorgan, Tastsinn) und dem muskuloskeletalen System. »Jede motorische Funktion [...] vollzieht sich in der Interaktion des Körpers mit Reizen aus der äußeren Umgebung und dem Körperinneren« (DNQP 2013, S. 61–62).

In der Geriatrie stellen altersbedingte Mobilitätsveränderungen die zentrale Sturzursache dar, die Einfluss auf die Bewegungsfähigkeit und Bewegungsabläufe älterer Menschen nehmen. Dazu kommen altersphysiologische Veränderungen in den Körperstrukturen wie eine verminderte Knochenfestigkeit oder pathologische Einflüsse in Form einer Osteoporose, die die Frakturanfälligkeit älterer Menschen erhöhen (Runge/Rehfeld 2001; Schmidt 2012).

Die Mehrzahl der Stürze ereignet sich bei für den älteren Menschen üblichen Alltagstätigkeiten in deren gewohnten Umfeld, ohne schwerpunktverlagernde Einwirkung von außen. Die Ursache von Stürzen liegt also häufig im stürzenden Menschen selbst bzw. in seiner verringerten Fähigkeit zur sicheren Fortbewegung begründet (Runge/Rehfeld 2001).

Sturzursachen lassen sich in vielen Fällen nicht auf einzelne Ursachen zurückführen. Vielmehr umfassen sie auf mehreren Ebenen liegende Faktoren, die zudem noch miteinander interagieren (Mai 2011; Nikolaus 2013d; DNQP 2013). In der älteren Fachliteratur werden diese Ebenen im Hinblick darauf unterteilt, ob die zu Stürzen führenden Ursachen innerhalb (intrinsisch) oder außerhalb (extrinsisch) des stürzenden Menschen liegen (Schwendimann 2000). Im aktuellen Expertenstandard sind die Risikofaktoren hingegen neu in drei Kategorien unterteilt worden: in personen-, medikamenten- und umgebungsbezogene Risiken, was dem großen Einfluss von Medikamenten auf die Sturzneigung zuzuschreiben ist, die zudem ihre Wirkung im Menschen entfalten (DNQP 2013; Huhn 2013). Der Tabelle 2.1 sind Beispiele von Risikofaktoren aus diesen drei Kategorien zu entnehmen, wobei die mit einem Sternchen (*) gekennzeichneten Risikofaktoren in der Literaturstudie des neuen Expertenstandards durch entsprechende Studien belegte Befunde darstellen.

Multifaktorielle Pathogenese

Personenbezogene Risikofaktoren	• Beeinträchtigung funktioneller Fähigkeiten* – z.B. Einschränkungen in den Aktivitäten des täglichen Lebens • Beeinträchtigung sensomotorischer Funktionen und/oder der Balance* – z.B. Einschränkungen der Gehfähigkeit oder Balancestörungen • Depression* • Gesundheitsstörungen, die mit Schwindel, kurzzeitigem Bewusstseinsverlust oder ausgeprägter körperlicher Schwäche einhergehen • Kognitive Beeinträchtigungen (akut und/oder chronisch)* • Kontinenzprobleme* • Sehbeeinträchtigungen • Sturzangst* • Stürze in der Vorgeschichte*
Medikamentenbezogene Risikofaktoren	• Antihypertensiva • Psychotrope Medikamente (wie z.B. Antidepressiva, Sedativa, angstlösend wirkende Medikamente) • Polypharmazie bzw. die hohe Anzahl eingenommener Medikamente
Umgebungsbezogene Risikofaktoren	• Freiheitsentziehende Maßnahmen* • Gefahren in der Umgebung (z.B. Hindernisse auf dem Boden, zu schwache Kontraste, geringe Beleuchtung) • Inadäquates Schuhwerk

Tab. 2.1: Sturzrisikofaktoren nach DNQP (2013, S. 14, 25, 64)

Die Sturzursache kann verstanden werden als »Missverhältnis zwischen den einwirkenden Reizen aus der äußeren oder inneren Umgebung und den Fähigkeiten der betroffenen Person, adäquat auf diese Reize zu reagieren. Die Ursachen für dieses Missverhältnis können sowohl auf der Ebene der Reize als auch bei den verschiedenen Komponenten der Signalerkennung, -weiterleitung, -verarbeitung und -umsetzung liegen« (DNQP 2013, S. 62).

Am Fallbeispiel

Der Pflegedokumentation von Frau Lux können die folgenden fallspezifischen Umstände und Ursachen ihres Sturzes entnommen werden: Als personenbezogene Ursache wurde eine Sehschwäche infolge einer Katarakt und ein Schwindel infolge eines Morbus Menière ermittelt. Zudem gab die Patientin Unachtsamkeit an, weil sie vom Läuten des Telefons abgelenkt war. Umfeldbezogene Ursachen stellten zum einen die steile Treppe zum Dachboden, welchen sie erklimmen wollte, und zum anderen die schlechten Lichtverhältnisse über der Treppe dar. Diese Faktoren wirkten in der Unfallsituation zusammen und sind als sturzauslösendes Geflecht von Faktoren zu verstehen, das zukünftig wiederholt zu Stürzen führen kann.

Stürze im häuslichen Bereich ereignen sich meistens tagsüber zu den Zeiten, in denen die Betroffenen am aktivsten sind (Nikolaus 2013d).

2.2 Die Krankheitsbilder Morbus Menière und Katarakt

Als Morbus Menière wird eine häufig einseitig ausgeprägte ursächlich noch nicht gänzlich geklärte Erkrankung des Gleichgewichtsorgans im Innenohr bezeichnet. Diese geht mit über mehrere Minuten bis Stunden andauerndem attackenartigem Drehschwindel, Hörschwankungen, Tinnitus und Druckgefühl im betroffenen Ohr einher (Lindner/Balzer 2009; Hafner/Meier 2009; Grevers et al. 2011).

Schwindel als wesentliches Symptom dieser Erkrankung kann »als subjektives Gefühl einer Entsicherung gegenüber dem visuell erlebten Raum« definiert werden und wird als »mangelnde Sicherheit des eigenen Leibes im Raum« gedeutet. Schwindel ist ein interdisziplinäres Problem in der Geriatrie, wobei die Abgrenzung zur Gangstörung oder Gleichgewichtsstörung schwer ist (Hafner/Meier 2009, S. 177).

Die Katarakt bzw. der graue Star ist eine im Alter häufig vorkommende Augenerkrankung mit Eintrübung der Augenlinse, die zu einer Abnahme der Sehschärfe, einer Kontrastverminderung, einer sogenannten »Milchglasscheibe« oder Nebel sehen, einem Blendungsgefühl in der Sonne und schlechterem Sehen in der Dämmerung führt (Hager 2009a).

Die Therapie erfolgt abhängig vom Ausmaß der Sehstörung. Solange Patienten keine Einschränkung im täglichen Leben empfinden, ist in der Regel keine Operation nötig. Bei Indikation zu einer Operation erfolgt die Entfernung der getrübten Linse und das Einsetzen einer Kunstlinse häufig durch eine ambulante Augenoperation (Hager 2009a; Hafner/Meier 2009).

Im System der Haltungskontrolle des menschlichen Körpers ist das Sehvermögen neben der Propriozeption bzw. der Tiefenwahrnehmung der zweitwichtigste Informationskanal. Wenn es zwischen dem Gleichgewichtsorgan und den Augen konstant zu unvereinbaren Informationen kommt, entsteht u. a. Schwindel (Runge/Rehfeld 2001).

Am Fallbeispiel

Die Pflegende Frau Schmidt betritt am dritten postoperativen Tag vormittags das Zimmer von Frau Lux mit der Absicht, mit ihr ein Gehtraining zu absolvieren. Da die Pflegende den ersten Tag aus ihrem Urlaub zurück ist, weiß sie lediglich, dass Frau Lux vor drei Tagen am linken Bein operiert wurde. Pflegende Schmidt: »Guten Morgen Frau Lux, mein Name ist Schmidt, ich würde Sie gerne zu einem Spaziergang begleiten. Wollen Sie mit mir kommen?« Frau Lux entgegnet: »Ja, wenn es denn sein muss. Aber vorsichtig!« Von der rechten Bettseite aus hebt die Pflegende beide Beine von Frau Lux an und ruft: »So, dann nehmen Sie mal den Galgen und rutschten hier zur Bettkante!« Frau Lux: »Hm?« Nach kurzem Zögern kommt sie der Aufforderung nach, rutscht mit der Hilfe der Pflegenden an die rechte Bettkante. Die Pflegende: »So, wo haben Sie denn Ihre Hausschuhe?« Frau Lux: »Meine Schuhe stehen auf der anderen Seite. Hausschuhe darf ich aber nicht tragen...!« Nachdem die Pflegende ihr beide Schuhe angezogen hat: »So, aufstehen (im Befehlston)!« Frau Lux: »Vorsicht, Vorsicht! (kreischt)«. Die Pflegende zieht an der Patientin, die zuerst halb steht und dann wieder auf die Bettkante herabsinkt. Das Bett ist auf niedrigstem Niveau heruntergestellt.

Aufgabenstellung:

- Welche sich aus der Hüftoperation ergebenden Prinzipien sind bei der Mobilisation von Frau Lux zugrunde zu legen?
- Wie sollte das Sturzmanagement in dieser Situation von der Pflegenden ausgestaltet werden?

2.3 Pflegerische Rehabilitation von Patienten nach Hüfttotalendoprothese

Der operative Ersatz des Hüftgelenks durch eine Hüftendoprothese bildet die Voraussetzung für eine schmerzfreie Funktion des Hüftgelenks, was wiederum Grundlage für die Unabhängigkeit und Selbstständigkeit der Patientin im Alltagsleben darstellt (Kladny 2012). Wesentliche Ziele der geriatrischen Rehabilitation hüftoperierter Patienten sind die Schmerzreduktion oder Schmerzbefreiung, die Verbesserung der Gelenkfunktion und eine Zunahme der Kraft der gelenkumgreifenden Muskulatur, was wiederum »die Grundlage für die funktionellen Ziele Verbesserung des Gehens, des Treppensteigens und der Gesamtmobilität« ist (Kladny 2012, S. 177–178). Patienten mit einer Hüftendoprothese können unter Berücksichtigung der Vorgaben des behandelnden Arztes recht schnell mobilisiert werden, was dazu beiträgt, die aus der Immobilisierung resultierenden Folgeschäden zu vermindern (Bey 2011; Menche 2011c). Anvisiert wird das Stehen vor dem Bett mit Unterstützung entweder am Abend des Operationstages oder am ersten postoperativen Tag. Mit dem behandelnden Arzt gilt es in Anbetracht der angewendeten Operationstechnik zu klären, ob eine volle Belastung des operierten Beins möglich ist, damit es nicht zu einer Luxation kommen kann (Bey 2011).

Bei der Luxation rutscht oder »springt« der Gelenkkopf aus der Gelenkpfanne.

Pflegerische Maßnahmen zur Luxationsprophylaxe berücksichtigen die folgenden Bewegungslimitationen:

- Vermeidung der Flexion bzw. Beugung des Hüftgelenks von mehr als 90°, indem etwa das Kopfende des Betts nur bis maximal 45° hochgestellt wird
- Positionierung des operierten Beins immer in einer leichten Abduktion bzw. Abspreizung, auch bei Bewegungsvorgängen wie dem Drehen und Aufstehen, wobei eine 15–30°-Seitenlagerung zur Druckentlastung möglich ist
- Vermeidung einer Adduktion bzw. Heranführung des operierten Beins
- generelle Vermeidung von Rotationsbewegungen unabhängig ihrer Richtung
- Dauer: für die ersten drei Monate nach der Operation
- Instruktion der Patienten, auf die Überkreuzung ihrer Beine zu verzichten (Kladny 2012; Menche 2011c; Bey 2011)

Am Fallbeispiel

Bei Frau Lux liegt durch den größeren Eingriff am Hüftgelenk ein hohes Thrombose- und Embolierisiko vor. Sie erhält daher zur Vermeidung dieser klinischen Komplikationen als Thromboseprophylaxe einmal täglich niedermolekulares Heparin (NMH) mittels einer subkutanen Injektion. Zudem trägt sie kontinuierlich über 24 Stunden Medizinische Thromboseprophylaxestrümpfe (MTS), die unter Berücksichtigung der unten dargestellten Qualitätskriterien von den Pflegenden eingesetzt und gehandhabt werden. Frau Lux klagt zwar über Schwitzen und Jucken im Bereich der Strümpfe, akzeptiert aber die MTS, nachdem sie von den Pflegenden als Pflegeexpertin und Gesundheitsfürsprecherin über deren Notwendigkeit und Folgen des Nichttragens aufgeklärt wurde. Nach der Erstmobilisation am zweiten postoperativen Tag, bei der Frau Lux nach Maßgabe ihres behandelnden Arztes das operierte Bein vollständig belasten durfte, setzte das Gehtraining ein, das zuerst mit der Physiotherapie begonnen und dann von den Pflegenden fortgesetzt wurde. Als Voraussetzung dafür erfolgt das Schmerzmanagement nach Maßgabe des Expertenstandards. Außerdem setzen die Pflegenden als Experten sturzprophylaktische Maßnahmen ein.

Pflegeexpertin und Gesundheitsfürsprecherin

In der Phase der Immobilisierung der operierten Patientin bilden das Schmerzmanagement, die Thrombose-, Pneumonie-, Kontraktur-, Dekubitus- und Luxationsprophylaxe zentrale Strategien der pflegerischen Rehabilitation. Nachfolgend wird auf einige dieser zentralen Schwerpunkte im Rahmen der geriatrischen Rehabilitation Bezug genommen. Die Kontrakturprophylaxe wird in Kapitel 4 und die Dekubitus- und Pneumonieprophylaxe ausführlich in Kapitel 7 dargestellt.

2.3.1 Schmerzmanagement in der geriatrischen Rehabilitation

Da Schmerzen nach einer Operation die Behandlung behindern und somit Einfluss auf Heilungs- und Genesungsprozesse nehmen, ist ein adäquates Schmerzmanagement im Rahmen der geriatrischen Rehabilitation von Patienten nach einer Hüftoperation gefordert (DNPQ 2011; Kladny 2012).

Schmerz ist als ein rein subjektives Empfinden von derjenigen Person zu verstehen, die diesen erlebt, was zugleich bedeutet, dass Schmerz primär durch den Betroffenen bewertet und als vorhanden beschrieben werden kann (DNQP 2011; Hollick 2012). Auf dieser Basis kann Schmerz weiter verstanden werden als »eine unangenehme sensorische und emotionale Erfahrung in Verbindung mit einer tatsächlichen oder möglichen Gewebeschädigung« (DNQP 2011, S. 58). Daneben kann

Schmerz aber auch ein Zeichen dafür sein, dass ein Mensch am Leben ist, was z. B. für krebskranke Menschen zutreffen kann. Nichtsdestotrotz dass das Erleben von Schmerzen eine unangenehme Erfahrung ist, kann der Schmerz in klinischer Hinsicht manchmal wichtig und sogar gelegentlich angenehm sein (Schüßler 2013).

Schmerz ist ein äußerst relevantes klinisches Phänomen, da dieser mit Leid für die Betroffenen und eng mit deren Lebensqualität verbunden ist. Schmerzbedingte Probleme äußern sich u. a. in Einschränkungen in der Ausübung der Lebensaktivitäten (DNQP 2005, 2011; Schüßler 2013).

Schmerzformen
Schmerzen sind in akute und chronische zu unterscheiden. In Abgrenzung zu chronischen lang andauernden Schmerzen treten akute Schmerzen plötzlich auf und dauern nur einen begrenzten Zeitraum an, weswegen sie als Alarmsignal des Körpers dienen. Da sie stets auf einen akuten Prozess hinweisen, durch Betroffene meist gut lokalisierbar sind und dann auf eine fassbare Gewebe- oder Organschädigung zurückgehen, machen sie damit auf eine Gefahr aufmerksam und ermöglichen als lebenserhaltende Alarm- und Schutzfunktion eine schnelle Reaktion zu dessen Ausschaltung (DNQP 2011; Fischer 2011; Schüßler 2013). Dieser auf eine eindeutige Gewebeschädigung zurückführbare Schmerz ist Symptom oder Komplikation einer Erkrankung und damit auch Gradmesser für den Unterstützungsbedarf (Hollick 2012, S. 662). Davon sind Schmerzen zu unterscheiden, die nicht sofort einer bestimmten Ursache zuzuordnen sind (Schüßler 2013). Akute Schmerzen gehen weiter mit physiologischen Begleiterscheinungen, wie hohem Blutdruck, Puls und Atemfrequenz einher (DNQP 2011).

Schmerzeinschätzung
Die Pflegediagnostik im Hinblick auf Schmerzen ist anspruchsvoll, weil es sich bei diesen um eine subjektive Tatsache handelt. Im Unterschied dazu kann eine objektive Tatsache, wie z. B. der Umfang einer Wunde, genau definiert, quantifiziert, exakt angegeben und damit kommuniziert werden. Demgegenüber bleiben subjektive Phänomene vage und sind somit schwerer zu erfassen. »Phänomene wie Schmerz [...] stellen einen Teil des ureigensten Innern dar und bleiben bei ihrer Schilderung im Ungefähren« (Hollick 2012, S. 663). Die große Herausforderungen der Schmerzeinschätzung für die Pflegepraxis besteht demzufolge darin, dieser »subjektiven Erfahrung objektivierend nachzugehen« (Schüßler 2013, S. 3).

Das direkt zu Beginn des pflegerischen Auftrags einsetzende Assessment im Rahmen des Schmerzmanagements basiert daher auf dem Prinzip des Vorrangs der Selbst- vor Fremdeinschätzung, da Schmerz nur von den Patienten selbst zuverlässig eingeschätzt werden kann. Außerdem sind Patienten im Aufnahmegespräch gezielt auf Schmerzen anzusprechen, weil sie aufgrund der Annahme, dass Schmerzen zur Krankheit einfach dazugehören, das Thema vermeiden könnten (DNQP 2011).

Die Schmerzeinschätzung erfolgt in mehreren Phasen des Pflegeprozesses. Gleich zu Beginn ist mit einem kurzen und situationsbezogenen *initialen Assessment* das Vorhandensein oder Fehlen sowie auch die Möglichkeit des Entstehens von Schmerzen festzustellen, damit keine unnötige Zeit bis zur Einleitung einer adäquaten Schmerzbehandlung verstreicht (DNQP 2011; Gnass et al. 2012). Dazu sind zu Beginn des Kontakts mit dem Patienten

(Randnotiz: Initiales Schmerzassessment)

- die Schmerzsituation, die -lokalisation und -intensität,
- die Risikofaktoren für Schmerzen und
- die Einnahme und Wirkung von Schmerzmedikamenten zu erfragen.

Insofern Schmerzen nachweisbar sind, werden deren Auswirkungen auf den Betroffenen und dessen Lebensaktivitäten untersucht.

Die Identifikation von Schmerzen, schmerzbedingten Problemen oder von durch geplante potenziell schmerzhafte therapeutische Maßnahmen zu erwartende Schmerzen gibt Anlass für die Durchführung eines *differenzierten Schmerzassessments* (DNQP 2011; Gnass et al. 2012; Schüßler 2013).

Das differenzierte Schmerzassessment beinhaltet die Einschätzung der momentanen Schmerzsituation und der Schmerzgeschichte mittels der folgenden Elemente:

(Randnotiz: Differenziertes Schmerzassessment)

- Die Messung der *Schmerzintensität* in Ruhe, bei Belastung oder bei Bewegung. Zur Übersetzung der Intensität des subjektiven Schmerzempfindens in Zahlenwerte stehen als standardisierte Skalen für die Selbstauskunft des Patienten die Verbale Rating Skala (VRS), die Numerische Rating Skala (NRS) oder die Visuelle Analog Skala (VAS) zur Verfügung. Eine Alternative dazu stellen die sogenannten Gesichterskalen dar, die die Erfassung der Intensität der Schmerzerfahrung mittels Symbolen bieten. Der Einsatz dieser Skalen soll die Dokumentation und die Verlaufskontrolle von Schmerzen erleichtern. Doch auch bei intraindividuellen Vergleichen (innerhalb einer Person zu mehreren Zeitpunkten) sind diesen dadurch Grenzen gesetzt, dass vergangene Schmerzen nicht unmittelbar gegenwärtig und somit ungewiss sind (Hollick 2012).
- Die Ermittlung der *Schmerzlokalisation* dient der Identifikation der Körperstelle oder -region, innerhalb der der Schmerz verortet wird.
- Fragen zur *Schmerzqualität* zielen auf die Beschreibung der Schmerzbeschaffenheit aus Sicht des Betroffenen.
- Fragen zum *zeitlichen* Verlaufsmuster beinhalten Beginn, Dauer und Frequenz des Schmerzes.
- Fragen zu den *schmerzverstärkenden* und *-lindernden* Faktoren.
- Fragen zu den *Auswirkungen* auf das *Alltagsleben* bzw. zu dessen Effekte auf die *Lebensqualität* des Patienten.
- Erhebung des *kognitiven Status* des Patienten: Dies dient dazu herauszufinden, ob und inwiefern der Betroffene eine Selbsteinschätzung

abgeben und in welcher Weise dessen Sichtweise in Erfahrung gebracht werden kann, wenn ein verbaler Austausch nicht möglich ist.

- Fragen zum *Schmerzmedikamentengebrauch* (inklusive freiverkäuflicher Präparate) (DNQP 2011; Gnass et al. 2011, 2012; Schüßler 2013).

> Bei älteren Patienten sind die NRS oder die VRS aufgrund einer geringeren Fehlerquote im Vergleich zur VAS vorzuziehen (DNQP 2011). Beim Einsatz von Assessmentinstrumenten sind die sensorischen Einschränkungen älterer Menschen insbesondere im Bereich des Hör- und Sehvermögens zu berücksichtigen. Daher sollten die Instrumente eine einfache Sprache, große Schrifttypen und große Zeilenabstände verwenden und nicht aus glänzendem Papier und stechenden Farben bestehen. Älteren Menschen sollte außerdem eine angemessene Zeit für das Verstehen und das Antworten eingeräumt werden (DNQP 2011; Schüßler 2013).

Doch weil das Schmerzerleben komplex und mehrdimensional ist, sind auch noch weitere relevante Charakteristiken der Schmerzsituation für den Betroffenen anhand von Fragen zu berücksichtigen, wie (Schüßler 2013):

- In welcher Stimmung befinden sich die Schmerzen erlebenden Menschen?
- Welche Zukunftsaussichten bringen sie mit dem Schmerz in Verbindung?
- Sind die Schmerzerfahrungen heftig und unerwartet und das Schmerzerleben dementsprechend negativ beeinflusst, weil Menschen angesichts dieser Panik und Angst bekommen?
- Wie hoch ist der Grad an Aufmerksamkeit, die dem Schmerz sowohl von dem Betroffenen wie auch dessen Umgebung entgegengebracht wird?
- Erleben Patienten Hilflosigkeit und Kontrollverlust, was ihre weiteren Bewältigungsstrategien beeinflusst?

Neben der Sondierung der situativen Befindlichkeit des Patienten mit Schmerzen und der Sichtbarmachung deren Einflüsse auf dessen Schmerzerfahrung ist die systematische Schmerzerfassung im Rahmen der medikamentösen Schmerztherapie zentral, da diese auf die Verhinderung einer Unter- und Überdosierung und auf die frühzeitige Erfassung von Nebenwirkungen zielt.

> Für ein erfolgreiches Schmerzmanagement ist die frühzeitige und gezielte Erfassung, Dokumentation und Kommunikation schmerzmittelbedingter Nebenwirkungen mit den an der Schmerztherapie beteiligten Berufsgruppen wesentlich. So sind »Obstipation, Müdigkeit,

Übelkeit und Erbrechen, aber auch Mundtrockenheit, Schwindel oder gar Atemdepression [...] [einerseits] unangenehme Symptome und [andererseits] zum Teil ein wesentlicher Grund für Patienten/Bewohner, die konsequente Einnahme von Schmerzmitteln zu unterbrechen. Die Vermeidung von Nebenwirkungen« erhöht auch die Akzeptanz der verordneten Schmerzmedikamente auf Seiten der Patienten (Gnass et al. 2012, S. 650).

Die Häufigkeit des Schmerzassessments richtet sich »nach der Situation des Patienten/Bewohners, möglichen Risikofaktoren für Schmerz und dem Versorgungszusammenhang« (DNQP 2011, S. 31).

Der Expertenstandard empfiehlt für die postoperative Situation für die ersten acht Stunden eine zweistündliche Erfassung und Dokumentation der Schmerzen und alle acht Stunden im weiteren Verlauf, ohne einen prozeduralen Anlass und bei kontrollierter Schmerzsituation (DNQP 2011).

Das Schmerzmanagement beinhaltet die Schmerzlinderung oder -reduktion auf ein für den Betroffenen akzeptables Ausmaß mit dem Ziel, unnötiges Leid zu ersparen, zugleich ein höchstmögliches Maß an Autonomie und Lebensqualität zu ermöglichen und auch einer Chronifizierung von Schmerzen vorzubeugen (DNQP 2011; Gnass et al. 2012, Schüßler 2013). **Ziele des Schmerzmanagements**

Einsetzen sollte die Schmerztherapie bei »Erreichen von mehr als drei von zehn Punkten analog der Numerischen Ratingskala (NRS) in Ruhe« und »nach Erreichen einer Belastungs-/Bewegungsschmerzintensität von mehr als fünf von zehn Punkten analog der NRS. Dazu ist seitens der Pflegenden eine ärztliche Anordnung einzuholen oder eine Anpassung der Schmerzbehandlung anhand des patientenbezogenen Behandlungsplans vorzunehmen« (Gnass et al. 2012, S. 650). **Schmerztherapie**

In Situationen, in denen mit Schmerzen gerechnet werden muss, wie zum Beispiel bei pflegerischen Handlungen oder Bewegungsanbahnung ist bereits im Vorfeld ein Schmerzmedikament zu verabreichen, »sofern der behandelnde Arzt ein solches im Behandlungsplan für diese spezifische Situation angeordnet hat« (Gnass et al. 2012, S. 650).

Als Schmerzmedikation bei Patienten mit Hüftendoprothesen kommen »bei noch bestehenden Entzündungszeichen nichtsteroidale Antiphlogistika (NSAR, z. B. Diclofenac, Ibuprofen), [...] [zur Anwendung]. [...] Weiterhin kommt je nach Konstellation statt NSAR oder zusätzlich dazu die gesamte Palette von Schmerzmitteln bis hin zu stark wirksamen zentralen Analgetika zum Einsatz. Bei noch hohem Schmerzniveau und konstantem Schmerz ist statt der wiederholten Gabe von schnell wirksamen Darreichungsformen (z. B. Tropfen) einer ausreichend hoch dosierten Medikation mit Retardpräparaten der Vorzug zu geben [...]« (Kladny 2012, S. 178).

Nicht-medikamentöse
Maßnahmen

In Ergänzung dazu und in Abstimmung mit den anderen an der Therapie beteiligten Berufsgruppen können gezielt nicht-medikamentöse Maßnahmen (NMT) zur Schmerztherapie eingesetzt werden. Bei Erwachsenen stehen unter Berücksichtigung von Kontraindikationen die folgenden NMTs zur Verfügung:

- primär peripher wirkende Maßnahmen, wie Kälte- und Wärmetherapie, Massage, Transkutane elektronische Nervenstimulation (TENS) und
- primär zentral wirkende Maßnahmen, wie Ablenkung, Entspannungsübungen und Imaginationen (Gnass et al. 2012; DNQP 2011; Kladny 2012).

Auch »alltägliche Pflegehandlungen, wie z. B. Bewegung, Positionswechsel und Druckreduktion, das Initiieren von Schlaf-Wach-Rhythmen und die Gestaltung des Patientenumfelds« können zur Schmerzreduktion alternativ Verwendung finden (DNQP 2011, S. 38).

Pflegeexpertin

Am Fallbeispiel

Vor und nach der Mobilisierung ermitteln die Pflegenden als Experten die Schmerzstärke von Frau Lux mittels der NRS und leiten entsprechend der festgelegten Bedarfsmedikation bei einer Schmerzstärke von mehr 3 in Ruhe und mehr als 5 von 10 Punkten bei Bewegung das angeordnete Schmerzmanagement ein. Zudem überprüfen sie, ob etwaige negative Auswirkungen auf die sichere Mobilität durch die Schmerzmedikation bestehen. Auf Nachfragen der Pflegenden gibt Frau Lux zu verstehen, ihre Schmerzsituation selbst nachvollziehen zu können. So treten ihre Schmerzen bevorzugt nach der Belastung des Gehtrainings auf. Da sie zuvor ein Schmerzmittel erhält, werden diese abgemildert. Etwaige sich auf ihre sichere Mobilität auswirkende Nebenwirkungen unterbleiben. Frau Lux hat das Gefühl, ihre Schmerzsituation selbst kontrollieren zu können und von den Pflegenden in ihrer Schmerzwahrnehmung ernst genommen und in der Schmerzlinderung wirksam unterstützt zu werden.

Grundlage für die Mobilisierung bzw. das Gehtraining ist das adäquate Schmerzmanagement, da Schmerzen die Behandlung behindern.

2.3.2 Thromboseprophylaxe

Da Patienten mit einer Hüftendoprothese unmittelbar nach der Operation als Hochrisikopatienten für die Entwicklung einer postoperativen Thrombose gelten, ist eine Thromboseprophylaxe für 28–35 Tage vorzunehmen (AWMF 2009; Kladny 2012; Bartoszek/Nadolny 2013).

Eine Thrombose ist eine Gefäßerkrankung, bei der sich ein Blutgerinnsel (Thrombus) in einem zumeist venösen Blutgefäß bildet und dies vollständig oder teilweise verschließt. Die tiefen Bein- und Beckenvenen (TBVT) sind am häufigsten betroffen, weniger häufig die oberen Extremitäten oder die Herzkammern (Bartoszek/Nadolny 2013; Kamphausen 2013; Fleischer et al. 2010a).

Die Ursachen einer Thrombose sind ein multifaktorieller Prozess und liegen in der sogenannten Virchow-Trias begründet, die sich aus folgenden Faktoren zusammen setzt

Virchow-Trias

- Schädigung der Gefäßwand (Wandfaktor),
- erhöhte Gerinnungsfähigkeit des Blutes (Blutfaktor) und
- verlangsamte Blutströmung (Kreislauffaktor) (Kamphausen 2013, Röhm-Kleine 2011b; Bartoszek/Nadolny 2013).

Die Bedeutung dieses Krankheitsbildes ist angesichts der möglichen Komplikationen hoch, die in einer tödlichen Lungenembolie oder in einem postthrombotischen Syndrom bestehen können.

Eine Lungenembolie tritt auf, wenn sich der Thrombus teilweise oder vollständig von der Gefäßwand löst, als Embolus in die Lungenstrombahn geschwemmt wird und dort eine Lungenarterie verlegt. Eine klinisch schwerwiegende Spätfolge einer überstandenen tiefen Bein- und Beckenvenenthrombose bildet die chronisch-venöse Insuffizienz. Als postthrombotisches Syndrom geht diese mit Hautveränderungen, Ödemen bis hin zu einem venösen Unterschenkelgeschwür, dem Ulcus cruris venosum, für den Betroffenen einher (Kamphausen 2013; Röhm-Kleine 2011b; Bartoszek/Nadolny 2013).

Die Einschätzung des Thromboserisikos wird dadurch erschwert, dass die Symptome nicht immer eindeutig sind. So sind die Symptome Ödem, Schmerz, Spannungsgefühl, Zyanose und verstärkte Venenzeichnung häufig unspezifisch (Fleischer et al. 2010a). Jedoch gelten insbesondere Patienten nach chirurgischen Eingriffen als Risikopatienten (AWMF 2009; Fleischer et al. 2010a; Bartoszek/Nadolny 2013).

Da Assessmentinstrumente zur Einschätzung des Thromboserisikos aufgrund ihrer Ungenauigkeit eher abzulehnen sind und es derzeit in wissenschaftlicher Hinsicht keine zufriedenstellend abgesicherten Instrumente gibt, bildet die klinische medizinische und pflegerische Expertise in Kombination mit einer apparativen Diagnostik mittels Farbduplexsonografie oder Phlebografie die zentrale Strategie des Assessments (Fleischer et al. 2010a; Bartoszek/Nadolny 2013).

Risikofaktoren

Im Hinblick auf die Einschätzung des Thromboserisikos sind zwei Gruppen von Risikofaktoren zu unterscheiden, die Einfluss auf die Virchow-Trias haben:

1. »Akutrisiko: expositionelle Risikofaktoren wie Dehydration, Immobilität > 3 Tage, Operationen oder Medikamente, zum Beispiel orale Kontrazeptiva, insbesondere mit Gestagenen, und
2. Persönliche Veranlagung: dispositionelle Risikofaktoren wie Alter > 60 Jahre, Thrombose in der Anamnese« (Bartoszek/Nadolny 2013, S. 325).

Zu bedenken ist, dass sich das Thromboserisiko beim gleichzeitigen Auftreten von mehreren Risikofaktoren potenziert.

Maßnahmen zur Thromboseprophylaxe

Maßnahmen zur Thromboseprophylaxe mit dem Ziel der Vermeidung der tiefen Bein- und Beckenvenenthrombose umfassen neben allgemeinen Basismaßnahmen wie Frühmobilisation zusätzliche physikalische Maßnahmen wie das Tragen von medizinischen Thromboseprophylaxestrümpfen und medikamentöse Maßnahmen wie die Gabe von niedermolekularem Heparin (AWMF 2009; Kladny 2012; Bartoszek/Nadolny 2013;). Der Tabelle 2.2 können die verschiedenen Strategien der Thromboseprophylaxe entnommen werden.

Tab. 2.2:
Die drei Säulen der Thromboseprophylaxe (modifiziert nach Röhm-Kleine 2011b, S. 329; AWMF 2009, S. 29; Bartoszek/Nadolny 2013, S. 326–328)

Basismaßnahmen	Medikamentöse Thromboseprophylaxe	Physikalische Thromboseprophylaxe
Beispiele		
• Frühmobilisation • Gymnastik und Bewegungsübungen (angeleitete und begleitete, wie auch Eigenübungen) • Vermeidung einer Dehydration	• Heparinisierung • Weitere Antikoagulantien	• Venenkompression mittels medizinischer Thromboseprophylaxestrümpfe (MTS), medizinischer Kompressionsverbände oder intermittierender pneumatischer Kompression (IPK)

Die Thromboseprophylaxe bei Hüftgelenkendoprothetik und hüftgelenknahen Frakturen umfasst neben Basismaßnahmen eine 28–35-tägige medikamentöse Prophylaxe mit niedermolekularen Heparinen (NMH). Bestehen gegenüber der medikamentösen Prophylaxe Kontraindikationen, kann auf die intermittierende pneumatische Kompression im Bereich Fuß, Wade und Oberschenkel zurückgegriffen werden (AWMF 2009).

Der Einsatz medikamentöser Maßnahmen sollte zeitnah zur risikover-ursachenden Situation beginnen. Mit ihnen wird das Ziel verfolgt, den Thrombose- und Embolieschutz zu optimieren sowie Nebenwirkungen von Arzneimitteln wie Blutungen zu vermeiden (AWMF 2009; Bartos-zek/Nadolny 2013).

Als Basismaßnahme ist die Frühmobilisation der Patientin zur Anregung des venösen Rückflusses angezeigt. Dazu ist sie über deren Notwendigkeit zu informieren und darin anzuleiten, in Ergänzung zu den von der Physio-therapie initiierten Übungen selbst mehrfach täglich aktiv zu werden und sich so früh wie möglich zu bewegen bzw. gezielte Übungen durchzufüh-ren. Bewegungsübungen der unteren Extremitäten sind besonders effektiv, weil sie durch die Aktivierung der Muskel-Venen-Pumpe des Beins den ve-nösen Rückfluss steigern (Bartoszek/Nadolny 2013; Röhm-Kleine 2011b).

Basismaßnahmen

Zur Frühmobilisation zählen die folgenden Übungen, die jeweils in lie-gender oder sitzender Position mehrfach täglich ausgeführt werden sollten:

Frühmobilisation

- das Fußwippen,
- das Einkrallen der Zehen und
- das Bettfahrrad fahren (Fleischer et al. 2010a; Röhm-Kleine 2011b; Bartoszek/Nadolny 2013).

Physikalische Maßnahmen wie medizinische Thromboseprophylaxe-strümpfe (MTS) als Oberschenkel- oder Wadenstrumpf und intermittie-rende pneumatische Kompression (IPK) zielen auf die Erhöhung der Blut-strömungsgeschwindigkeit in den Venen und werden lokal an den unteren Extremitäten angewandt (AWMF 2009).

Physikalische Maß-nahmen

Medizinische Thromboseprophylaxestrümpfe (MTS) werden zur elas-tischen Kompression der Venen eingesetzt.

> MTS sind Liegestrümpfe weil sich ihr Effekt »im Stehen bzw. Gehen verliert [...], da ihr Kompressionsdruck hierbei zu gering ist« (Flei-scher et al. 2010a, S. 78). Demgegenüber wird für stehende und ge-hende Patienten ein speziell angepasster medizinischer Kompressions-strumpf benötigt (Bartoszek/Nadolny 2013, S. 328).

Die MTS werden mitunter aber auch bis zur vollständigen Mobilisierung oder Entlassung der Patienten getragen. Sie können sowohl als singuläre Prophylaxe wie auch in Kombination mit medikamentösen Maßnahmen eingesetzt werden (Fleischer et al. 2010a; AWMF 2009).

> Die MTS sind durch eine individuelle Auswahl korrekt an die körper-liche Beschaffenheit des Patienten anzupassen. Zudem ist auf eine ein-wandfreie Passform und einen dauerhaft korrekten Sitz zu achten, wo

> hingegen Einschnürungen zu vermeiden sind (AWMF 2009; Fleischer et al. 2010a; Bartoszek/Nadolny 2013).

Beim Einsatz von MTS sind Kontraindikationen, wie z. B. eine periphere arterielle Durchblutungsstörung, Verletzungen, Wunden oder Neuropathien zu beachten (AWMF 2009; Fleischer et al. 2010a; Bartoszek/Nadolny 2013). Der Einsatz von MTS fordert eine mindestens einmal tägliche Hautinspektion zur Erkennung von:

- unerwünschten Wirkungen wie ischämische Komplikationen und
- unerwünschten Effekten, wie Schwitzen, Juckreiz und ein unangenehmes Tragegefühl (Bartoszek/Nadolny 2013).

Folgende Qualitätskriterien sollten beim Einsatz von MTS berücksichtigt werden (Fleischer et al. 2010a):

- Die *Tragedauer* der MTS beträgt 24 Stunden am Tag. Mindestens einmal täglich sollten sie ausgezogen werden, um etwaige Durchblutungsstörungen frühzeitig erkennen zu können.
- *Wechsel des Strumpfes*: Die MTS sollten mindestens jeden 3. Tag gewechselt werden, weil Patienten durch die Kunstfasern stark schwitzen und das Tragen als unangenehm empfunden werden kann.
- *Einschnürungen* durch den Strumpf sind durch die faltenfreie Anlage der MTS und durch die Vermeidung des Umschlagens des Strumpfes durch den Patienten zu *vermeiden*. Nach Anlage der MTS ist eine Kontrolle auf Einschnürungen und Durchblutungsstörungen vorzunehmen, um Schädigungen vorzubeugen.
- *Berücksichtigung* von *Aufbereitungsverfahren* nach den jeweiligen Herstellerangaben und gesetzlichen Vorgaben, weil nach mehrmaliger Aufbereitung ein Verlust der Kompressionswirkung der MTS eintritt und die Strümpfe nach mehrmaligem Waschen ihre Elastizität verlieren.

Als eine Alternative zu MTS gilt das Wickeln der Beine mittels Bandagen mit verschiedenen Wickeltechniken (Bartoszek/Nadolny 2013).

> Bei der Thromboseprophylaxe sollte auf die Beinhochlagerung und das Ausstreichen der Venen verzichtet werden (Bartoszek/Nadolny 2013).

2.3.3 Sturzprophylaxe in der geriatrischen Rehabilitation

Sturzrisiko   Nach Maßgabe des Expertenstandards hat die Identifikation des Sturzrisikos systematisch unmittelbar zu Beginn des pflegerischen Auftrags anhand der Sturzrisikofaktoren zu erfolgen (DNQP 2013). Das Sturzrisiko ist mittels der klinischen Einschätzung der Pflegenden anhand eingangs dargestellter personen-, medikamenten- und umfeldbezogener Risikofaktoren einzuschätzen. Vor allem mittels Fragen und Alltagsbeobachtung ist seitens der Pflegenden zu prüfen, ob Risikofaktoren dauerhaft oder situativ vorliegen, ob sie von der betreffenden Patientin kompensiert werden können oder ob seitens der Pflegenden entsprechend spezifische prophylaktische Maßnahmen zu ergreifen sind (DNQP 2013; Huhn 2013).

> Im aktuellen Expertenstandard wird vom Einsatz von Sturzrisikoskalen oder anderen standardisierten Tests zur Einschätzung des Sturzrisikos abgeraten.

Wenn die Risikopflegediagnose Sturzgefahr aufgrund vorliegender Risikofaktoren gestellt worden ist, sind sowohl die Patienten als auch die an der Versorgung beteiligten Berufs- und Personengruppen (inklusive Mitarbeiter aus Nicht-Gesundheitsfachberufen) über das individuelle Sturzrisiko der Patienten zu informieren, um die mit ihr einhergehende spezifische Gefahr anhand der erkannten Risikofaktoren zu verdeutlichen (DNQP 2013). Die Frequenz des Sturzassessments richtet sich danach, ob klinisch relevante Veränderungen der Pflegesituation eingetreten sind oder sich gar bereits ein Beinahesturz oder Sturz ereignet hat (DNQP 2013).

> Zur Neueinschätzung des Sturzrisikos geben akute Veränderungen des Gesundheitszustands des Patienten Anlass, die mit einer Erhöhung des Pflegebedarfs, einer Veränderung der Medikation oder der Umgebung (Orts- oder Zimmerwechsel) verbunden sind (DNQP 2013).

Am Fallbeispiel

Pflegeexpertin

Bei jeder Mobilisierung und Bewegungsförderung von Frau Lux führen die Pflegenden als Pflegeexpertinnen ein Sturzassessment durch. Dabei prüfen sie im Rahmen ihrer klinischen Einschätzung vor dem Hintergrund des Expertenstandards mittels Beobachtung und Befragung, welche Risikofaktoren bei Frau Lux situativ vorliegen, ob diese von der Patientin selbst kompensiert werden können oder ob sie pflegerische Unterstützung benötigt. So stellen die Pflegenden anhand von Äußerungen der Patientin in den ersten beiden Tagen vor ihrer jeweiligen Mobilisation und anhand der Beobachtung ihres zunächst unsicheren Gangs eine Sturzangst fest.

63

Die Sturzangst ist eine weit verbreitete psychosoziale Sturzfolge, die sich bis zu einem Post-Fall-Syndrom entwickeln kann und bezeichnet ein Vermeidungsverhalten infolge von Sturzangst, daraus resultierende Immobilitätsfolgen und soziale Einschränkungen (Tideiksaar 2008; Schmidt 2012; Runge/Rehfeld 2012b).

Im Rahmen des Assessments gilt es zu erheben, »ob ein Patient nach einem Sturz ängstlicher geworden ist oder sich die körperlichen Aktivitäten reduziert haben. Je früher auf eine solche Situation eingegangen wird, umso besser sind die Möglichkeiten, therapeutisch einzugreifen. Angst ist allerdings auch ein sinnvolles Signal. Sie spiegelt die innere Selbsteinschätzung wider. Man darf diese Signale nicht ohne Weiteres von außen übertönen und den Patienten durch eine zu fordernde Haltung zu Aktivitäten zwingen, die er sich selbst nicht mehr zutraut« (Runge/Rehfeld 2012b, S. 11).

Sturzangst kann somit auch eine Schutzfunktion für den Menschen haben, derlei Aktivitäten zu unterlassen, deren Durchführung sie nicht mehr gewachsen sind. Außerdem kann die Sturzangst helfen, Grenzen der eigenen Leistungsfähigkeit zu erkennen und vorsichtiger zu sein (Tideiksaar 2008, S. 34). Negative Auswirkungen der Sturzangst bestehen in der nachteiligen Beeinflussung der Mobilität und der Selbstständigkeit. So werden etwa Gehmuster verändert, Schritte zögernd und unregelmäßig gesetzt und beim Gehen zögerlich und unsicher Halt gesucht. D es Weiteren können Sicherheit gebende und Mobilität unterstützende Hilfsmitteln abgelehnt werden, weil sie aus Sicht der Betroffenen die eigene Gebrechlichkeit sichtbarer machen. Ein weiterer Grund für die Ablehnung eines Hilfsmittels kann in dem Gefühl bestehen, dass diese nicht ausreichend Halt bieten (Tideiksaar 2008).

Pflegeexpertin

Am Fallbeispiel

Die Pflegenden ermitteln als Pflegeexpertin über Befragung von Frau Lux und über die Beobachtung ihrer Bewegungen im Alltag deren spezifische Risikofaktoren, die der nachfolgenden Tabelle 2.3 entnommen werden können.

Tab. 2.3:
Fallspezifische Risiko-
faktoren von Frau Lux

Kategorie Risikofaktor	Befund
Personenbezogen	• Sturzangst • Postoperativ eingeschränkte Beweglichkeit des linken Hüftgelenks mit Schmerzen • Gefahr einer orthostatischen Dysregulation • Sehbeeinträchtigung

Kategorie Risikofaktor	Befund
Medikamentenbezogen	• Schmerzmedikation
Umgebungsbezogen	• Unbekannte/ungewohnte Umgebung • Steile Treppe und schlechte Beleuchtung in häuslicher Umgebung

Tab. 2.3:
Fallspezifische Risikofaktoren von Frau Lux
– Fortsetzung

Am Fallbeispiel

Auf der Basis des Sturzassessments umfasst die darauf basierende Sturzprävention der Pflegenden als Gesundheitsfürsprecherin als multifaktorielle Maßnahme mehrere Komponenten, die sich gezielt auf die Vermeidung eines erneuten Sturzes und zur Wiedererreichung einer sicheren Mobilität auf die ermittelten personen-, medikamenten- und umgebungsbezogenen Risikofaktoren von Frau Lux beziehen.

Zuerst informieren und beraten die Pflegenden als Lernende und Lehrende Frau Lux über das festgestellte Sturzrisiko und zu den nachfolgend ausgeführten Interventionen, wie z. B. zum adäquaten Einsatz von Hilfs- und Mobilitätshilfen mit Priorität auf die Erhaltung und Förderung ihrer sicheren Mobilität.

Gesundheitsfürsprecherin

Lernende und Lehrende

Die Beratung zielt auf die Erhöhung der Selbstpflegefähigkeit und auf die Stärkung von Eigenverantwortung und Entscheidungskompetenz für gesundheitsbewusstes Handeln. Zur Entwicklung einer Bereitschaft zur Zusammenarbeit zwischen den am Pflegeprozess beteiligten Akteuren sollten Handlungsoptionen aufgezeigt werden und Patienten nach Möglichkeit, bzw. wenn die entsprechenden kognitiven Fähigkeiten vorhanden sind, bei der Auswahl und Entscheidungsfindung unterstützt werden (Huhn 2009; DNQP 2013).

Am Fallbeispiel

Für Frau Lux steht ihre Angst vor weiteren Stürzen und deren Folgen, wie zunehmende Abhängigkeit, im Vordergrund. Im Hinblick auf ihre Sturzangst verdeutlichen die Pflegenden Frau Lux im Rahmen der Beratung den positiven Nutzen der Sturzangst zur Supervision der eigenen Leistungsfähigkeit. Zugleich zeigen sie Frau Lux deren negativen Aspekte im Hinblick auf den eigenen unsicheren Gang auf. Im Rahmen eines Gehtrainings leiten die Pflegenden sie zu einem sicheren Gang an. Dabei verdeutlichen die Pflegenden Frau Lux, wie sie die baulichen Gegebenheiten und das Mobiliar der Einrichtung für eine sichere Mobilität und Ruhephasen nutzen kann. Aufgrund ihrer anfänglichen Unsicherheit benötigt dieser Prozess etwas Zeit, bevor Frau Lux dann zunehmend Handlungssicherheit erlangt. Zur Vermeidung eines Post-Fall-Syndroms leiten die Pflegenden Frau Lux an, sich entsprechend ihrer eigenen Fähigkeiten zur Lokomotion zu verhalten. Frau Lux gewinnt durch die Zurückerlangung von Bewegungsfähigkeiten für eine sichere Mobilität Zuversicht. Die Aussicht auf die Wiederaufnahme ihres selbstständigen Lebens im eigenen Haushalt vor dem Unfall bestärkt ihre Motivation in der Umsetzung der Empfehlungen der Pflegenden.

Im Umgang mit der Sturzangst ist darauf zu achten, Frau Lux nicht in eine ängstliche Übervorsicht hineinzutreiben. Langfristig könnte eine Unterforderung ihre körperlichen Fähigkeiten vermindern. »Denn wer immer weit unter den eigenen Grenzen bleibt, nimmt Schaden« (Runge/ Rehfeld 2012b, S. 14).

Am Fallbeispiel

Im Rahmen der Beratung empfehlen die Pflegenden Frau Lux auch das Tragen von geschlossenen Straßen- oder Turnschuhen mit flacher harter Sohle. Frau Lux lehnt das Tragen von Turnschuhen ab, weil dies nicht ihrer Kleidungsgewohnheit entspricht. Die Straßenschuhe akzeptiert sie hingegen, weil sie sich damit sicherer fühlt, was zugleich ihrem ästhetischen Empfinden entspricht.

Auch die Auswahl des adäquaten Schuhwerks ist bei der Sturzprophylaxe von Bedeutung. Das von Patienten getragene Schuhwerk – sowohl Straßen- als auch Hausschuhe – hat Einfluss auf deren Balance und Gang und sollte eine gute, feste Passform aufweisen und rutschfeste Sohlen haben (DNQP 2006b; Tideiksaar 2008). »Offensichtliche Gefahrenquellen wie kaputtes oder subjektiv vom Betroffenen als unsicher wahrgenommenes Schuhwerk, rutschige Sohlen oder lose Schnürsenkel [sollten] [...] vermieden werden« (DNQP 2013, S. 93).

Am Fallbeispiel

Interprofessionelle Partnerin

In ihrer Rolle als interprofessionelle Partnerin überprüfen die Pflegenden die Medikation darauf, ob über diese Auswirkungen auf die sichere Mobilität von Frau Lux festzustellen sind. Die Pflegenden unterbreiten dem Stationsarzt und dem Hausarzt in einem Telefonat entsprechende Vorschläge, auf deren Basis die Ärzte gemeinsam auch mit Blick auf die häusliche Situation nach der Entlassung die Medikation anpassen.

Pflegeexpertin

Neben der Supervision etwaiger Nebenwirkungen auf die sichere Mobilität von Frau Lux gilt es im Rahmen der Sturzprophylaxe die Gefahr einer orthostatischen Dysregulation bzw. Hypotonie zu regulieren.

Am Fallbeispiel

Dazu kontrollieren die Pflegenden als Pflegeexperten vor dem Aufstehen die Vitalzeichen von Frau Lux und fragen nach Symptomen niedrigen Blutdrucks, wie Kopfschmerzen, Ohrensausen und Schwindel. Zur Anregung ihres Kreislaufs leiten die Pflegenden Frau Lux zu aktiven Bewegungsübungen im Bett an (vgl. auch Menche 2011c).

Die Messung des Blutdrucks zur Orthostase-Messung gehört zum routinemäßigem Screening bei Patienten in der Geriatrie (Runge/Rehfeld 2012b).

Am Fallbeispiel

Während der Unterstützung bei den Bewegungsvorgängen beobachten die Pflegenden als Pflegeexpertin Frau Lux im Hinblick auf ihre Bewegungsmuster und achten auf etwaige Anzeichen von Unsicherheit, Überforderung und Kreislaufentgleisungen. Zur Unterstützung des Bewegungsvorgangs zum Aufstehen stellen die Pflegenden die Betthöhe über die Unterschenkellänge von Frau Lux ein, was es dieser erlaubt, im Sitzen an der Bettkante beide Füße aufzustellen und mühelos aufzustehen.

Pflegeexpertin

Die richtige Betthöhe ist erreicht, »wenn die am Rand der Matratze sitzende Person bei Beugung der Knie um 90° beide Füße fest auf dem Boden aufsetzen kann« (Tideiksaar 2008, S. 114). Das Aufstehen aus dem Bett erfolgt über die betroffene linke Seite (Bey 2011; Menche 2011c).

Am Fallbeispiel

Dabei schließen die Pflegenden eine unbewusste Drehung des operierten Beins nach innen aus, indem sie Frau Lux stets über die Notwendigkeit der Luxationsprophylaxe informieren und bei Bedarf das linke Beine in leichter Abduktion fixieren. Beim Aufstehen aus dem Bett vermeiden die Pflegenden eine Beugung der Hüfte. Die Pflegenden achten darauf, dass die Füße der Patientin so schnell wie möglich Kontakt zum Boden erlangen. Um einem nach längerer Liegezeit häufig auftretenden Schwindel vorzubeugen, regen sie die Patientin dazu an, ihre Augen offen zu lassen.

Bei der Mobilisierung vermitteln die Pflegenden Frau Lux Sicherheit, indem sie ihre Bewegungsabläufe beim Transfer und der Fortbewegung unterstützen. Sie greifen nur dann ein, wenn es die Situation erfordert: Wenn Frau Lux unsicher wird, ihr Gleichgewicht zu verlieren droht, ihre Körperstellung im Raum droht unangepasst zu werden oder Bewegungsabläufe unkoordiniert und unflüssig verlaufen. Je nach Ausprägung dieser Symptome vermitteln die Pflegenden verbale oder nonverbale Unterstützung, in dem sie etwa taktile Reize geben oder das Gleichgewicht mit stützenden Bewegungen an Körpermassen, wie dem Rücken oder der Schulter, stabilisieren. Gleichzeitig geben die Pflegenden Frau Lux ohne zeitlichen Druck auszuüben verbal Feedback, vermitteln ihren Beistand, fragen nach ihrem Befinden, motivieren sie und heben ihre Fortschritte hervor.

Das Gehtraining erfolgt in sofortiger Vollbelastung, wobei Frau Lux in den ersten Tagen zur Sicherheit zwei Unterarmgehstützen (UAGS) erhält. Diese vermitteln Frau Lux weiter Sicherheit und nach einer kurzen Eingewöhnungszeit setzt sie diese sicher ein. Mittels Gehtraining erfolgt die Vermittlung des erforderlichen Bewegungsmusters für den bei voller Belastbarkeit angezeigten 4-Punkte-Gang.

Bei dem 4-Punkte-Gang werden abwechselnd die rechte UAGS und das linke Bein nach vorn und dann entsprechend die linke UAGS und das rechte Bein nach vorne gestellt (Menche 2011c, S. 901).

Am Fallbeispiel

Des Weiteren ziehen die Pflegenden als Gesundheitsfürsprecherin bei Frau Lux die Versorgung mit Hüftprotektoren in Erwägung.

Gesundheits-
fürsprecherin

Hüftprotektoren als eine nicht-medikamentöse Maßnahme der Sturzprophylaxe stellen einen mechanischen Schutz in Form von Kunststoffschalen, Schaumstoffpolstern oder Haftpolstern dar. Sie werden über der Hüfte getragen. Bei einem sturzbedingten Aufprall nehmen sie als »Stoßdämpfer« die dabei entstehende Energie auf oder leiten sie ab, die damit unter die Frakturschwelle verringert wird (Runge/ Rehfeld 2001; Meyer 2004; Warnke 2004; DNQP 2006b, 2013). Das zentrale Problem beim Einsatz von Hüftprotektoren stellt häufig eine geringe Trageakzeptanz seitens der Patienten dar. Diese kann aus unerwünschten Wirkungen, wie z. B. Hautveränderungen, unangenehmer Wärme oder Unbequemlichkeit, resultieren. Dazu können mit Körperbildveränderungen ästhetische Probleme kommen. Auch Schwierigkeiten beim Toilettengang und die damit verbundene notwendige zusätzliche Assistenz können sich entsprechend negativ auf deren Akzeptanz auswirken. Zentral ist es daher, zuerst die Einstellung der Patientin zum Tragen eines Hüftprotektors zu berücksichtigen, nachdem ihr deren Vor- und Nachteile vermittelt wurden. Um sie in ihrer Entscheidungsfindung für eine für sie passende Lösung zu unterstützen, sollten ihr verschiedene Varianten gezeigt werden. All dies fordert auf Seiten der Fachpersonen die strukturierte Einbeziehung und Schulung der zuständigen Pflegenden und der Betreuenden (Warnke 2004; Meyer 2004; Tideiksaar 2008).

Am Fallbeispiel

Nach Beratung der Pflegenden über die Notwendigkeit des Einsatzes von Hüftprotektoren zieht Frau Lux diese zunächst in Erwägung. Nachdem sie mehrere Modelle ausprobiert hat, entscheidet sie sich für Haftpolster, da diese von außen nicht sichtbar sind und sie sich damit nicht stigmatisiert fühlt. Außerdem kann sie diese selbst anlegen und auch beim Toilettengang selbst entfernen. Am wichtigsten ist ihr das mit dem Tragen des Haftpolsters verbundene Sicherheitsgefühl. Dazu sagt sie zu ihrem Ehemann: »Ich war zuerst skeptisch. Man kommt sich schon ein wenig komisch damit vor. Aber jetzt fühle ich mich einfach sicherer. Es ist wie ein Schutzwall und ich weiß, im schlimmsten Fall helfen die mir!«

Gerade Patienten mit Sturzangst ohne kognitive Einschränkungen akzeptieren diese anfänglich, weil sie ihnen Sicherheit vermitteln und die Sturzangst vermindern (Tideiksaar 2008).

2.3.4 Gesichtspunkte zum Entlassungsmanagement

Am Fallbeispiel

Zur von Versorgungsbrüchen, die sich insbesondere beim Übergang vom stationären in den nachstationären Bereich bei älteren und chronisch kranken Patienten ergeben können, leiten die Pflegenden als Managerinnen frühzeitig im Versorgungsprozess ein Entlassungsmanagement bei Frau Lux ein. Die Pflegenden ergänzen das bestehende Assessment um die Einschätzung der poststationären Versorgungsrisiken und des abzusehenden Unterstützungsbedarfs von Frau Lux und ihrem Ehemann. Dazu nehmen die Pflegenden im Rahmen des Entlassungsmanagements eine gezielte Vorbereitung von Frau Lux und ihrem Ehemann und einen Informationsaustausch zwischen den am Entlassungsprozess beteiligten Akteuren vor. So entwickeln die Pflegenden als Managerinnen mit den anderen beteiligten Berufsgruppen (Ärzten, Physio- und Ergotherapeuten) und dem Ehemann von Frau Lux eine individuelle Entlassungsplanung. Letztlich koordinieren die Pflegenden die Entlassung in ihrer Rolle als interprofessionelle Partner mit den intern wie extern beteiligten Berufsgruppen (Stationsarzt, Hausarzt, Physiotherapiepraxis), stimmen mit Frau Lux und ihrem Ehemann den Entlassungstermin und die dafür zu treffenden Maßnahmen ab.

Managerin und interprofessionelle Partnerin

Versorgungsbrüche sind mit Belastungen der Patienten und Angehörigen sowie mit Drehtüreffekten und entsprechenden Folgekosten verbunden (DNQP 2009b).

Am Fallbeispiel

Im Rahmen einer bedarfsgerechten Information und Beratung erörtern die Pflegenden als Lernende und Lehrende gemeinsam mit Frau Lux und ihrem Ehemann die erkannten nachstationären Versorgungsrisiken und erwartbaren Versorgungs- und Pflegeerfordernisse, um die Voraussetzungen für deren Bewältigung zu schaffen. Nach der Überweisung an einen Augenarzt zur etwaigen Therapie der Katarakt auf Initiative des behandelnden Geriaters und der Empfehlung zur Fortsetzung des Gehtrainings mit Unterstützung eines Physiotherapeuten rekonstruieren die Pflegenden im Rahmen einer Schulung in Anwesenheit des Ehemanns den sich im häuslichen Bereich ereigneten Sturz. Sie sensibilisieren Frau Lux daraufhin, achtsam jedoch nicht übervorsichtig bei Bewegungsvorgängen zu sein und regen entsprechende Verän-

Lernende und Lehrende

69

derungen in der häuslichen Umgebung an (Beleuchtung). Außerdem ziehen die Pflegenden aufgrund der an dem Sturzgeschehen beteiligten steilen Treppe der Mietswohnung die Möglichkeit einer Wohnraumanpassung in Erwägung.

Wohnraummodifikation

Die Wohnraummodifikation richtet sich auf die Identifikation und ggf. Veranlassung von Veränderungen umgebungsbedingter Sturzrisiken. Gerade die Umgebungsbedingungen nehmen Einfluss auf verminderte körperliche Fähigkeiten der in ihr lebenden Menschen, die deren Mobilität riskanter machen oder wenn sie konstruktiv verändert werden, zur Kompensation individueller Mobilitätsprobleme beitragen (Tideiksaar 2008). Eine Wohnraummodifikation kann in Form von professionellen Hausbesuchen etwa durch einen Therapeuten oder geschultes Fachpersonal wie Ergotherapeuten oder unter Einbeziehung einer Wohnberatungsstelle durchgeführt werden (Meyer 2004; Meyer/Köpke 2010; DNQP 2006b, 2013). Die letztendliche Umsetzung der angeratenen Veränderungen liegt in der Entscheidungsautonomie des Patienten (DNQP 2006b, 2013; Bey 2011).

Am Fallbeispiel

Das Ehepaar Lux zieht aus finanziellen und sozialen Gründen einen Wechsel ihrer Mietwohnung nicht in Betracht. Daher bringen die Pflegenden Empfehlungen zum Verhalten in dieser Umgebung an. So werden Alternativen zur Nutzung der steilen Treppen besprochen, die nicht umgebaut werden kann. Es wird geplant, dass der Dachboden zum Alltagsgebrauch nicht mehr über diese steile Treppe erreicht werden muss. Zudem sollen im Rahmen einer Begehung auch weitere Einrichtungsgegenstände, wie das Bett etc. im Hinblick auf die Unterstützung einer sicheren Mobilität überprüft werden.

2.4 Rollen der Pflegenden im Fallbeispiel

Gesundheitsfürsprecherin

Die Expertise der Pflegenden innerhalb dieses Fallbeispiels bezieht sich vor allem auf den Rollenanteil der Gesundheitsfürsprecherin. In der postoperativen Pflegesituation steht zunächst das akute Krankheitsmanagement mit adäquatem Schmerzmanagement, Thrombose-, Pneumonie-, Kontraktur- und Dekubitusprophylaxe im Vordergrund. Da Frau Lux recht schnell mobilisiert werden kann, gilt es, sie im Rahmen der Sturzprophylaxe auf eine sichere Mobilität vorzubereiten und hierbei Einfluss auf die Sturzangst von Frau Lux zu nehmen. Dies ist für Frau Lux zentral in ihrem Bestreben, ihr vormaliges Leben im häuslichen Bereich wieder aufzunehmen. Dafür werden auch weitere Rollenanteile bedeutsam.

Im Rahmen der Gesundheitsförderung zur Etablierung einer sicheren Mobilität und Reduktion von spezifischen Risikofaktoren werden edukative Strategien mit Elementen der Schulung, Information, Anleitung und Beratung verwendet. Daher steht die Rolle der Lernenden und der Lehrenden im Vordergrund dieses Falls.

Lernende und Lehrende

Der Rollenanteil der interprofessionelle Partnerin manifestiert sich in der Zusammenarbeit mit den Ärzten und anderen beteiligten Gesundheitsfachberufen zur Förderung einer sicheren Mobilität und zur Schaffung von Voraussetzungen für eine sichere Mobilität im häuslichen Bereich.

Interprofessionelle Partnerin

Als Managerin koordinieren die Pflegenden das Entlassungsmanagement mit den inner- wie außerhalb des Krankenhauses im Hinblick auf die Stabilisierung der häuslichen Situation von Frau Lux beteiligten Akteuren.

Managerin

Die Ausübung dieser fallrelevanten Rollenanteile fordert vor allem Fachwissen in den Themenbereichen 1–8 und 12 der Ausbildungs- und Prüfungsverordnung.

3   Der Patient mit einer vaskulären Demenz

Dieser Fall beinhaltet die Pflegesituation des 80-jährigen an einer vaskulären Demenz erkrankten Herrn Fell in der Gerontopsychiatrie.

Falldarstellung

Herr Fell wurde am Tag zuvor mit der Aufnahmediagnose vaskuläre Demenz mittleren Schweregrades auf eine gerontopsychiatrische Station eines Krankenhauses aufgenommen. Die Ursache ist eine Reihe von Mikroinfarkten. Die vaskuläre Demenz wurde vor einem Jahr nach einer abrupt auftretenden transitorischen ischämischen Attacke (TIA) auf der Basis einer seit einigen Jahren bestehenden arteriellen Hypertonie festgestellt.

> Die vaskuläre Demenz ist eine Form der Demenzerkrankung, die auf Gefäßerkrankungen im Gehirn basiert, in deren Folge es zu Minderdurchblutungen bis hin zu Infarkten der gehirnversorgenden Gefäße kommt (Deutsche Gesellschaft für Neurologie 2009, S. 1; Perrar et al. 2011; Hagg-Grün 2013).
>
> Als transitorische ischämische Attacke (TIA) werden Warnsignale für einen drohenden Schlaganfall bezeichnet. Dabei handelt es sich um vorübergehende neurologische Ausfälle von kurzer Dauer, wie Sehstörungen auf einem Auge, Sensibilitätsstörungen oder kurzzeitige plötzlich auftretende Lähmungen oder Schwäche. Diese bilden sich innerhalb von 24 Stunden zurück, ohne einen Defekt zu hinterlassen (DGPPN 2009; Dammshäuser/Menche 2011; Zeyfang 2013).
>
> Die Hypertonie ist eine der häufigsten Krankheiten in der Geriatrie, da sie mit zunehmendem Alter häufiger auftritt, weswegen auch der Begriff Altershypertonie geläufig ist (Hafner/Meier 2009). Die arterielle Hypertonie bzw. der Bluthochdruck bezeichnet eine dauerhafte nicht situationsabhängige Erhöhung des Blutdrucks über 140/90 mmHG, die überwiegend ohne konkreten pathologischen Organbefund auftritt.

Als nicht beeinflussbare Risikofaktoren für Hypertonie gelten Alter und Geschlecht. Beeinflussbare Risikofaktoren sind Übergewicht, Bewegungsmangel und erhöhter Kochsalz- und Alkoholkonsum (Hafner/Meier 2009; Menche 2011a; Deutsche Hochdruckliga e. V. 2008). Unbehandelt kann die Hypertonie kardiovaskuläre Komplikationen wie etwa Herzinsuffizienz, Koronare Herzkrankheit, Hirnschlag oder Arteriosklerose nach sich ziehen. Von entscheidender Bedeutung für die von ihr betroffenen Menschen ist, dass die Hypertonie jahrelang nahezu ohne spürbare Symptome und somit klinisch stumm verlaufen kann. Daher sind sich Betroffene aufgrund fehlender Beschwerden weder dieser Krankheit noch der Notwendigkeit einer Behandlung bewusst. Mögliche Symptome sind morgendliche Kopfschmerzen, Schwindel, Tinnitus (Ohrensausen), Herzklopfen, Dyspnoe (Atemnot), Schwindel oder Schweißausbrüche bei Belastung (Menche 2011a; Hafner/Meier 2009).

Am Fallbeispiel

Wie der Krankengeschichte entnommen werden kann, waren damals mit der TIA zunächst ausgeprägte kognitive Beeinträchtigungen für Herrn Fell verbunden, die sich nach ein paar Tagen wieder auf ein höheres Niveau der kognitiven Funktionsfähigkeit zurückbildeten. Zum damaligen Zeitpunkt hatte Herr Fell zunehmend Schwierigkeiten, neue Informationen zu behalten, so dass er häufig Gegenstände verlegte und nicht wiederfand oder Verabredungen nicht einhielt. Seine Söhne waren in Anbetracht der mit der Diagnose vaskuläre Demenz einhergehenden Symptome verunsichert. Sie konnten aufgrund ihres weit entfernt liegenden Wohnorts keine Unterstützung im Alltag bieten. Daher überredeten sie Herrn Fell nach dessen Entlassung aus dem Krankenhaus zum Einzug in das Betreute Wohnen einer stationären Altenpflegeeinrichtung seines Heimatwohnortes. Herr Fell verließ seine vertraute Wohnumgebung jedoch sehr ungern, was er seinen Söhnen bis heute anlastet.

Anlass für die gestrige Aufnahme von Herrn Fell ist die Behandlung seiner Hypertonie und die Abklärung von Rehabilitationspotenzialen, weil die vaskuläre Demenz mit fortgeschrittenen alltagspraktischen Selbstpflegedefiziten einhergeht, die eine Zunahme seiner Pflegebedürftigkeit zur Folge haben. Noch dazu ist Herr Fell seit kurzem nicht mehr zu einer kontrollierten Harnentleerung fähig. Es gilt zu klären, inwiefern seine Fähigkeiten zur Ausführung seiner Lebensaktivitäten insoweit gestärkt werden können, dass ein Einzug in die stationäre Altenpflege vermieden werden kann.

3.1   Das Krankheitsbild vaskuläre Demenz

Allgemein beschreibt der Begriff *Demenzen* das Gehirn betreffende Krankheitsbilder, die meist chronisch oder fortschreitend verlaufen. Dabei handelt es sich um verschiedene Krankheitsbilder mit unterschiedlichen Ursachen (DGPPN 2009; Perrar et al. 2011; Hafner/Meier 2005).

Das Demenzsyndrom geht mit Störungen »vieler höherer kortikaler Funktionen, einschließlich Gedächtnis, Denken, Orientierung, Auffassung, Rechnen, Lernfähigkeit, Sprache, Sprechen und Urteilsvermögen im Sinne der Fähigkeit zur Entscheidung [einher]. Das Bewusstsein ist nicht getrübt. Für die Diagnose einer Demenz müssen die Symptome nach ICD über mindestens 6 Monate bestanden haben. Die Sinne (Sinnesorgane, Wahrnehmung) funktionieren im für die Person üblichen Rahmen. Gewöhnlich begleiten Veränderungen der emotionalen Kontrolle, des Sozialverhaltens oder der Motivation die kognitiven Beeinträchtigungen; gelegentlich treten diese Syndrome auch eher auf. Sie kommen bei Alzheimer-Krankheit, Gefäßerkrankungen des Gehirns und anderen Zustandsbildern vor, die primär oder sekundär das Gehirn und die Neuronen betreffen« (DGPPN 2009, S.1).

Die *vaskuläre Demenz* gilt nach der *Alzheimer-Krankheit (DAT)* als die zweithäufigste Demenzform, gefolgt von der Mischform dieser beiden Demenztypen. Sie zählt weiter zu den primären Demenzen. Wo primäre Demenzen ihren Ursprung im Gehirn selbst haben, sind sekundäre Demenzen Folgen anderer Erkrankungen, die das Gehirn sekundär schädigen, wie z. B. Hirntumore, -traumata, Hypothyreose (Schilddrüsenunterfunktion), Infektionen oder chronischer Alkoholkonsum. Je nach Lokalisation und Ausprägung der Minderdurchblutung können verschiedene Varianten der vaskulären Demenz unterschieden werden.

Multiinfarktdemenz

Bei Herrn Fell liegt eine sogenannte Multiinfarktdemenz vor, die durch einen schubförmigen Verlauf und eine geringere Lebenserwartung im Vergleich zur DAT gekennzeichnet ist (Perrar et al. 2011; Hagg-Grün 2013). Als primäre Demenzform beginnt sie häufig im späteren Lebensalter. Sie kann allmählich voranschreiten, aber auch rasch mit wechselhaft guten und schlechten Phasen verlaufen (DGPPN 2009; Rösler 2004; Archibald 2010). Weitere Symptome wie motorische Beeinträchtigungen, wie z. B. Gangstörungen, Aphasie, eine Dranginkontinenz und eine ausgeprägte Affektlabilität, die sich in unkontrolliertem Lachen oder Weinen äußern, können das Krankheitsbild ergänzen. Dazu sind Verhaltensänderungen wie Reizbarkeit und emotionale Labilität möglich (Perrar et al. 2011; Kitwood 2005). Als Ursachen der vaskulären Demenz gelten vaskuläre Risikofaktoren, wie vor allem die Hypertonie, Diabetes mellitus und Nikotinabusus (Hafner/Meier 2005). Das Symptombild kann dem der DAT ähneln, wobei sich aber das Leistungsvermögen und das Verhalten der Betroffenen eher in Schritten verändern im Unterschied zur DAT, die eher fließend verläuft (Bolwby Sifton 2008).

Die folgende Sequenz ereignete sich am Morgen nach dem Aufnahmetag auf der gerontopsychiatrischen Station:

Am Fallbeispiel

Die Pflegende Frau Reimann betritt das Zimmer von Herrn Fell. Nach der Begrüßung und der Information, den Patienten zur Toilette bringen zu wollen, gehen beide ins Badezimmer. Vor dem Waschbecken im Badezimmer stehend, nimmt die Pflegende einen intensiven Uringeruch wahr, woraus sie auf die Notwendigkeit einer dringenden Intimpflege schließt. Infolge ihres Versuchs, ihn mit der Aufforderung: »So, Herr Fell, dann will ich Ihnen mal Ihre Hose ausziehen...« zur Körper- und Intimpflege zu bewegen, realisiert sie, dass sich sein Gesicht verfinstert. Herr Fell verharrt in seiner Position und schweigt. Die Pflegende unternimmt einen erneuten Versuch und insistiert mit lautem Befehlston: »Setzen Sie sich bitte hin. Ziehen Sie sich die Hose aus!« Die Pflegende realisiert, dass Herr Fell verbal nicht erreicht werden kann. Dieser zeigt zunächst ein fragendes Gesicht: »Was will die denn jetzt von mir?« Als die Pflegende dann den Versuch unternimmt, Herrn Fells Hose auszuziehen, entgegnet dieser entrüstet: »Was willst du denn hier von mir? Verschwinde!« Nach einem weiteren Versuch, ihr Vorhaben der Durchführung der Körperpflege durchzusetzen, verlässt die Pflegende das Zimmer unverrichteterweise, nachdem ihr Herr Fell mit erhobenem Zeigefinger droht.

Aufgabenstellung

- Inwieweit hätte die Pflegesituation durch eine vorherige andere Organisation der Pflege anders vorbereitet werden können?
- Welche weiteren Optionen hätte die Pflegende in der Pflegesituation gehabt, um sowohl ihre Handlungsabsicht zu verwirklichen als auch der Person Herrn Fells gerecht zu werden?

3.2 Verstehende Diagnostik zur Deutung von herausforderndem Verhalten

Für Frau Reimann bildeten auf der Basis ihrer Kenntnis der medizinischen Diagnose der vaskulären Demenz mittleren Schweregrads die Pflegeprobleme Selbstpflegedefizit in der Körperpflege, im Kleiden und in der Urinausscheidung den Ausgangspunkt ihres Handlungsplans der morgendlichen Körperpflege.

> Menschen mit Demenz haben häufig aufgrund der zunehmenden demenzbedingten Gehirnschädigung in einem relativ frühen Krankheitsstadium einen Pflegebedarf im Hinblick auf komplizierte Aktivitäten des täglichen Lebens, wie der Körperpflege und dem Kleiden (Bolwby Sifton 2008; Hoeffer et al. 2011).

Da diese Lebensaktivitäten aus vielen aufeinander folgenden Einzelschritten bestehen, wird deren Organisation durch die Gedächtnisprobleme schwierig. Noch dazu ist die Körperpflege eine eng mit dem Erwachsen-

Kontrollverlust

75

sein verknüpfte intime Verrichtung. Ein hiermit im Zusammenhang stehender Hilfebedarf bedeutet den Verlust der Kontrolle über diesen ganz persönlichen Bereich bzw. über eine typische Erwachsenenaktivität. Dieser Statusverlust stellt wiederum Pflegende vor besonders hohe Anforderungen. Daher wird die Körperpflege in diesem Zusammenhang von ihnen als eine der schwersten Pflegeaufgaben wahrgenommen (Bolwby Sifton 2008; Hoeffer et al. 2011).

Im Fallbeispiel zeigt Herr Fell ein typisches Verhaltenssymptom von Menschen mit Demenz, nachdem er von der Pflegenden im Befehlston zur Körperpflege aufgefordert wurde: Er leistet nonverbal und verbal Widerstand, um dem Gewaschenwerden zu entgehen.

> Die Aufforderung zur Körperpflege ist ein typischer Schlüsselmoment, der über den weiteren Fortgang der Pflegesituation entscheidet und der beeinflusst, ob und inwieweit sich der Mensch mit Demenz auf die Versorgung durch eine für ihn fremde Pflegende einlässt (Hoeffer et al. 2011).

Vor dem Hintergrund seines Charakters lässt Herr Fell ein autoritäres Verhalten anderer Personen nicht zu.

Auslöser für Verhaltenssymptome bzw. herausforderndes Verhalten von Menschen mit Demenz im Rahmen der Körperpflege, wie Widerstand leisten oder verbale und physische Aggressionen, sind häufig das Überschreiten der persönlichen Grenze und der gefühlte Kontrollverlust bzw. der Wahlmöglichkeiten in der Pflegesituation (Hoeffer et al. 2011; BMG 2006; Halek/Bartholomeyczik 2009). Bei der Reaktion der Gesellschaft auf Menschen mit Demenz besteht die Gefahr der Stigmatisierung, indessen Betroffene »nicht mehr ernst genommen oder wie ein Kind behandelt werden, dass sie fremdbestimmt, als unselbständig und entscheidungsunfähig eingestuft werden und rehabilitative Maßnahmen vorenthalten bekommen« (Sauter et al. 2006, S. 970).

Ablehnung So kommt es zur Ablehnung der Körperpflege, weil sich Herr Fell seiner Einflussmöglichkeiten auf die Situation beraubt sieht: Er wird von einer für ihn fremden Person, noch dazu von einer Frau, zu einer für ihn unpassenden Zeit zu dieser intimen Verrichtung aufgefordert.

> Menschen mit Demenz »reagieren auf Kontrollverlust durch Verhaltensweisen, die vermutlich Versuche darstellen, die äußere und/oder innere Kontrolle ganz oder teilweise wiederzuerlangen. Verhaltenssymptome (Widerstand, vokale Unruhe, physische und verbale Aggression) treten am häufigsten auf, wenn die Person versucht, die innere Kontrolle zu erlangen oder wiederzuerlangen« (Hoeffer et al. 2011, S. 25–26).

Zusätzlich zum Kontrollverlust nimmt in Situationen der Körperpflege auch das Schamgefühl der Menschen mit Demenz Einfluss auf das herausfordernde Verhalten. So fühlen sich auch ältere Menschen häufig nicht wohl, wenn sie nackt sind, so dass sie versuchen, sich bedeckt zu halten oder sich besorgt äußern, wenn ihr Intimbereich entblößt wird oder wenn sie dort berührt werden (Barrick et al. 2011).

Im Fallbeispiel erkennt die Pflegende schließlich die Erfolglosigkeit ihrer Versuche zur Initiierung der Körperpflege.

> Wenn es nicht gelingt, Menschen mit Demenz zu beruhigen, ist die Abkürzung der Körperpflege geboten und das Waschen nur so gründlich vorzunehmen, wie es zum Erhalt der Gesundheit unbedingt erforderlich ist (Barrick/Rader 2011). Ein weiterer Ansatz kann darin bestehen, Teile der Körperpflege zu verschiedenen Zeiten stattfinden zu lassen (Barrick et al. 2011b). Für eine an der Person des Menschen mit Demenz orientierte Körperpflege ist es wesentlich zu erkennen, wann der Abbruch einer Pflegesituation geboten ist, weil »Körperpflege, die mit Kampf verbunden ist, [...] für beide Seiten physisch und psychisch potenziell schädlich« ist (Barrick/Rader 2011, S. 50).

Entscheidend für die weitere Pflegestrategie ist, Herrn Fell das Gefühl zu vermitteln, die Situation der Körperpflege selbst steuern zu können. Daher achtet die Pflegeexpertin im Rahmen der pflegerischen Beobachtung sensibel auf solcherlei Verhalten Herrn Fells, mit dem dieser in der Situation seine mögliche Überforderung anzeigt. Mögliche Auslöser dafür können Personen, Orte, Ereignisse oder eine Kombination dieser Einflussfaktoren sein (Barrick et al. 2011a).

Pflegeexpertin

> Zeigen sich in der Pflegesituation Verhaltenssymptome bzw. herausforderndes Verhalten von Menschen mit Demenz gilt es, dieses Verhalten mittels der nachfolgenden Fragen zu beschreiben, damit der dahinter liegende Sinn im Rahmen einer Verstehenden Diagnostik erschlossen werden kann (Barrick et al. 2011a; BMG 2006; Halek/Bartholomeyczik 2009):
>
> - Welches konkrete Verhalten liegt vor?
> - Inwiefern ist dieses als herausfordernd zu bewerten?
> - Zu welchem Zeitpunkt und wie häufig erfolgt dies?
> - Ist es ein für diese Person neues Verhalten?
> - In welchen speziellen Situationen tritt es auf?
> - An welchem Ort wird es gezeigt?
> - In Anwesenheit welcher Personen tritt es auf?
> - Was ist kurz davor geschehen und was danach?

> • Könnte das Verhalten als eine Reaktion auf ein aus Sicht des Menschen mit Demenz unangemessenes Verhalten Pflegender verstanden werden?
> • Was reduziert und was verschlimmert das Verhalten?

Im Rahmen der Pflegediagnostik wird der Ansatz der *Verstehenden Diagnostik* als eine Strategie zur Entschlüsselung der Bedeutung herausfordernden Verhaltens von Menschen mit Demenz empfohlen (DGPPN 2009; BMG 2006).

Das NDB-Modell im Rahmen der Verstehenden Diagnostik

Biografie Mittels der Verstehenden Diagnostik gilt es, die dem herausfordernden Verhalten jeweils zugrunde liegende Problematik zu identifizieren. Dazu bedarf es zum einen intensiver Beobachtung und zum anderen der Kenntnis der Biografie des Menschen mit Demenz (DGPPN 2009; BMG 2006; Halek/Bartholomeyczik 2009). Der Sinn des herausfordernden Verhaltens ist als »Reaktion auf die gegenwärtige Interaktion und Umgebung und im Kontext biografisch verankerter Sinnbezüge von Lebensentwürfen, bedeutsamen und kritischen Lebensereignissen« zu entschlüsseln (BMG 2006, S. 61).

> Die Biografie oder Lebensgeschichte bezeichnet die subjektive Interpretation oder Rekonstruktion von Lebensereignissen, die ein jeder Mensch für das eigene Leben vor dem Hintergrund seiner gesellschaftlichen und zeitgeschichtlichen Prägung vornimmt. Demgegenüber bedeutet der Begriff Lebenslauf die äußere objektive Abfolge der Stadien und Ereignisse des Lebens (Lamnek 1995; Blimlinger et al. 1996; Specht-Tomann 2009).

Das *NDB-Modell*, zu Deutsch bedürfnisorientiertes Verhaltensmodell bei Demenz, bildet die Grundlage der Verstehenden Diagnostik. Es enthält mögliche Ursachen und Auslöser für das herausfordernde Verhalten von Menschen mit Demenz. Werden diese aus der Perspektive des Menschen mit Demenz betrachtet und beschrieben, bietet es Ansatzpunkte für pflegerische Interventionen (BMG 2006; Halek/Bartholomeyczik 2009; Perrar et al. 2011).

Bedürfnisorientiertes Verhaltensmodell bei Demenz (NDB-Modell) Das NDB-Modell enthält zwei Hauptvariablen, die sich anhand der Beeinflussbarkeit durch pflegerische Interventionen unterscheiden:

1. Die *Hintergrundfaktoren*: Dazu zählen der Gesundheitsstatus, physische und kognitive Fähigkeiten, in die Krankheit mitgebrachte Merk-

male, wie Persönlichkeitseigenschaften, oder die Reaktionen des Menschen mit Demenz auf Belastungen. Diese Faktoren sind durch Pflegeinterventionen wenig bis nicht beeinflussbar. Die Beschreibung der Hintergrundfaktoren dient zur Erklärung der Verhaltensweisen und zur Erfassung des Risikos der Entstehung herausfordernden Verhaltens.

2. Die *direkten* bzw. *proximalen Faktoren*: Diese können herausfordernde Verhaltensweisen auslösen, sind jedoch eher durch pflegerische Interventionen beeinflussbar. Zu ihnen gehören
   - physiologische Bedürfnisse, wie z. B. Schmerzen, Hunger und Durst, Ausscheidung, Schlafstörungen und der Grad der Abhängigkeit des Menschen mit Demenz. Außerdem enthält diese Variable
   - psychosoziale Bedürfnisse, wie Bedürfnisse nach Nähe und Sicherheit,
   - die physikalische Umgebung, wie die Raumgestaltung, die Routine/ der Stationsalltag, Licht-, Geräusch- und Wärmelevel. Schließlich bildet die
   - soziale Umgebung eine weitere Dimension des Modells, wie die Personalausstattung, Kontinuität des Personaleinsatzes und die Atmosphäre der Einrichtung (BMG 2006; Halek/Bartholomeyczik 2009; Perrar et al. 2011).

Die Basis der Verstehenden Diagnostik bildet biografisches Wissen über die Menschen mit Demenz.

Pflegerische Biografiearbeit bei Menschen mit Demenz

Die Bezugnahme auf die Biografie bzw. Lebensgeschichte eines pflegebedürftigen Menschen im Pflegeprozess wird mit Begriffen wie Biografiearbeit oder Erinnerungspflege bezeichnet (Blimlinger et al. 1996; Trilling et al. 2001; Schilder 2004, 2007; Miethe 2011). Im Rahmen des biografischen Ansatzes in der Pflege werden in Beziehung zu Lebensaktivitäten des Menschen mit Demenz stehende biografische Informationen im Pflegeprozess berücksichtigt (Krohwinkel 2007; Schilder 2004, 2007). Dabei ist zu unterscheiden, ob die Lebensgeschichte eines pflegebedürftigen Menschen und die Erinnerung daran explizit bzw. formell Gegenstand der Pflegediagnose innerhalb des Pflegeprozesses ist oder informell Eingang in die Pflegestrategie zur Beziehungsgestaltung zwischen den Pflegenden und den Menschen mit Demenz findet.

Pflegeziele beziehen sich im ersten Fall auf die Erhaltung und Stärkung der Identität des Menschen mit Demenz, was durch Pflegemaßnahmen wie z. B. die Anregung zum Erinnern und Erzählen von Episoden aus der Lebensgeschichte erreicht werden soll (Osborn et al. 1997; Perrar et al. 2011; BMG 2006; Miethe 2011). Die Bezugnahme auf die Biografie geschieht zur Gestaltung der Gegenwart und der Zukunft.

Erhaltung und Stärkung der Identität

79

»Nur wer sich erinnern kann, weiß wer er ist. In unserer Lebensgeschichte und den Geschichten unseres Lebens finden wir die Wurzeln für Selbstvertrauen und Individualität. [...] Aus dem Besinnen auf die eigene Identität und die eigenen Leistungen in einem langen Leben erwächst ein neues Interesse und eine neue Kraft, sich mit der Gegenwart auseinander zu setzen« (Osborn et al. 1997, S. 18–19).

Teilnahme am sozialen Leben

Durch die Förderung der biografischen Bezüge des Menschen mit Demenz besteht für diese die Möglichkeit der vermehrten Teilnahme am aktuellen sozialen Leben (Trilling et al. 2001; BMG 2006; Miethe 2011). In diesem Sinne bedeutet Erinnerungspflege, »sich auf die Erlebnisse und Erfahrungen eines Lebens zu besinnen und sich darüber mit anderen [mit dem Ziel] auszutauschen, über die Brücke der Vergangenheit zu anderen in Beziehung zu treten, Selbstbewusstsein, Freude und Gemeinsamkeit ins Leben zu bringen« (Trilling et al. 2001, S. 42, 45).

Wohlbefinden und Lebensqualität

Die Erhebung und Thematisierung positiver wie auch die Vermeidung negativer Lebensthemen im Pflegeprozess dient neben der Stärkung der Identität, der Förderung von Kommunikation und Teilhabe am sozialen Leben in der Gegenwart auch der Verbesserung der Lebensqualität und dem Wohlbefinden des Menschen mit Demenz (BMG 2006; Krohwinkel 2007; Sachweh 2008; Perrar et al. 2011).

Identität und Bindung

Menschen mit Demenz, deren kognitive Defizite zu einem zunehmenden Verlust ihres biografischen Wissens und damit ihrer Identität führen, benötigen in ihrer Pflege und Betreuung positive Erinnerungshilfen von außen, »um sich ihrer Identität zu vergewissern, ihr Selbstbild zu bewahren sowie Bindung und Zugehörigkeit zu erleben« (BMG 2006, S. 93; vgl. auch Stuhlmann 2004). Durch den Rückgriff auf Erinnerungen im Langzeitgedächtnis kann an Kompetenzen angeknüpft werden, die für die Bewältigung der aktuellen Situation der Pflegebedürftigkeit nutzbar gemacht werden können (Blimlinger et al. 1996; Trilling et al. 2001; Schilder 2004, 2007).

Diese formelle Biografiearbeit kann sowohl bei einzelnen Menschen als auch in der Gruppe mit mehreren Personen stattfinden. Als informell kann Biografiearbeit dann bezeichnet werden, wenn lebensgeschichtliche Erfahrungen in Pflegesituationen zur Bearbeitung anderweitiger Pflegeziele mit berücksichtigt werden, jedoch nicht im Vordergrund einer Problematik stehen, wie z. B. das die Körperpflege begleitende Gespräch, das sich an für den Menschen mit Demenz relevanten und möglichst positiv besetzten Lebensthemen orientiert (Osborn et al. 1997; BMG 2006; DGPPN 2009).

Biografie als Zugang zum Menschen

Die pflegerische Biografiearbeit als Strategie verfolgt neben den auf den Menschen mit Demenz direkt bezogenen Zielen weitere, die mit der Gestaltung einer individuellen Pflege aus Sicht der Pflegenden verbunden sind, wie z. B.:

1. Das Verstehen
   – biografischer Muster des Patienten: etwa im Hinblick auf die Entstehung und Bewältigung dessen Krankheit oder Pflegebedürftigkeit,
   – der identitätsstiftenden Bedeutung lebensgeschichtlicher Erfahrungen,

– der Bedeutung gegenwärtigen Verhaltens in der Pflegesituation auch mit Blick auf die aus Sicht des Patienten erstrebenswerten Pflegeziele.
2. Die Berücksichtigung biografischen Wissens als Schlüssel oder Türöffner zur Erhöhung der Empathie. Dies kann zur Herstellung eines Zugangs zum individuellen Patienten als Voraussetzung einer vertrauensvollen Beziehungsgestaltung genutzt werden (Trilling et al. 2001; Kitwood 2005; Perrar et al. 2011).

> Bischoff-Wanner (2002, S. 272–273) hat zu Empathie in der Pflege geforscht. Sie versteht darunter einen kognitiven, bewussten und willentlichen Akt der Perspektivenübernahme.

Damit grenzt sie sich von anderen Ansätzen ab, die weniger deutlich machen, dass man nie vollständig in einen anderen Menschen hineinschauen kann, abgesehen davon, dass dies ethisch nicht vertretbar wäre. Weiter begreift sie Empathie als sozial-kognitive Fähigkeit, die sich in drei zusammenhängende Komponenten teilen lässt:

- »wahrnehmend (Erkennen und Interpretieren von Hinweisreizen),
- sozial-kognitiv (Erkennen der Gedanken, Motive, Intentionen, Bedeutungen und des Verhaltens) und
- affektiv (Erkennen von Gefühlen).

Im Prozess der Perspektivenübernahme wird, ausgelöst durch die körperlichen und verhaltensbezogenen Hinweisreize eines Patienten/Klienten, auf dem Weg der temporären empathischen Identifikation der innere Zustand des Patienten imaginativ konstruiert, sein Verhalten antizipiert und seine Gefühle, Bedürfnisse, Wahrnehmungen und Definitionen der Situation im persönlichen Kontakt einer Interaktion nichtbewertend erfasst und verstanden. Die Aufmerksamkeit liegt dabei auf dem Erleben des Patienten/Klienten, wobei das Bewusstsein zweier getrennter Identitäten aber stets erhalten bleibt« (Bischoff-Wanner 2002, S. 272–273).

Zur Zielerreichung können Pflegemaßnahmen eingesetzt werden, wie z. B.:

- Die biografische Anamnese inklusive der Berücksichtigung der Sensobiografie und die Einbindung dieser biografischen Informationen in die Pflegediagnose, etwa als Bedürfnis, Gewohnheit, biografisches Bewältigungsmuster, Abneigung, Vorliebe, Ätiologie (Ursache) oder Risikofaktor usw.

> Die Sensobiografie ist ein Ansatz zur Erhebung und gezielten Berücksichtigung der sinnlichen somatischen Gewohnheiten älterer Menschen, die im Rahmen der basal stimulierenden Pflege in Angeboten wie der Körperpflege, der Unterstützung von Bewegungs-, Ess- und

> Trinkgewohnheiten gezielt eingebracht werden können. Basale Stimulation als eine Strategie individueller Pflege zielt darauf, mit Menschen über grundlegende Sinnesreize in Beziehung zu treten. Dazu ist auf diese Erfahrungen zurückzugreifen, um die Stimuli für den Menschen mit Demenz vor dem Hintergrund ihrer Biografie nachvollziehbar werden zu lassen, Erinnerungen an gewohnte körperliche Gewohnheiten wachzurufen und letztlich damit Vertrauen und Sicherheit aufzubauen (Buchholz/Schürenberg 2005).

- Einzel- oder Gruppenangebote, in denen die Biografie thematisiert wird durch Stimuli, wie etwa Gespräche, Gerüche, Bilder, Geschmacksrichtungen, Einschlafrituale und -positionen und akzeptierte Berührungen (Buchholz/Schürenberg 2005; BMG 2006; Schweitzer/Bruce 2010).

Die strukturierte Erfassung von herausforderndem Verhalten bei Menschen mit Demenz und biografischer Informationen als Basis einer Verstehenden Diagnostik kann mithilfe des Innovativen demenzorientierten Assessmentsystems (IdA) erfolgen (BMG 2006; DGPPN 2009; Halek/Bartholomeyczik 2009). Die hiermit erhobenen Informationen, die Aufschluss über den Sinn herausfordernden Verhaltens geben sollen, können weiter im Rahmen von Fallbesprechungen bzw. Fallarbeit und Fallkonferenzen im Pflegeteam eingesetzt werden (BMG 2006; Halek/Bartholomeyczik 2009).

Im Rahmen der Sensobiografie im Hinblick auf die Lebensaktivität Körperpflege und Kleiden sind Herrn Fells Gewohnheiten und Rituale zur Körperpflege zu identifizieren. Folgende Informationen sind zu erheben:

- die Zeit (Frequenz bzw. Häufigkeit, Uhrzeit, Dauer der Körperwaschung),
- das akzeptierte Geschlecht der Pflegeperson,
- die Art und der Ort der Körperpflege (Duschen, Waschen am Waschbecken, Baden),
- die Position während der Körperpflege (sitzend, halb-sitzend, stehend, liegend),
- seine gewohnten Hilfs- und Pflegemittel bzw. Waschutensilien (Seife, Duschgel, After Shave, Shampoo, Temperatur des Wassers, Handtuch),
- sein übliches konkretes Vorgehen bzw. sein alltäglicher Ablauf der Selbstpflegehandlungen (Beginn, Unterbrechungen, Waschreihenfolge, Beendigung),
- seine vertraute Art der Rasur und sein gewöhnliches konkretes Vorgehen (Trocken- oder Nassrasur),
- seine gewöhnlichen Selbstpflegehandlungen zur Mund- und Zahnpflege (Uhrzeit, Frequenz, Hilfsmittel, Zahnprothese unten und oben),
- seine Selbstpflegehandlungen zur Haar- und Nagelpflege (Frisur, Hilfsmittel, Gewohnheiten zur Haarwäsche) und
- seine Kleidungsgewohnheiten (die Wahl von Kleidungsstücken nach gesellschaftlichem Anlass, Reihenfolge beim Kleiden, nächtliche Bekleidung).

Am Fallbeispiel

Nachdem die morgendliche Pflege Herrn Fells durch Frau Reimann nicht möglich war, gelingt es dem männlichen Kollegen Herrn Veit am späten Vormittag, ihn bei der Körper- und Intimpflege zu unterstützen. Als Primärpflegender führt er dann in seiner Rolle als Pflegeexperte das Pflegeassessment mit der biografischen Anamnese sowohl im direkten Gespräch mit dem Patienten selbst als auch in einem Telefonat mit dem ältesten Sohn durch. Dabei konnten folgende biografische Informationen gewonnen werden:

Pflegeexperte

Herr Fell ist ein ehemaliger Geschäftsmann, der als Kaufmann und mittelständischer Unternehmer mit 200 Angestellten in einer im internationalen Holzgeschäft tätigen Firma beschäftigt war. In seinem früheren Berufsleben hatte er immer das Gefühl, sein Leben für sich eigenständig im Griff zu haben. Ihm war die Unabhängigkeit seiner Lebensführung ein zentrales Anliegen und er erwehrte sich stets der Einflussnahme anderer Menschen. Sowohl im beruflichen wie auch im privaten Bereich war er ein dominanter Charakter, dem es wichtig war, dass sich andere Personen nach ihm richten. Er ist stets darauf bedacht, seine Angelegenheiten unter seiner Kontrolle zu haben. Herr Fell ist verwitwet und seine beiden Söhne leben in weit entfernten Städten. Seine sozialen Kontakte begrenzen sich auf die Pflegenden des Betreuten Wohnens. Insbesondere zu zwei männlichen Pflegenden hat er besonderes Vertrauen gefasst. Kontakte zu anderen Mietern des Betreuten Wohnens lehnt er ab, weil seine sozialen Aktivitäten zeit seines Lebens beruflich und später nahezu ausschließlich familiär ausgerichtet waren. Sein Beruf war Zeit seines Lebens von zentraler Bedeutung für ihn. Im Hinblick auf die Gestaltung seiner Tagesstruktur zieht es Herr Fell gewöhnlich vor, spät abends ins Bett zu gehen und morgens etwas später aufzustehen.

Aus den im Pflegeassessment gewonnenen Daten konstruiert der Primärpflegende Herr Veit als Pflegeexperte die nachfolgend dargestellte Pflegestrategie.

3.3 Die Pflegestrategie zur Versorgung und Betreuung

Zur Feststellung der Pflegebedürftigkeit von Herrn Fell erstellt der Pflegende Herr Veit als Experte und Bezugspflegender auf der Basis der Interpretation der Assessmentdaten im Rahmen der Pflegediagnostik folgende Pflegestrategie.

Pflegeexperte

Die kognitiven Beeinträchtigungen Herrn Fells zeigen sich in Form einer zeitlichen, örtlichen, situativen und persönlichen Desorientierung infolge der Störung seines Denkvermögens (Glaus Hartmann 2000; Perrar et al. 2011).

Zeitliche Desorientierung

In Bezug auf die *zeitliche Desorientierung* fällt es Herrn Fell schwer, den aktuellen Monat und die Jahreszeit zu benennen.

> Die zeitliche und situative Orientierung ist im Verlauf der Demenzerkrankung häufig früher beeinträchtigt als die auf die eigene Person bezogene Orientierung, weil die zeitliche Orientierung labiler und dementsprechend störbarer ist (Glaus Hartmann 2000; Popp 2006; Perrar et al. 2011).

Ziel der Pflegenden ist die Förderung seiner zeitlichen Orientierung durch Informationen, wie z. B. die Thematisierung jahreszeitlicher Feste oder Speisen, und den Einsatz von Hilfsmitteln wie eine gut lesbare Uhr oder das Anbringen eines Tageskalenders (Osborn et al. 1997; Popp et al. 2003).

Situative Desorientierung

In Bezug auf seine *situative Orientierung* fällt es Herrn Fell schwer, den temporären Charakter und den Zweck seines derzeitigen Aufenthalts auf der gerontopsychiatrischen Station nachzuvollziehen. Um Herrn Fell den Wechsel in die vertraute Umgebung des Betreuten Wohnens oder in die stationäre Altenpflege zu erleichtern, nimmt Herr Veit im Rahmen des frühzeitig einsetzenden Entlassungsmanagements Kontakt zu den vertrauten Pflegern im Betreuten Wohnen auf, die Herrn Fell mehrmals auf der Station besuchen. Zudem ist geplant, dass sie den Umzug Herrn Fells in die dem Krankenhaus nachgeschaltete Institution persönlich begleiten werden.

Örtliche Desorientierung

Im Hinblick auf seine *örtliche Desorientierung* beobachteten die Pflegenden, dass sich Herr Fell gerade zu Beginn seines Aufenthalts auf der gerontopsychiatrischen Station nicht zurecht fand, so dass er sich mehrmals verlief, die Pflegenden nicht erkannte und auf sie sehr verwirrt wirkte. Doch mittlerweile erkennt und findet er sein Zimmer. Auch zum Primärpflegenden Veit hat Herr Fell einen persönlichen Bezug, auch wenn er dessen Namen nicht behalten kann.

> Die Fähigkeit zur örtlichen Orientierung variiert in Abhängigkeit des Bekanntheitsgrades des Ortes für den Menschen mit Demenz: Wo sie an bekannten Orten recht stabil ist, muss sie in einer neuen Umgebung erst erworben werden und ist daher für den Betroffenen labiler. Noch dazu kann sie in Abhängigkeit der Tages- oder Nachtzeit schwanken. Daraus ist abzuleiten, dass eine örtliche Desorientierung im Zusammenhang mit der Vertrautheit bzw. Fremde eines Ortes für den Menschen zu beurteilen ist. Es gilt zu beachten, dass »Desorientierung in der eigenen Wohnung [...] auf eine stärkere Störung hin[weist], als

> Desorientierung in einer unvertrauten, neuen Umgebung« (Glaus Hartmann 2000, S. 76).

Auch im Hinblick auf dieses Pflegeproblem bezieht sich die Strategie der Pflegenden auf die Schaffung von Vertrautheit, indem das Zimmer durch Hilfsmittel wie persönliche Bilder und Fotos sowie Namensschilder an Wiedererkennungswert für den Patienten gewinnt, auch wenn es nur ein vorübergehender Aufenthaltsort sein wird (Bosch 1998, Sauter et al. 2006; Schweitzer/Bruce 2010).

In Bezug auf die Orientierung auf seine *Person* nimmt sich Herr Fell als Erwachsener mittleren Lebensalters wahr. Erinnerungen an die Zeit seiner letzten Lebensjahre als Pensionär fehlen ihm weitgehend.

Desorientierung zur Person

> Aufgrund ihres abnehmenden Erinnerungsvermögens im Verlauf einer Demenzerkrankung erfährt die Orientierung zur eigenen Person Veränderungen. Menschen mit Demenz können sich im Hinblick auf das eigene Ich täuschen, so dass sich dieser »gleichsam in seiner eigenen Lebensgeschichte, im Kontakt mit seiner Umgebung, seinem eigenen Körper und seinem eigenen Erleben [verirrt]. Früher gemachte und aktuelle Erfahrungen werden aneinander gekoppelt. In dieser Phase ist die Kommunikation noch möglich, ist jedoch zunehmend gestört« (Bosch 1998, S. 26).

Anhaltspunkt für die Dominanz des Erwachsenenlebens in den Erinnerungen Herrn Fells ist für die Pflegenden, dass dieser häufig über sein Arbeitsleben spricht, was für ihn sein zentrales Interessensgebiet ausmacht.

> Im Wirklichkeitserleben von Männern mit Demenz nimmt häufig die frühere Arbeit insofern einen hohen Stellenwert ein, als sie regelmäßig über ihre Arbeit reden. Auch die gerontopsychiatrische Station kann von ihnen als früherer Arbeitsplatz betrachtet werden und dann ein Gefühl der Vertrautheit vermitteln. Die Herstellung von Vertrautheit mit der Umgebung gerontopsychiatrische Station wird von der sozialen Biografie in Verbindung mit dem Geschlecht der Menschen mit Demenz beeinflusst. So zeigen Männer mit Demenz, die in dieser Generation in ihrem Leben eher außerhalb des häuslichen Bereichs tätig waren, weniger Tendenzen das Setting stationäre Einrichtung verlassen zu wollen als ältere Frauen, deren vorrangiger Lebensmittelpunkt eher der häusliche Bereich (das Zuhause) bildete, zu dem sie während ihres Aufenthalts zurückzukehren versuchen (Bosch 1998).

Beeinträchtigte Merkfähigkeit

Die Pflegebedürftigkeit von Herrn Fell beinhaltet weiter die Beeinträchtigung seines *Kurzzeitgedächtnisses* und damit seine *Merkfähigkeit*. So fällt es ihm zunehmend schwer, neue für laufende Tätigkeiten benötigte Informationen zu speichern und abzurufen. Daraus resultierende Konsequenzen zeigen sich in den alltagsbezogenen Bewältigungsarbeiten, indem er zunehmend Schwierigkeiten hat, Entscheidungen im Alltag bzw. seine Lebensführung betreffend zu fällen, wie sich zur Durchführung seiner Körperpflege zu entscheiden oder sich morgens anzukleiden (Bolwby Sifton 2008; Powell 2009; Perrar et al. 2011). Die alltagsbezogene Bewältigung der Körperpflege, des Kleidens und der Ausscheidung kann aufgrund von krankheitsbezogenen Einflüssen somit nicht selbstständig bewältigt werden, da die demenzbedingten kognitiven Defizite dazu führen, dass Herr Fell wenig Initiative zur täglichen Körperpflege zeigt.

Ressourcen

Demgegenüber kann sich Herr Fell gut an die Zeit seines mittleren Erwachsenenlebens erinnern. Wird er zu Erinnerungen an sein früheres Berufsleben angeregt, blüht er auf und erzählt gerne Anekdoten, was sein Selbstbewusstsein bestärkt und Wohlbefinden fördert. Mithilfe von Fotos versetzt er sich gerne in diese produktive Phase seines Lebens zurück und berichtet dem Primärpflegenden Veit dann von seinen geschäftlichen Erfolgen, die er durch Beharrlichkeit, Fleiß und strategisches Geschick erstritten hatte (Osborn et al. 1997; Trilling et al. 2001; Schweitzer/Bruce 2010).

Pflegeexpertin

Sich in seine Vergangenheit hineinzuversetzen ist seine zentrale Strategie im Rahmen seiner biografiebezogenen Bewältigungsarbeiten. Die Stärkung seines Selbstbewusstseins hilft ihm, Einschränkungen des Kurzzeitgedächtnisses zu kompensieren. Dazu regen ihn die Pflegenden als Pflegeexperten mittels informeller wie auch formeller Biografiearbeit an.

Defizit in der Zeitstrukturierung

Sein abnehmendes Denkvermögen zeigt sich weiter im Unvermögen, seinen *Tagesablauf* zu gestalten. Entgegen früherer Gewohnheiten neigt Herr Fell dazu, vormittags im Bett zu verbleiben. Das Ziel der Pflegenden ist, Herrn Fell bei der Aufrechterhaltung einer Tagesstruktur zu unterstützen, die diesem Vertrautheit und Sicherheit vermittelt. Hierbei übernehmen sie die Aufgabe, durch Erinnerungshilfen und Initiativen eine an den Gewohnheiten Herrn Fells orientierte Tagesstruktur anzuregen.

Am Fallbeispiel

So führt Herr Fell nach Initiierung von Lebensaktivitäten durch die Pflegenden Selbstpflegehandlungen selbst weiter und achtet sehr auf die Berücksichtigung seiner damit zusammenhängenden Gewohnheiten, deren Einhaltung ihm wichtig ist. Dies gibt ihm ein Gefühl von Kontrolle und stärkt sein Selbstbild (biografiebezogene Bewältigungsarbeit). Doch weil die Informationen vom Kurzzeit- nicht mehr ins Langzeitgedächtnis gelangen, lässt sein *Konzentrationsvermögen nach* und seine *Aufmerksamkeitsspanne ist begrenzt*, was dazu führt, dass Herr Fell seine Selbstpflegehandlungen häufig unterbricht und in der Pflegesituation aufeinander folgende Schritte zunehmend weniger logisch miteinander verknüpfen kann.

In dem Bestreben, Selbstpflegehandlungen im Hinblick auf die Aufrecht-erhaltung von Gesundheit und Wohlbefinden abzuschließen, geben die Pflegende als Experten sensibel und behutsam mittels Berührungen und Hinweisen Anreize, die Herrn Fell anregen, Selbstpflegehandlungen zu Ende zu führen. Zudem richten sich die Pflegenden im Ausmaß und im Tempo der Pflegemaßnahmen auf die situativen Bedarfe Herrn Fells aus.

Pflegeexpertin

In Situationen, in denen Herr Fell sich überfordert, hilflos oder be-vormundet fühlt, zeigt er eine ausgeprägte *Affektlabilität* und eine *ge-steigerte Reizbarkeit*, die sich plötzlich in Aggressionen wie Wutaus-brüchen und Schreien entlädt.

Affektlabilität und ge-steigerte Reizbarkeit

> Bei Menschen mit Demenz kann ihre Frustration über ihre zunehmen-den Ausfälle »extreme emotionale Reaktionen auslösen; es kommt zu überschießenden Reaktionen auf scheinbar harmlose Anlässe« (Bolwby Sifton 2008, S. 134).

Am Fallbeispiel

In dem Bestreben, möglichst keine Situationen zu provozieren, inner-halb derer sich Herr Fell überfordert fühlt, setzen die Pflegenden als Ex-perten ihre Unterstützung an den jeweils situativ vorhandenen Fähig-keiten und Ressourcen an. Ohne Selbstpflegedefizite explizit zu machen und ihn damit zu entmutigen, ergänzen die Pflegenden die Kompetenzen von Herrn Fell. Dabei stimmen sie jeweils das Maß an Unterstützung auf die situativen Kompetenzen ab und achten sensibel auf Anzeichen von Überforderung. Durch Ermutigung und Aufzeigen von Erfolgen unterstützen sie die Selbstwirksamkeitserfahrungen Herrn Fells.

Im Zuge von *Wortfindungsstörungen* im Rahmen einer *Aphasie* fällt es Herrn Fell schwer sich zu unterhalten, da er in Gesprächen im-mer wieder verstummt, um nach den passenden Worten zu suchen, was ihn dann erregt. Infolge der Wortfindungsstörungen verflacht der Inhalt seiner Sprache.

Wortfindungs-störungen

> Der Begriff Aphasie bezeichnet Sprachstörungen nach bereits vollzo-genem Spracherwerb. Hierbei können die vier Sprachmodalitäten in unterschiedlicher Ausprägung betroffen sein: Störungen des Sprach-verständnisses (sensorisch), und/oder der Sprachproduktion (moto-risch) und Verlust der sprachnahen Fähigkeiten des Lesens und Schrei-bens« (Tacke 1999, 2006; Bühlmann 2000; Sachweh 2002).

Am Fallbeispiel

Als Herr Veit das Essenstablett von Herrn Fell mitnehmen möchte, fasst ihn dieser an den Arm und sagt: »Können Sie mir bitte noch ein-mal... (verstummt) mhh mhh (ringt nach Worten) ...« Herr Veit entgegnet mit ruhiger Stimme: »Ja, Herr Fell? Lassen Sie sich Zeit, ich kann etwas warten!« Nach kurzer Zeit entgegnet Herr Fell: »… einen Nachschlag geben?«

Bei Herrn Fell liegt eine *amnestische Aphasie* und damit die leichteste Form vor, die sich in Wortfindungsstörungen bei leicht gestörtem Sprachverständnis und flüssigem Sprechen zeigt. Mitunter kann Herr Fell sinntragende Wörter wie Substantive, Adjektive und Verben nicht abrufen, wohingegen aber sein Sprachfluss und Satzbau gut erhalten sind (Sachweh 2002). Die Wortfindungsstörungen zeigen sich auch beim Schreiben, doch ist Herr Fell fähig zu lesen und das Gelesene zu verstehen. In Einklang mit seinem früheren Sozialleben, in dem der Patient vor seiner Erkrankung wenige soziale Kontakte pflegte, meidet er auch heutzutage Gespräche mit Ausnahme einiger Pflegender, wie Herrn Veit, ohne dass er damit negative Gefühle verbindet.

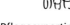

Pflegeexpertin

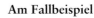

Am Fallbeispiel

Die Pflegenden als Experten unterstützen seine sprachliche Ausdrucksfähigkeit, indem sie Herrn Fell immer wieder zur Kommunikation anregen, ihn nicht beim Reden unterbrechen und ihm gleichzeitig das Gefühl des Zutrauens in die eigene Ausdrucksfähigkeit vermitteln, was auf der Haltung basiert, dass auch in den für die Pflegenden unverständlichen Äußerungen eine zu entschlüsselnde sinnvolle Botschaft steckt. Wenn Herr Fell ins Stocken gerät, helfen sie nicht vorschnell, sondern halten sein Schweigen aus und üben keinen Druck auf ihn aus.

Zu frühes Eingreifen Pflegender kann bewirken, dass Menschen mit einer amnestischen Aphasie »an einem Begriff hängen bleiben oder ein Wort wiederholen, das von ihnen eigentlich gar nicht gemeint war, und dass die sich daran anschließende Unterhaltung in eine völlig falsche Richtung läuft. Zudem besteht die große Gefahr, dass sie bei zu schnell erfolgenden Wortvorschlägen sofort aufgeben oder resignieren, anstatt ihre Möglichkeiten, das Gemeinte selber auszudrücken, auszuschöpfen und zu trainieren« (Sachweh 2002, S. 210).

Entscheidend ist in solchen Situationen, »eine vertrauensvolle und wertungsfreie Atmosphäre zu schaffen« (Sachweh 2008, S. 39).

Pflegende sollten Wortvorschläge nur auf Wunsch des Betroffenen vorgeben und dann auch nur mit einem Schlüsselwort. Um eine Blockade aufzulösen, ist die Konzentration auf die Begriffssuche kontraproduktiv. In Situationen, in denen sich Betroffene dabei überanstrengen, sollte ein späterer erneuter Kommunikationsversuch vorgeschlagen werden. Sachweh (2002, 2008) empfiehlt, »falsch« benutzte Wörter ohne Korrekturversuche zu akzeptieren und eher als Wegweiser zum »Zielwort« zu begreifen. Weder Fehler noch Unklarheiten sollten verbessert werden. In ihrem Gesprächsverhalten sollten sich die Pflegenden im Hinblick auf die Wortwahl und die Sprechgeschwindigkeit anpassen. Nicht zuletzt ist es wichtig, dem Gesprächspartner das verstanden Geglaubte zurückzuspiegeln (Sachweh 2008).

Die vaskuläre Demenz von Herrn Fell ist weiter mit einer Dranginkontinenz verbunden.

Unter Harninkontinenz allgemein wird jeglicher unwillkürlicher und somit ungewollter Harnverlust verstanden, der sich zu einer ungelegenen Zeit an einem unpassenden Ort ereignet (DNQP 2006a; Hayder et al. 2008; Hafner/Meier 2009). Demgegenüber ist Kontinenz die Fähigkeit, »willkürlich und zur passenden Zeit an einem geeigneten Ort, die Blase zu entleeren. Kontinenz beinhaltet weiterhin die Fähigkeit, Bedürfnisse zu kommunizieren, um Hilfestellungen zu erhalten, wenn Einschränkungen beim selbständigen Toilettengang bestehen« (Hayder et al. 2008, S. 25; DNQP 2006a). Der unwillkürliche Abgang von Urin führt zu hygienischen oder sozialen Problemen und ist demzufolge sowohl als medizinisches als auch als psychosoziales Problem aufzufassen (van der Weide 2001; Bühlmann 1999; Hayder et al. 2008). Die Harninkontinenz ist neben dem intellektuellen Abbau, der Immobilität und Instabilität eines der zentralen geriatrischen Probleme (Hafner/Meier 2009; Cavada et al. 2003; Sachsenmaier 2005). Für das Multiinfarktsyndrom ist das Auftreten einer Dranginkontinenz charakteristisch, welche die häufigste Inkontinenzform in der Geriatrie darstellt (Hafner/Meier 2009).

Harninkontinenz

Die Dranginkontinenz ist als »unfreiwilliger Urinverlust [definiert], der mit plötzlich auftretendem, nicht unterdrückbarem (imperativem) Harndrang verbunden ist«, so dass für Betroffene die Zeit zum Gang zur Toilette nicht mehr ausreicht (Hayder et al. 2008, S. 54). Ihre häufigste Ursache ist eine Detrusor-Hyperaktivität. Typische Symptome der Dranginkontinenz sind: Pollakisurie bzw. das oft und wenige Urinlösen, Nykturie bzw. das nächtliche Urinlösen und eine Harndrangsymptomatik (Hayder et al. 2008; Hafner/Meier 2009).

Mit der Dranginkontinenz ist häufig eine Sturzgefahr verbunden, da die Betroffenen sich beeilen, um einen unfreiwilligen Urinverlust zu vermeiden und dann auf dem Weg zur Toilette stürzen können (Hayder et al. 2008; Hafner/Meier 2009; DNQP 2006a).

Pflegeexpertin

Die Sturzgefahr kann Herr Fell derzeit mit Unterstützung der Pflegenden als Experten insofern kompensieren, als er regelmäßig im Rahmen eines Toilettentrainings unter Berücksichtigung seiner individuellen Entleerungszeiten auf die Toilette geführt wird. Abends reduzieren die Pflegenden in Absprache mit ihm seine Trinkmenge. Um das Ziel einer möglichst langen ausscheidungsfreien Phase und Senkung seiner Inkontinenzrate zu verwirklichen, haben die Pflegenden im Rahmen eines Miktionsprotokolls und unter Berücksichtigung der Erkenntnisse aus dem Überleitungsbogen des Betreuten Wohnens sein individuelles Ausscheidungsmuster zur Förderung seiner Kontinenz ermittelt. Daher steht die Sturzproblematik in der weiteren Falldarstellung nicht im Mittelpunkt der Betrachtung.

Der Primärpflegende Veit konnte auf Basis der gesammelten Daten über Herrn Fell in den darauffolgenden Tagen einen Zugang zu ihm herstellen. An einem dieser Tage betritt dieser mit der Absicht, die morgendlichen Pflege von Herrn Fell durchzuführen, um 09:00 Uhr dessen Zimmer, nachdem er angeklopft hat. Herr Veit spricht ihn leise an, als er realisiert, dass dieser bereits wach ist. Nachdem Herr Fell etwas Wasser aus dem vom Pflegenden gereichten Glas getrunken hat, steht dieser aus dem Bett auf. Die beiden gehen in das Badezimmer. Hier verrichtet Herr Fell zunächst seine Morgentoilette. Als er im Anschluss daran seine Hose wieder anziehen möchte, entgegnet der Pflegende: »Herr Fell, wie wäre es, wenn ich ihnen beim Waschen helfe, jetzt da sie bereits im Badezimmer sind.« Herr Fell schaut grimmig: »Ach, mein Junge. Lass mich doch in Frieden. Ich habe heute Nacht schlecht geschlafen.« Herr Veit bricht seine Bemühungen ab, Herrn Fell zur Körperpflege zu motivieren, kann ihm aber nach der Intimpflege noch Unterwäsche und eine frische Hose anziehen. Nach der Frühstückszeit unternimmt der Pflegende einen erneuten Versuch. Dieses Mal lässt sich Herr Fell auf die Körperpflege ein, nachdem der Pflegende Veit zuerst das Berufsleben des Patienten angesprochen hat, indem er sich nach den Produkten der Firma, die Herr Fell einst leitete, erkundigt hat. Bei der Durchführung der Waschung am Waschbecken wartet der Pflegende stets die Bitten und Anweisungen des Patienten ab. Trotz des vom Pflegenden verinnerlichten immer wiederkehrenden Ablaufs des morgendlichen Rituals kommt dieser Herrn Fell nicht zuvor. Auf Initiative des Pflegenden Veit erzählt Herr Fell stets die gleiche Episode aus seiner Lebensgeschichte, in der es um eine abgewendete Geschäftsübernahme ging, aus der Herr Fell siegreich hervorging. Wenn Herr Fell in seinen Selbstpflegehandlungen innehält, wartet Herr Veit stets einen kurzen Moment ab, bevor er behutsam Anregungen zum Weitermachen gibt. Zum Abschluss der Körperpflege pflegt Herr Fell stets zu sagen: »Gell, mein Junge. Auf die richtige Strategie und auf das Durchhaltevermögen kommt es an! Du kommst morgen wieder zu mir, ja?«

Situatives Handeln im Pflegeprozess: Kommunikation und Beziehungsgestaltung

Die erhobenen Assessmentinformationen sind in zukünftigen Pflegeangeboten, wie bei der Körperpflege und dem Kleiden, zu berücksichtigen (Buchholz/Schürenberg 2005; Bolwby Sifton 2008; Barrick/Rader 2011).

Die Pflegeexpertise manifestiert sich in der Pflegesituation von Herrn Fell u.a. dadurch, bei der Organisation der Pflegesituation dessen Gewohnheiten zu berücksichtigen. In Bezug auf die Tagesgestaltung bedeutet das, die Aufstehzeit bzw. adäquate Zeit für die Durchführung der morgendlichen Pflege zu berücksichtigen. Im Hinblick auf das Geschlecht der Pflegeperson ist zu beachten, dass Herr Fell bei der Körperpflege männliche Pflegende bevorzugt. Wie in der nachfolgenden Sequenz deutlich wird, verwendet der Pflegende Veit zunächst biografische Information, um Herrn Fell direkt als Person mit für ihn relevanten Inhalten anzusprechen, bevor er dann behutsam zum Thema Körperpflege wechselt.

Pflegeexpertin

Am Fallbeispiel

Wo sich Herr Fell in den ersten Tagen zunächst weiterhin weigerte, gewaschen und gekleidet zu werden, verließ der Pflegende Veit das Zimmer und kehrte nach einigen Minuten wieder. Im Gespräch vermied Herr Veit zunächst das Thema Körperpflege und stieg mit Fragen zum beruflichen Hintergrund Herrn Fells ins Gespräch ein. Der Pflegende begann nach einer kurzen Begrüßung und Frage nach dem aktuellen Befinden das Gespräch wie folgt: »Als Geschäftsführer hatten Sie ja viel Verantwortung. Da hatten Sie sicherlich immer lange und intensive Arbeitstage, wie war das früher für Sie?« Herr Fell: »Ich war nach meiner Sekretärin immer der erste vor Ort und derjenige, der die Firma abends als letzter verlassen hat! Da musste ich früh raus!«

Die Relevanz dieses biografischen Wissens für Herrn Fell ist in der Pflegesituation stets situativ zu überprüfen. So können aufgrund der Stimmung des Patienten oder anderer Schwerpunktsetzungen Modifikationen erforderlich werden, da Menschen situativ alternative Wahlmöglichkeiten nutzen (Schilder 2007).

Neben der Berücksichtigung biografischen Wissens ist die *Beziehungsgestaltung* mit Herrn Fell im Rahmen einer individuellen Pflege wesentlich, in der es gilt, Vertrauen zu ihm aufzubauen. Dazu ist Interesse an Herrn Fell zu signalisieren, diesem weitgehend die Führung in der Situation zu überlassen und Gespräche in der Pflegesituation bewusst an seiner Person bzw. an seinen Themen zu orientieren (Barrick/Rader 2011; Kitwood 2005). Zur Interaktionsgestaltung sind seine Charakterzüge zu beachten. So legt Herr Fell Wert darauf, in der Situation zu bestimmen, wohingegen er jegliche Bevormundung strikt ablehnt. Pflegende sollten sich stets darüber bewusst sein, dass das eigene Verhalten die Situation beeinflusst (Barrick et al. 2011a).

Beziehungsgestaltung

So ist auf der Basis einer fürsorglichen, wertschätzenden und validierenden Haltung unter Berücksichtigung der Privatsphäre auf Bedürfnisäußerungen Herrn Fells einzugehen. Die Haltung Pflegender sollte durch Einfühlungsvermögen in die Situation der Betroffenen, einer Akzeptanz der Demenz sowie der hieraus resultierenden Lebensweisen gekennzeichnet sein.

»Das validierende Haltungsmuster orientiert sich vordergründig an den Gefühlen sowie den Beweggründen für das gelebte Verhalten und ermöglicht ein gefühlsorientiertes, verstehendes Umgehen« (BMG 2006, S. 87).

Personale Kontinuität und Wechsel von Bezugspersonen

Im Sinne einer personalen Kontinuität ist es zielführend, die Anzahl der Pflegenden zu begrenzen, um den Aufbau tragfähiger vertrauensvoller Beziehungen zu ermöglichen (Barrick/Rader 2011). Zugleich ist aber auch der Wechsel und die Rotation von Bezugspersonen organisatorisch sicherzustellen, wenn entsprechende Gründe Anlass dazu geben, wie z. B. Konflikte der Interaktionspartner (Barrick et al. 2011a). Überwiegt die Notwendigkeit der Fürsorge gegenüber der Autonomie des Patienten, etwa wenn dessen Gesundheit gefährdet ist, kann es sinnvoll sein, das Pflegepersonal zu wechseln und andere mit der Aufgabe zu betrauen, die unbelasteter an die Situation herangehen können.

Anpassung an die Zeiteinteilung und das Verständnis

Die Pflegemaßnahmen sind dem Tempo von Herrn Fell anzupassen, um Über- und Unterforderung zu vermeiden. Um die Komplexität der Aufgabe im Rahmen der Körperpflege zu reduzieren, kann es gefordert sein, jede Aktivität in kleine Schritte zu unterteilen. Noch dazu sollte dem Menschen mit Demenz kein Zeitdruck vermittelt werden (Sachweh 2008; Bolwby Sifton 2008). Gegebenenfalls sollte jeder Schritt mit nachvollziehbaren Worten erklärt werden und die Pflegende sollte sich zugleich vergewissern, verstanden worden zu sein. Dabei ist es gefordert, sich an das Vokabular des Menschen mit Demenz anzupassen und den eigenen Kommunikationsstil an der Verständnisfähigkeit des Menschen mit Demenz zu orientieren.

Zielführend kann es sein, die Informationen erst kurz vor dem Moment zu geben, in dem sie nötig sind und sie ggf. zu wiederholen. Je nach Fähigkeiten in der Kommunikation kann es gefordert sein, stets die gleichen, kurzen und klar formulierten Sätze zu verwenden (Sachweh 2002, 2008; Barrick et al. 2011a; Barrick et al. 2011b, S. 78).

Die Pflegesituation ist entsprechend vorzubereiten, um Verzögerungen und Unterbrechungen der morgendlichen Routine zu vermeiden (Bolwby Sifton 2008). Entscheidend in der Pflegesituation Herrn Fells sind Strategien zur *Steigerung* seiner *Kontrolle* über die Pflegesituation.

Kontrolle ausüben zu können ist wesentlich für die Autonomie und Selbstbestimmung eines Menschen, was das Gefühl beinhaltet, darüber bestimmen zu können, was mit einem geschieht. »Wenn ein Mensch nicht einmal mehr bestimmen kann, wann und wie er berührt, entkleidet oder gewaschen wird, sind die Auswirkungen verheerend. Das äußert sich oft in Form von Forderungen, Drohungen oder Mitwirkungsverweigerung« (Barrick et al. 2011, S. 61).

Die Nutzung biografischen Wissens in der Interaktionsgestaltung eröffnet Menschen mit Demenz Wahlmöglichkeiten und Kontrolle über Teile ihres Lebens, wenn lebenslange Gewohnheiten und Rituale, wo dies möglich ist, im Pflegealltag integriert werden, was zugleich zur besseren Akzeptanz fachlicher Pflege führt (Sachweh 2008).

Am Fallbeispiel

So überlassen die Pflegenden Herrn Fell in der Pflegesituation die Führung, indem dieser den Ablauf und die Inhalte der Pflegesituation selbst bestimmt. Die Pflegenden achten darauf, dass der Patient stets in die jeweilige Aktivität eingebunden ist und ihm jeweils Wahlmöglichkeiten im Vorgehen eröffnet werden.

Pflegeexpertin

Zielführend in der Pflege von Menschen mit Demenz kann es sein, immer wieder um Erlaubnis zu bitten, Hilfestellung anbieten zu dürfen (Barrick et al. 2011b; Sachweh 2008).

Am Fallbeispiel

Auch wenn der Ablauf der Pflegesituation einem bekannten Muster folgt, kommen die Pflegenden Herrn Fell nicht zuvor, sondern orientieren sich an seinen Vorgaben, auch wenn diese bekannt sind, so dass ihm das Gefühl vermittelt wird, das Geschehen selbst steuern zu können. Außerdem erkennen die Pflegenden seine Mitwirkungsbereitschaft und -bemühungen an und akzeptieren etwaige Weigerungen, indem sie Herrn Fell anbieten, die Körperpflege zu einem anderen Zeitpunkt wieder fortzusetzen.

Es ist stets abzuwägen, ob Änderungen im Ablauf geboten sind, wenn negative Auswirkungen auf die Gesundheit und Pflegebedürftigkeit des Patienten zu erwarten sind. Dann sind Pflegende gefordert, zugleich entschlossen und respektvoll wie freundlich vorzugehen. »Da ein Kommando- oder Befehlston jedoch schnell zu Widerstand und einem Mangel an Mitmachbereitschaft führt, empfiehlt es sich, Aufforderungen nondirektiv, personalisiert, höflich und respektvoll zu formulieren« (Sachweh 2008, S. 173). Situativ kann es auch geboten sein, Menschen mit Demenz von der augenblicklichen Situation abzulenken (Bolwby Sifton 2008; Sachweh 2008).

Den Patienten könnten beim morgendlichen Aufstehen positiv besetzte Perspektiven für die Gegenwart in Aussicht gestellt werden, wie etwa das Frühstück oder eine Belohnung. Des Weiteren können religiöse oder ethisch-moralische Regeln und Verhaltensmaximen aus der Kindheit, wie z. B. einen Appell an eine anerzogene Sparsamkeit bzw. Ablehnung von Verschwendung, Einsatz finden (Sachweh 2008).

Die Beibehaltung des gewohnten Kleidungsstils ist aufgrund des identitätsstiftenden Charakters der Kleidung geboten, wenn pflegefachlich keine Bedenken bestehen (Bolwby Sifton 2008).

Pflegeexpertin

Die Pflegeexpertise kommt weiter in der Berücksichtigung Herrn Fells Bedürfnis nach Wahrung eines gepflegten äußeren Erscheinungsbildes im Anzug in öffentlichen Bereichen des Krankenhauses, wie dem Speisezimmer und dem Stationsflur, zum Ausdruck.

> Das Wohlbefinden und das Selbstwertgefühl des Menschen mit Demenz kann mit Komplimenten über das Aussehen gefördert werden, was gleichzeitig Ermutigung dafür ist, sich auch zukünftig entsprechend bei den Selbstpflegehandlungen der Bekleidung zu engagieren. Auch bei Aktivitäten zur Kleidung ist die Intimsphäre durch Diskretion und den Schutz vor Blicken anderer Personen zu wahren (Bolwby Sifton 2008).

Die organisatorischen Bedingungen der Station sollten Flexibilität im Hinblick auf die Bedürfnisse der Menschen mit Demenz und auf die Möglichkeiten der Pflegenden, flexibel darauf einzugehen, zulassen, indem die situative Ausrichtung der Arbeitsorganisation auf den Patienten gewährleistet ist (Barrick et al. 2011a).

Die nachfolgende Sequenz beinhaltet eine Situation zur Biografiearbeit in der Gruppe, zu deren Teilnahme Herr Fell motiviert werden soll.

Am Fallbeispiel

Die Pflegende Frau Groß erhält an einem Tag, an dem der Bezugspflegende Veit abwesend ist, den Auftrag, Patienten für das morgendliche Angebot der zweistündigen Kleingruppe für die Biografiearbeit abzuholen. An dieser nehmen zumeist 5–6 Patientinnen mit einer mittelschweren bis fortgeschrittenen Demenz teil. An diesem vorweihnachtlichen Morgen sitzen die Patientinnen der Kleingruppe im Speiseraum mit Küche an einem Tisch, auf dem bereits Kuchenformen, Teig und weihnachtliche Gewürze gerichtet sind. Die Pflegende Frau Groß bittet Herrn Fell Platz zu nehmen. »So, Herr Fell, dann nehmen Sie mal Platz. Wir wollen jetzt mal gemeinsam schön Plätzchen backen!« Herr Fell entgegnet erbost: »Sie glauben ja wohl im Ernst nicht daran, dass ich hier Hausmütterchen spiele!« Die Pflegende Frau Groß entgegnet: »Aber Herr Fell, Sie können sich doch dazusetzen. Wir finden dann schon was Passendes, mit dem Sie sich die Zeit totschlagen können!« Herr Fell flucht und schreit die Pflegende an: »Lassen Sie mich in Frieden mit Ihrem Hausfrauenquatsch!« Zwei der anwesenden Damen werden unruhig. Eine ruft: »Ja, was ist denn hier los? Sind wir etwa auf dem Bahnhof?!« Die Stationsleitung, die um die Ecke kommt, beruhigt die Damen und herrscht die Pflegende Frau Groß an: »Ute, bring' Herrn Fell bitte sofort auf sein Zimmer!«

Aufgabenstellung

- Wie ist das Verhalten Herr Fells in dieser Situation zu erklären?
- Inwiefern ist Biografiearbeit geschlechtssensibel auszugestalten?

Exkurs: Geschlechtssensible Biografiearbeit

In der Analyse der letzten Sequenz gilt es mehrere Gesichtspunkte des Falls zu berücksichtigen. So ist Herr Fell in sozialer Hinsicht ein eher zurückgezogener Mensch, der noch dazu mit Ausnahme weniger Pflegender keine Bezugspersonen unter den Patientinnen hat, die ihm demzufolge fremd geblieben sind. Der Ansatz der Gruppenaktivität ist daher für ihn eher ungeeignet, da Methoden der Biografiearbeit personenorientiert wie situationsbezogen Anwendung finden sollten (Specht-Tomann 2009; Miethe 2011). Weiter wird in der Situation deutlich, dass die Gruppenaktivität an weiblichen Themen ausgerichtet ist und die Gruppe ausschließlich aus weiblichen Teilnehmerinnen besteht, was auf Seiten Herrn Fells Irritationen und Aggressionen auslöst.

Dieser Ansatz der Biografiearbeit ist durch eine Überbetonung der »weiblichen Kultur« und damit einer geschlechtsunsensiblen Biografiearbeit gekennzeichnet. Die Verwirrung kann zusätzlich gesteigert werden, wenn Menschen

> »mit Tätigkeiten konfrontiert werden, mit denen sie ihr Leben lang kaum in Berührung kamen [...]. [So zeichnen sich] Betreuungs- und Pflegeangebote [...] durch eine ›weibliche‹ Kultur aus. Eher männlich geprägte Aktivitätsspektren und Identifikationsmuster werden demgegenüber vernachlässigt. Waschbrett, Kaffeemühle und Nähmaschine sind für weibliches Personal in der Regel leichter in den Erinnerungsprozess zu integrieren als ein Beil mit Hackstock oder ein benzinverschmiertes Motorrad« (Trilling 2004 in Miethe 2011, S. 118).

Nach Specht-Tomann (2009, S. 123) spielen »in der Biografiearbeit [...] drei Aspekte eine große Rolle:

- der personelle Faktor (wer ist der Mensch, den man zur Biografiearbeit anleitet),
- der professionelle Faktor (wer ist der Begleiter und welchen beruflichen Zugang hat er) und

- der methodische Faktor (welche Methode ist für die jeweilige Begleitsituation Ziel führend). Das Gelingen biografischen Arbeitens wird weitgehend vom optimalen Zusammenwirken der genannten Aspekte abhängen.«

Pflegeexpertin

Am Fallbeispiel

Das Pflegeteam nimmt das obige Ereignis zum Anlass, im Rahmen der Biografiearbeit eine für Herrn Fell sinnvolle Beschäftigung zu finden. Zunächst stellen die Pflegenden als Experten fest, dass die Biografiearbeit mit Männern eine andere Ausrichtung auf entsprechend geschlechtsspezifische Themen erfordert. In Ermangelung geeigneter Kandidaten können jedoch aktuell keine Männer im Rahmen einer »Männer-Runde« zusammen gebracht werden. Für Herrn Fell scheint das Finden einer sinnvollen Beschäftigung umso wichtiger, weil er ansonsten auf der Station herumirrt und mitunter aggressiv ist. Da über einen der Söhne die Bedeutung seines Arbeitslebens als zentrales Thema eruiert worden ist, stellen die Pflegenden Herrn Fell einen Aktenordner mit leeren Blättern und ein paar Stifte zur Verfügung. Daraufhin arbeitet dieser fleißig mit diesen Materialen in seinem Zimmer. Mit dieser Aufgabe beschäftigt, der er sich einige Stunden am Tag widmet, lassen auch das Herumlaufen und seine Aggressionen auf der Station nach. Auch wenn seine Aufzeichnungen und die Ordnung seiner Akten für die Pflegenden nicht zu entschlüsseln sind, erweist sich dies vor seinem biografischen Hintergrund als eine für ihn sinnvolle Tätigkeit.

Einige Zeit später kommt ein Mitarbeiter des Sozialdienstes zu einer Besprechung auf die Station. Vor dem Stationszimmer wird er von Herrn Fell angesprochen: »Wer sind Sie denn bitte schön?« Nach einer kurzen Erklärung seitens des Sozialarbeiters entgegnet dieser: »Und wer sind Sie?« Darauf Herr Fell: »Ich bin der Geschäftsführer. Fell mein Name. Mir gehört der ganze Laden hier!« Anhand dieser Begebenheit realisieren die Pflegenden, dass Herr Fell in seiner zentralen Rolle angekommen ist, über die er Sicherheit, Vertrautheit mit sich und Wohlbefinden erfährt.

3.4 Rollen der Pflegenden im Fallbeispiel

Pflegeexpertin

Die Rolle der Pflegeexpertin manifestiert sich innerhalb dieses Falls in einer individuellen Pflege, deren Basis die Etablierung einer vertrauensvollen Beziehung zu Herrn Fell über eine verstehende Diagnostik und Biografiearbeit dargestellt wurde. Zur individuellen Bezugnahme auf den Patienten bedarf es weiter entsprechender Strukturen, die die Berücksichtigung etwa des Geschlechts der Pflegeperson zulassen. Anhand von Interaktionssequenzen wurden Bespiele mangelnder Pflegeexpertise verdeutlicht.

Im Hinblick auf die Abklärung des Rehabilitationsbedarfs von Herrn Fell zur Überprüfung seiner Langzeitversorgungsperspektive sind weitere mögliche Rollenanteile der Pflegenden, wie die der interprofessionellen Partnerin, Managerin und Vermittlerin, zugunsten der Darstellung der Anforderungen der individuellen Pflege, ausgeblendet worden. Die Ausgestaltung dieser fallrelevanten Rollenanteile fordert vor allem Fachwissen in den Themenbereichen 1–6, 8 und 12 der Ausbildungs- und Prüfungsverordnung.

Interprofessionelle Partnerin, Managerin und Vermittlerin

4 Der Patient mit einem Schlaganfall

Dieser Fall beinhaltet eine Situation, die ihren Anfang auf einer Stroke Unit eines Krankenhauses nimmt. Der Patient wird dort nach einem sich einige Stunden zuvor ereigneten ischämischen Schlaganfall eingeliefert.

Falldarstellung

Der 75-jährige Rentner Herr Fritz wird mit einem akuten Schlaganfall (Cerebri-media-Infarkt, links) in ein Krankenhaus eingeliefert. Nach einem kurzen Aufenthalt auf der zentralen Notfallaufnahme erfolgt die Verlegung auf die Stroke Unit des Krankenhauses, die der geriatrischen Station angegliedert ist.

> **Stroke Unit**
>
> Eine Stroke Unit ist eine speziell auf die medizinisch-pflegerische Versorgung von Patienten mit Schlaganfall ausgerichtete Station, in der ein multiprofessionelles Team tätig ist (DEGAM 2012; Markquart 2013). In den ersten Tagen nach dem Schlaganfallgeschehen erfolgt eine Basistherapie und intensives Monitoring (Überwachung) des neurologischen Status, wesentlicher Vitalparameter und eine Schluckdiagnostik (Stanko/Fiedler 2013; Breuer et al. 2013; Köhrmann/Hauer 2013).

4.1 Der Schlaganfall aus medizinischer Perspektive

Das Krankheitsbild Schlaganfall stellt eine akute Notfallsituation dar, in der Menschen »schlag«artig »wie aus heiterem Himmel« von neurologischen Symptomen betroffen sind. Für die Betroffenen bedeuten Symptome wie eine Halbseitenlähmung oder eine Aphasie eine grundlegende Veränderung des bis dahin gewohnten und selbst verständlichen Lebens (Zeyfang 2013).

Der Schlaganfall ist ein Krankheitsbild, der ein akutes, fokales (lokales), neurologisches Defizit beschreibt. Circa 80 % der Fälle werden durch eine Durchblutungsstörung des Gehirns (ischämischer Insult) und ca. 20 % durch eine Gewebezerstörung in Form einer Einblutung in das Gehirn (hämorraghischer Insult) verursacht (Staykov 2013). Die Symptome setzen plötzlich ein, dauern 24 Stunden oder länger an, können sich vollständig zurückbilden oder zum Tod führen (Hardt 2008; Glahn 2012; DEGAM 2012). Synonyme zum Begriff Schlaganfall sind Hirninsult (engl. stroke), zerebraler Insult oder zerebrale Ischämie, wohingegen die Begriffe »Apoplex« oder »Hirnschlag« nicht mehr Verwendung finden sollen, weil der Begriff Apoplex nicht zwischen den Schlaganfalltypen Einblutung und ischämischer Hirninfarkt unterscheidet (Kuipers 2009; Zeyfang 2013; Schupp 2012).

Beim ischämischen Schlaganfall (Hirninfarkt) kommt es zu einer akuten Minderdurchblutung des Gehirns mit Unterbrechung der Blut- und der Sauerstoffversorgung in einem bestimmten Gehirnbereich.

Pathophysiologie

Die Therapie sollte so früh wie möglich einsetzen, um weitere Folgeschäden zu vermeiden. Wird die Versorgung mit Blut (Rekanalisation) schnell und möglichst vollständig wiederhergestellt, können Teile des betroffenen Gehirnareals wieder belebt werden (Hagemeister 2010; Glahn 2012; Zeyfang 2013).

Time is Brain-Konzept

Das Symptombild des Schlaganfalls zeigt sich je nach Lokalisation und Größe des jeweils konkret betroffenen Hirnareals. Von daher werden verschiedene Schlaganfalltypen unterschieden.

Am Fallbeispiel

Bei der Übernahme von Herrn Fritz auf die Stroke Unit beobachten die Pflegenden, dass dieser zwar bei Bewusstsein und ansprechbar ist, jedoch sein Bett nicht selbstständig verlassen kann. Im Bett liegend kann Herr Fritz seine rechte Körperseite nicht kontrollieren. Sein rechter Arm und seine rechte Hand liegen schlaff neben seinem Körper. Zudem kann er seine Position im Bett nicht verändern. Auf Nachfrage gibt der Patient über Zeichensprache zu verstehen, seinen Arm und seine Hand nicht mehr zu spüren und bewegen zu können. Außerdem ist er nicht dazu imstande, verbal auf Fragen zu antworten, kann sich jedoch eingeschränkt mit Gestik und Mimik verständlich machen. Seine Reaktionen auf die Fragen und Anweisungen der Pflegenden zeigen, dass er diese zu verstehen scheint. Die Ehefrau ist den ganzen Tag über bei ihm auf der Stroke Unit. Sie ist sehr besorgt und fragt die behandelnden Ärzte und Pflegenden sehr häufig, wie die Chancen dafür stehen, dass ihr Mann wieder in die gemeinsame Wohnung zurückkehren wird. Diese Beobachtungen und Assessmentgespräche veranlassen die Pflegenden als Experten zu einer ersten Einschätzung dieser akuten Pflegesituation.

Pflegeexpertin

Akutsituation Die Akutsituation auf der Stroke Unit stellt für die betroffenen Personen eine existentielle Krisensituation dar. Plötzlich aus ihrem gewohnten Lebensumfeld herausgerissen, befinden sie sich in einer völlig neuen Situation, die Symptome des Schlaganfalls verarbeiten zu müssen. Zugleich ist die ursprüngliche Lebensplanung durch die unklare Prognose über die weitere Krankheitsentwicklung verbunden mit der Möglichkeit, das gewohnte Leben wieder aufzunehmen, in Frage gestellt. Dies macht die Einbeziehung der Bezugsperson des Schlaganfallpatienten in den Pflegeprozess als Bindeglied zwischen Patient und Therapie erforderlich. Patienten und dessen Angehörige sind in ihrer Krankheitsbewältigung zu unterstützen, indem sie in einer der Situation angepassten Form über Behandlung, Verlauf und Rehabilitation informiert werden, und Fortschritte sowie realistische Perspektiven für die weitere Entwicklung des Krankheitsgeschehens auf die zukünftige Lebensführung aufgezeigt werden, um Ängste und Verunsicherung abzubauen (Kirkevold 1999; Cassier-Woidasky 2012a, b; Jacobs 2012).

Pflegerische Schwerpunkte auf der Stroke Unit Auf der Stroke Unit stehen zunächst die medizinische Basistherapie in Form einer Thrombolyse, die kontinuierliche Überwachung der Vitalparameter, die Verhinderung neurologischer und internistischer Komplikationen, wie ein erneuter Schlaganfall, Sturz, Harnwegsinfekt, Pneumonie, Dekubitus, Depression, Schulterschmerzen, Beinvenenthrombose und Lungenembolie und die Frührehabilitation im Sinne der Bewegungs-, Wahrnehmungs- und Kommunikationsförderung des Patienten im Vordergrund (Marquart 2013; Köhrmann/Hauer 2013; Kuipers 2009).

Am Fallbeispiel

Nach zwei Tagen intensiver Therapie und Überwachung wird Herr Fritz von der Stroke Unit in die Abteilung Geriatrische Rehabilitation verlegt. Zwischenzeitlich erfolgte eine Frührehabilitation durch Physio-, Ergotherapeuten und Pflegende, die zu keiner signifikanten Zustandsverbesserung von Herrn Fritz geführt hat. Die Behandlung wird im Rahmen einer geriatrischen frührehabilitativen Komplexbehandlung fortgesetzt.

Geriatrische Rehabilitation

4.2 Pflegediagnostik im Rahmen des Geriatrischen Assessments

Das Geriatrische Assessment leitet den geriatrischen Behandlungs- und Pflegeprozess durch eine interdisziplinäre und multidimensionale Einschätzung der medizinischen, psychosozialen und funktionellen Probleme und Ressourcen des Patienten ein. Die Ziele des Geriatrischen Assessments sind die Fallidentifikation geriatrischer Patienten und die Entwicklung eines gemeinsamen Behandlungs- und Betreuungsplans (Nikolaus 2013a;

1999a; Gatterer 2007; AGAST 1999). Mittels dieses Ansatzes werden funktionelle, motorische, kognitive, psychische und sensorische Fähigkeiten geriatrischer Patienten beurteilt (Leischker/Friedrich 2009). Ein Kernteam aus Ärzten, Pflegenden und Sozialarbeitern führt das Geriatrische Assessment durch, um physische (wie z. B. Immobilität), psychische (z. B. akute Verwirrtheit) und soziale Dimensionen (z. B. soziale Gesundheit, ökonomischer Status, Lebensqualität) zu erfassen (Nikolaus 2013a). Das Geriatrische Assessment basiert dabei auf dem Ansatz der ICF.

Der Barthel-Index (BI) wird neben weiteren Testverfahren im Rahmen des Geriatrischen Assessments zur Messung funktioneller Störungen grundlegender Alltagsfunktionen, sogenannter basaler Aktivitäten des täglichen Lebens (geriatrische ADL), empfohlen. Er umfasst die Items (Nikolaus 1999a, 2013a; Gupta 2012; Bohls 2011): **Barthel-Index (BI)**

- Essen,
- Waschen und Baden,
- Harn- und Stuhlkontinenz,
- Toilettenbenutzung,
- Transfer,
- Ankleiden,
- Laufen und
- Treppensteigen.

Um die Auswirkungen des neurologischen Defizits auf die ADL zu beurteilen, werden diese Items mit 5, 10 oder 15 Punkten in Abhängigkeit davon bewertet, ob die jeweilige Funktion vollständig selbstständig (höchste Punktzahl), mit leichter Hilfe oder Supervision (mittlere Punktzahl) oder überhaupt nicht geleistet werden kann (kein Punkt) (Glahn/Wuttig 2012; Seitz-Robles 2013). Die Bewertung basiert auf Beobachtung der jeweiligen Funktion bei dem Patienten und wird von der einschätzenden Pflegenden als Expertin vorgenommen (Nikolaus 1999a, 2013a). Die Punktwerte geben lediglich eine grobe Orientierung über den Pflegebedarf. Darüber hinaus gilt es genauer zu beschreiben, inwiefern eine ADL nicht ausgeführt werden kann und was die genaue Ursache dafür ist. So bedarf das Item Essen der Konkretisierung, inwiefern die Nahrungsaufnahme eingeschränkt ist, wie z. B.: Verspürt der Patient Hunger und Durst? Ist der Patient fähig, nach mundgerechter Vorbereitung der Mahlzeit selbstständig zu essen? Besteht eine Schluckstörung, in deren Folge eine bestimmte Konsistenz an Speisen nicht heruntergeschluckt werden kann? Droht dann ein Verschlucken? **Pflegeexpertin**

Innerhalb der ADL-Funktionen vollzieht sich die Wiedererlangung der Funktionen in einer streng festgelegten Reihenfolge, »die der Entwicklung und Reifung dieser Fähigkeiten in der Kindheit entspricht. Zuerst wird die Unabhängigkeit beim Essen und die Kontinenz wiedergewonnen, danach die Selbständigkeit beim Transfer und beim Gang zur Toilette. Unabhängigkeit beim Baden oder Ankleiden wird zuletzt erlangt. Hieraus ergibt sich, dass es im Verlauf eines therapeutischen Prozesses wenig Sinn macht in der Hierarchie höher stehende Tätigkeiten einzuüben, bevor nicht niedrigere Funktionen beherrscht werden« (Nikolaus 2013a, S. 15).

Am Fallbeispiel

Die Pflegenden als Experten halten die oben angegebenen Beobachtungen bei Übernahme des Patienten als erste Hinweise in der nachfolgenden Tabelle 4.1 fest.

Tab. 4.1:
Symptome von Herrn
Fritz

Auf Herrn Fritz bezogene Kennzeichen und Symptome	
Kennzeichen	**Bedeutung**
Parese rechts, betont an Hand und Unterarm, hypoton	Lähmung der rechten Hand und des rechten Unterarms, schlaff
Hemihypästhesie, an Hand und Unterarm (rechtsseitig ausgeprägt)	Gefühlsstörung, Sensibilitätsstörung
Motorische Aphasie (auch Dysarthrie)	Unfähigkeit zu sprechen bei vorhandenem Sprachverständnis
Akalkulie, Agrafie	Unfähigkeit zu rechnen bzw. zu schreiben
Apraxie	Werkzeugstörung
Auf die Ehefrau von Herrn Fritz bezogene Kennzeichen und Symptome	
Ehefrau äußert Besorgnis über die weitere Lebensperspektive	

Da Herr Fritz Rechtshänder ist, zeigen sich die Symptome des linksseitigen Cerebri-media-Infarkts auf seiner gegenüber liegenden rechten Körperhälfte.

Die Symptome treten vermehrt auf der Körperhälfte, die der Gehirnschädigung gegenüberliegt, auf. Weil sich beim Rechtshänder die dominante Hirnhemisphäre in der Regel auf der linken Seite befindet, wo auch das Sprachzentrum lokalisiert ist und die Hirnhemisphären die jeweils gegenüberliegende Körperhälfte versorgen, indem sich deren Verbindungsbahnen »kreuzen«, bilden sich die Symptome auf der rechten Körperhälfte von Herrn Fritz aus (Hagemeister 2010). Eine Hemiparese betrifft jedoch immer beide Körperhälften, so dass auch der weniger betroffene Arm zumindest in seiner Mobilität eingeschränkt ist, da der menschliche Körper »so aufgebaut [ist], dass eine ausgewogene Körperhaltung nur bei voller Funktion aller Muskeln gegeben ist. Bei einer Hemiparese bedeutet das, dass es eine mehr und eine weniger betroffene Körperhälfte gibt und dass der ganze Körper in Haltung und Bewegung verändert ist« (Bey 2011, S. 37).

Die Pflegenden interpretieren die Assessmentdaten mittels des Barthel-Index, was die Voraussetzung zur Identifikation fallspezifischer Pflegediagnosen bildet. Der nachfolgenden Tabelle 4.2 können die Punktwerte der jeweiligen Kategorie des Barthel-Index und die mit diesen Items in Beziehung stehenden diagnostischen Statements entnommen werden, die durch Freitextangaben in eckigen Klammern ergänzt wurden.

Das Kürzel *b/d* bedeutet »beeinflusst durch« und *a/d* »angezeigt durch«. Sie verbinden die Angaben über die Ursache und die Kennzeichen und Symptome einer Pflegediagnose miteinander. Werden diese Angaben auf einen bestimmten Patienten bezogen und ggf. durch Freitextformulierungen konkretisiert, spricht man von diagnostischen Statements (Brobst et al. 2007; Gordon 2013). Einige Pflegediagnosen werden durch eine Gradangabe ergänzt. Die Höhe des Punktwerts zeigt hierbei das Ausmaß der Pflegebedürftigkeit an und reicht von 0 (Unabhängigkeit) bis 4 (Abhängigkeit). Die dazwischen liegenden Werte geben an, ob der Pflegebedarf materielle Mittel oder personelle Unterstützung erforderlich macht.

Barthel-Index		NANDA-I-Pflegediagnosen
Kategorie	Punktwert	Diagnostische Statements
Essen	5	• **Selbstversorgungsdefizit Essen und Trinken (Grad: 2) b/d** Neuromuskuläre Beeinträchtigung [rechte Körperhälfte], Beeinträchtigung der Wahrnehmung **a/d** Unfähigkeit, Nahrung mit Geschirr bzw. Besteck aufzunehmen, Unfähigkeit, mit dem Besteck umzugehen, Unfähigkeit, Nahrung in einer gesellschaftsfähigen Weise zu sich zu nehmen, Unfähigkeit, Gefäße zu öffnen. *Ressource*: [Herr Fritz macht mit Gesten auf seine Bedürfnisse aufmerksam]
Aufsetzen/ Umsetzen	0	• **Beeinträchtige körperliche Mobilität (Grad: 3) b/d** Neuromuskuläre Beeinträchtigung, beeinträchtigte Wahrnehmung [Hemiparese rechts] **a/d** Begrenzte Fähigkeit, grobmotorische Fertigkeiten auszuführen [rechte Körperhälfte; kein selbstständiges Einnehmen und Halten von Körperpositionen], begrenzte Fähigkeit, feinmotorische Fertigkeiten auszuüben [rechte Hand: kein Greifen, Halten von Objekten möglich], posturale Instabilität [kann Gleichgewicht im Sitzen nicht halten].

Tab. 4.2: Barthel-Index und Pflegediagnosen von Herrn Fritz (NANDA-I 2013; Gordon 2013; Doenges et al. 2013)

Barthel-Index		NANDA-I-Pflegediagnosen
Kategorie	Punktwert	Diagnostische Statements
		Ressource: [kann sein linkes Bein/linke Hand gezielt bewegen: Greifen, linkes Bein aufstellen/in Position halten, das Becken anheben] • **Beeinträchtigte Mobilität im Bett (Grad: 3) b/d** Neuromuskuläre Beeinträchtigung [rechte Körperhälfte] **a/d** Beeinträchtigte Fähigkeit seine Position im Bett zu verändern [auf die Seite drehen, Aufsitzen]. *Ressourcen*: [kann sein linkes Bein aufstellen, in Position halten und das Becken anheben; äußert das Verlangen, positioniert zu werden]
Sich waschen	0	• **Selbstversorgungsdefizit Körperpflege (Grad: 3) b/d** [Beeinträchtigte körperliche Mobilität (Grad: 3)] **a/d** Unfähigkeit, den Körper zu waschen und abzutrocknen [kann sich nicht unterhalb des Oberkörpers, linken Arm, Hand, Achselhöhle, Gesäß und Rücken waschen und abtrocknen, kann sich nicht wie gewohnt einmal täglich Duschen, kann Mund-, Zahn-, Haar-, Bart- und Intimpflege nicht durchführen], Unfähigkeit, das Bad zu erreichen, Unfähigkeit, an Waschutensilien zu gelangen. *Ressource*: [kann sich mit der linken Hand das Gesicht, den Hals, Oberkörper, rechten Arm/Hand waschen und abtrocknen]
Toiletten-benutzung	0	• **Selbstversorgungsdefizit Toilettenbenutzung (Grad: 3) b/d** Beeinträchtigter Mobilitätszustand, beeinträchtigte Transferfähigkeit, neuromuskuläre Beeinträchtigung, beeinträchtigte Wahrnehmung **a/d** Unfähigkeit, eine angemessene Toilettenhygiene durchzuführen, Unfähigkeit, zur Toilette oder zum Nachtstuhl zu gelangen, Unfähigkeit, die Kleidung für den Toilettengang zu handhaben, Unfähigkeit, von der Toilette oder vom Nachtstuhl aufzustehen, Unfähigkeit, auf der Toilette oder dem Nachtstuhl zu sitzen, Unfähigkeit, eine angemessene Toilettenhygiene durchzuführen. *Ressource*: [nimmt den Stuhldrang wahr und meldet sich bei den Pflegenden]
Baden/ Duschen	0	s. o.
Aufstehen & Gehen	0	• **Beeinträchtigte Gehfähigkeit (Grad: 4) b/d** Beeinträchtigung des Gleichgewichts, Neuromuskuläre Beeinträchtigung **a/d** Beeinträchtigte Fähigkeit, erforderliche Strecken zu gehen.
Treppen-steigen	0	• **Beeinträchtigte Gehfähigkeit (Grad: 4) b/d** Beeinträchtigung des Gleichgewichts, Neuromuskuläre Beeinträchtigung **a/d** Beeinträchtigte Fähigkeit, Treppen zu steigen.

Barthel-Index		NANDA-I-Pflegediagnosen
Kategorie	Punktwert	Diagnostische Statements
An- & Auskleiden	0	• **Selbstversorgungsdefizit Sich Kleiden (Grad: 3) b/d** [Beeinträchtigte körperliche Mobilität (Grad: 3)] a/d Beeinträchtigte Fähigkeit, die notwendigen Kleidungsstücke an-/auszuziehen, an Kleidung zu gelangen, Unfähigkeit, das eigene Erscheinungsbild zufrieden stellend zu gestalten. *Ressourcen:* [kann sich mit Hilfe Oberbekleidung anziehen; entscheidet, welche Kleidungsstücke angezogen werden sollen]
Stuhlkontinenz	0	• **Stuhlinkontinenz b/d** Immobilität, Selbstfürsorgedefizit Toilettenbenutzung **a/d** Fäkalgeruch, Unaufmerksamkeit in Bezug auf den Stuhldrang. *Ressource:* [nimmt den Stuhldrang wahr und meldet sich bei den Pflegenden]
Harnkontinenz	0	• **Funktionelle Urininkontinenz b/d** Neuromuskuläre Einschränkungen [Hemiparese, rechts] **a/d** Zeitaufwand für das Erreichen der Toilette übersteigt den Zeitraum zwischen dem Bemerken des Harndrangs und dem unkontrollierten Entleeren, nimmt Harndrang wahr.
Σ	5	

Tab. 4.2:
Barthel-Index und
Pflegediagnosen von
Herrn Fritz (NANDA-I
2013; Gordon 2013;
Doenges et al. 2013) –
Fortsetzung

Diese erste Einschätzung weist über den niedrigen Barthel-Index (5 von möglichen 100 Punkten) eine hohe Pflegebedürftigkeit von Herrn Fritz aus. Die Gegenüberstellung mit den diagnostischen Statements, die die Pflegeexpertin mittels der NANDA-I gebildet hat, ergibt ein differenzierteres Bild als der grobe Barthel-Index. Zugleich fehlen aber die Gedanken und Gefühle von Herrn Fritz, die für ihn zur Bewältigung seiner Pflegebedürftigkeit eine immense Bedeutung haben. Außerdem ist noch nicht erfasst, in welcher Beziehung diese einzelnen Pflegediagnosen zueinander stehen, noch welche Priorität sie in der Pflegesituation haben.

> **Am Fallbeispiel**
> Die Pflegenden als Experten bestimmen die Gefahr eines erneuten Schlaganfalls im Bereich der Vitalfunktionen als oberste Priorität in dieser Pflegesituation, weil diese mit Lebensgefahr für Herrn Fritz verbunden ist.

Pflegeexpertin

Nach Befragung und Beobachtung von Herrn Fritz, die aufgrund seiner Aphasie nur begrenzte Informationen über Gestik und Mimik ergaben, ergänzen die Pflegenden ihre Einschätzung durch die Angaben der Ehefrau. Dies ergab sehr aufschlussreiche Hinweise über das Erleben von Herrn Fritz und zum Unterstützungsbedarf seiner Ehefrau. Außerdem beziehen die Pflegenden mögliche medizinische Komplikationen von Schlaganfällen in ihre Entscheidung über die Darstellung der Pflegebedürftigkeit von Herrn Fritz ein.

ABEDL In der Abbildung 4.1 bezeichnen die Kreise die im Fallbeispiel relevanten Aktivitäten, Beziehungen und existentiellen Erfahrungen des Lebens (ABEDL®; Krohwinkel 2007). Auf diese wird zurückgegriffen, weil sich hiermit die Zusammenhänge der Pflegebedürftigkeit differenzierter als mittels der fGVM darstellen lassen. Die grau schattierten Kästchen enthalten die Krankheitssymptome von Herrn Fritz. Mit den Pfeilen werden jeweils Auswirkungen dargestellt. Die ABEDL mit Priorität werden in den nicht schattierten Kästchen ausgewiesen, wobei der jeweilige Prioritätskomplex mit einer römischen Zahl ausgewiesen ist. Die gestrichelten Kreise stellen weitere ABEDL mit geringerer Bedeutung dar, auf die nicht weiter eingegangen wird.

Abb. 4.1:
Prioritäten, Zusammenhänge und Wechselwirkungen in den ABEDL

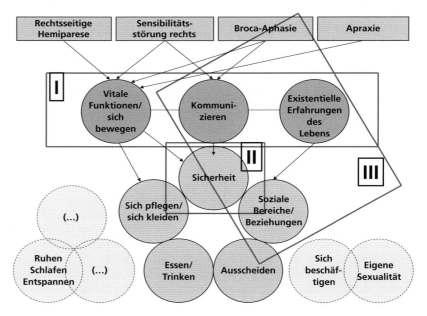

Am Fallbeispiel

Im ersten Prioritätskomplex sind ferner die aus den individualisierten Symptomen des Schlaganfalls festgestellten Bewegungs- und Wahrnehmungsdefizite und die damit verbundene existenzbelastende Erfahrung der Hoffnungslosigkeit und der Furcht vor dauerhafter Abhängigkeit von Herrn Fritz aufgenommen. Dies ist deshalb von prioritärer Bedeutung, weil hierin die Problemwahrnehmung von Herrn Fritz aufgehoben ist. Zudem lösen sie weitere Folgeprobleme vor allem in den ABEDL »Sich pflegen«, »Sich kleiden«, »Ausscheiden« sowie »Essen und Trinken« aus.

Von ebenso großer Bedeutung ist der zweite Prioritätskomplex, der aufgrund der sich aus der Immobilität ergebenden potenziellen Komplikationen, wie der Thromboembolie- und der Pneumoniegefahr, ebenso mit Lebensgefahr für Herrn Fritz einhergeht.

Der dritte Prioritätskomplex bezieht sich auf die mit der motorischen Aphasie verbundene Problemwahrnehmung durch Herrn Fritz und die Auswirkung der damit verbundenen Kommunikationsprobleme auf andere ABEDL, wie »Soziale Kontakte, Beziehungen und Bereiche sichern und gestalten können« (vgl. Arets et al. 1999; Wilkinson 2012; Doenges et al. 2013).

In der Akutsituation des Schlaganfalls ist die Gefahr weiterer Schlaganfälle von zentraler Bedeutung (Kuipers 2009). Dies veranlasst die Pflegenden zur Formulierung der folgenden Risikopflegediagnose:

Pflegediagnose nach NANDA-I

- **Gefahr einer zerebralen Durchblutungsstörung** b/d Thrombolysetherapie (NANDA-I 2013).

Am Fallbeispiel

Während der akuten Krankheitsphase auf der Stroke Unit unterstützt die Ehefrau Herrn Fritz in dessen Alltag sehr, was für ihn besonders wichtig ist, da er Zeit seines Lebens eher pessimistisch eingestellt war und in Problemsituationen dazu neigt, schnell aufzugeben. Während der Bewegungsförderung durch die Pflegenden motiviert sie ihn immer wieder, woraufhin Herr Fritz ein größeres Durchhaltevermögen zeigt. Ist er hingegen mit den Pflegenden allein, gibt er schnell auf, senkt den Kopf, schüttelt ihn und wird passiv.

Diese Beobachtung veranlasst die Pflegenden zur Formulierung der folgenden Pflegediagnose:

- **Hoffnungslosigkeit** b/d anhaltende Aktivitätseinschränkung verursacht Isolation, lang andauernder Stress [pessimistische Persönlichkeit] a/d fehlende Eigeninitiative, fehlende Beteiligung an der eigenen Versorgung, Schließen der Augen [signalisiert dies der Ehefrau durch Gestik und Mimik) (NANDA-I 2013).

Am Fallbeispiel

In Gesprächen mit den Pflegenden äußert die Ehefrau von Herrn Fritz die Befürchtung, den Anforderungen der informellen Pflege im häuslichen Bereich nicht gewachsen zu sein. Ihre Ungewissheit über das bleibende Ausmaß der Pflegebedürftigkeit ihres Mannes und die unbekannten Auswirkungen auf ihr gemeinsames Leben belastet sie sehr.

Die Pflegenden als Pflegeexpertin nehmen dies zum Anlass für die folgende Pflegediagnose:

- **Gefahr einer Rollenüberlastung der pflegenden Bezugsperson** b/d schwere Krankheit des Pflegeempfängers, Nachhause-Entlassung eines

107

Familienmitglieds mit hohem Pflegebedarf, pflegende Bezugsperson ist Ehepartnerin, Unerfahrenheit mit der Erbringung der Pflege, unvorhersehbarer Krankheitsverlauf [Ehefrau äußert ihre Besorgnis der informellen Pflegesituation nicht gewachsen zu sein] (NANDA-I 2013).

Pflegeexperten

Weiter ziehen die Pflegenden als Experten im Rahmen des diagnostischen Prozesses als interdisziplinäres Problem die Pflegediagnose Gefahr eines Immobilitätssyndroms b/d Lähmung [rechte Hand und Unterarm] in Betracht (NANDA-I 2013).

> Interdisziplinäre Probleme bezeichnen aus Krankheiten oder medizinischen Therapiemaßnahmen resultierende potenzielle pathophysiologische Komplikationen, die eine Überwachung des Zustands des behandlungsbedürftigen Menschen, Präventivmaßnahmen und die Ausführung ärztlicher Anordnungen bzw. arztinitiierte Pflegeinterventionen erforderlich machen (Doenges et al. 2013, S. 1461).

Die Pflegediagnose **Gefahr eines Immobilitätssyndroms** b/d Lähmung [rechte Hand und Unterarm] veranlasst die Pflegenden als Experten nach einem weitergehenden Fokusassessment (Einschätzung besonderer Probleme) zur Identifikation der folgenden auf Herrn Fritz zutreffenden potenziellen Komplikationen:

- **Dekubitusgefahr** [Braden-Skala: 12: im Bett aufliegende Körperstellen, vermehrt rechte Körperhälfte] **b/d** mechanische Faktoren (Druck und Scherkräfte im Zusammenhang mit Bettlägerigkeit), veränderte Durchblutung, Inkontinenz, sensomotorische Einschränkung.
- [**Thrombosegefahr b/d** Beeinträchtigte körperliche Mobilität (3), Blutstrom verlangsamt, Alter, Gefäßwandschäden (Arteriosklerose)]

> Da Patienten mit einem akuten ischämischen Schlaganfall und mit Beinparese ein sehr hohes Risiko einer venösen Thromboembolie (VTE) haben, wird eine medikamentöse Prophylaxe empfohlen (AWMF 2009). Somit zählen die »tiefe Beinvenenthrombose und Lungenembolie [...] zu den gefährlichsten Komplikationen nach einem Schlaganfall und müssen umgehend behandelt werden. Zur Prophylaxe tragen Frühmobilisation und ausreichende Hydratation bei. Zudem sollten alle Schlaganfallpatienten vor allem bei bestehenden motorischen Ausfällen (z. B. Hemiparese) und Immobilisation eine medikamentöse Thromboseprophylaxe erhalten« (Köhrmann/Hauer 2013, S. 73).

- **Kontrakturgefahr**: [Gelenke der rechten Körperhälfte: Schulter, Ellbogen, Hand, Finger, Hüfte, Knie, Fuß] **b/d** Verlust der willkürlichen muskulären Haltungskontrolle, prolongierte Beugung im Liegen.
- **Infektionsgefahr** [Pneumonie] **b/d** chronische Krankheit [Schlaganfall], unzureichende primäre Abwehrmechanismen (Stauung Körperflüssigkeiten in der Lunge), [ineffektiver Atemvorgang, Selbstreinigung Atemwege; beeinträchtigte körperliche Mobilität (3)] (NANDA-I 2013, Gorden 2013).

Die Pneumonie stellt die häufigste Komplikation nach einem Schlaganfall dar und geht mit erhöhter Mortalität und Morbidität einher. Sie erfordert eine antibiotische Therapie (Köhrmann/Hauer 2013, S. 72).

Hauptsächlich verantwortlich für die Pneumonie ist eine Schluckstörung (Dysphagie), die jedoch bei Herrn Fritz nicht vorliegt. Dennoch ist die Pneumoniegefahr aufgrund seiner Immobilität und der damit verringerten Lungenbelüftung gegeben.

Die in Bezug auf diese Syndrompflegediagnose erforderlichen Pflegemaßnahmen zielen darauf, diesen Komplikationen vorzubeugen.

Am Fallbeispiel

Am Morgen nach der Übernahme von Herrn Fritz von der Stroke Unit ereignet sich die folgende Interaktionssequenz: Die Pflegende Frau Schmidt möchte Herrn Fritz nach Durchführung der Körperpflege anziehen. »Herr Fritz, welchen Pyjama wollen Sie anziehen?« Herr Fritz schaut sie an (brummt). Er versucht auf ein Kleidungsstück zu zeigen, was ihm misslingt. Die Pflegende Schmidt: »Ja, ich weiß, Sie können mich nicht verstehen. Dann ziehe ich ihnen wieder das alte an!« Herr Fritz brummt, versucht den Kopf zu schütteln, was andeutungsweise gelingt. Als er sieht, dass die Pflegende mit dem Ankleiden beginnt, senkt er den Kopf und gibt auf.

Auch wenn Herr Fritz versteht, was um ihn und über ihn gesprochen wird, kann er derzeit nicht auf Fragen oder Mitteilungen der Ärzte, Pflegenden und seiner Ehefrau differenziert verbal reagieren. Dass er besser versteht, als er sich äußern kann, kann er anderen Menschen nicht vermitteln. Somit hat er keine Möglichkeit, falsche Annahmen richtigzustellen oder eigene Bedürfnisse und Wünsche zu äußern. Ihm ist es verwehrt, Einfluss auf die Situation zu nehmen und die Annahmen anderer Personen über seine vermeintliche Beeinträchtigung im Verstehen zu korrigieren. Falsche Annahmen von anderen Personen über die Kommunikationsfähigkeit aphasischer Patienten können dazu führen, dass diese in der Situation übergangen und sich ausgeschlossen fühlen (Tacke 2006; Cassier-Woidasky 2012b).

Die Pflegeexpertise fordert die Berücksichtigung dieses Zusammenhangs und die sorgfältige Beobachtung von Herrn Fritz, um zu einer Einschätzung seiner Kommunikationsfähigkeiten zu gelangen. Nach ihrer Abklärung stellen die Pflegenden infolge der Aphasie von Herrn Fritz eine weitere Pflegediagnose:

- **Beeinträchtigte verbale Kommunikation b/d** verändertes zentrales Nervensystem, verminderte Hirndurchblutung, situationsbedingtes geringes Selbstwertgefühl **a/d** Formulierungsschwierigkeiten, Schwierigkeit, Gedanken sprachlich auszudrücken (Aphasie), Sätze zu formulieren, Wörter zu artikulieren (Dysarthrie), spricht mit Schwierigkeiten [benötigt sehr lange Zeit, um ein Wort hervorzubringen; kann sich in einer Gruppe schlecht verständlich machen. Gibt schnell auf, ist dann frustriert und wütend]. Ressource: [Allein mit einer Person fällt ihm das Sprechen leichter. Ehefrau kann Worte und Gesten verstehen und vermittelt dann] (NANDA-I 2013).

Auf der Basis dieser diagnostischen Statements entwerfen die Pflegenden als Experten die folgende Pflegestrategie im Rahmen ihres Auftrags der geriatrischen Rehabilitation. Nicht eingegangen wird auf Maßnahmen im Zusammenhang mit der Verhinderung einer erneuten zerebralen Durchblutungsstörung und auf die Pflege von Menschen mit einer Aphasie. Letzteres wird in Kapitel 3 behandelt, wie auch Pflegemaßnahmen im Zusammenhang mit Harn- und Stuhlinkontinenz.

4.3   Pflegestrategien zur Wahrnehmungs- und Bewegungsförderung

Auf der Basis der ermittelten Pflegebedürftigkeit von Herrn Fritz legen die Pflegenden als Experten zusammen mit dem Klienten und seiner Ehefrau die folgenden Pflegeziele fest:

- Pflegeziel 1: In einer Woche setzt Herr Fritz seine vorhandenen Bewegungsfähigkeiten in Lebensaktivitäten der Körperpflege und bei Bewegungsübungen und Positionierungen gezielt ein. Dabei bezieht er seine rechte Körperhälfte stimmig in den Bewegungsablauf ein. Bei Bewegungen führt er seinen rechten Arm mit. Er gibt mittels Gesten zu verstehen, dass er weiß, dass dieser nicht herunter hängen darf. Herr Fritz achtet darauf, dass sein rechtes Bein bei Bewegungen nicht in außenrotierter Position verbleibt. Herr Fritz gibt mittels Gesten zu verstehen, dass er zunehmend Berührungen auf der rechten Körperhälfte verspürt.
- Pflegeziel 2: Innerhalb einer Woche bilden sich an den Gelenken der rechten Körperhälfte wie Schulter, Ellbogen, Hand, Finger, Zehen, Fußgelenk und Hüfte keine Kontrakturen.

- Pflegeziel 3: In einer Woche äußern Herr Fritz und seine Ehefrau wieder eine Perspektive für ihr Leben zu haben und ein Leben mit veränderten Bedingungen zu Hause mit der Ehefrau als pflegende Bezugsperson als realistisch anzusehen.

Am Fallbeispiel

Zur Erreichung dieser Pflegeziele ergreifen die Pflegenden als Gesundheitsfürsprecher Pflegemaßnahmen zur Bewegungs- und Wahrnehmungsförderung in der Körperpflege und kontinuierlich über den Tag bei Bewegungsübungen und Positionierungen. Dabei geht es um die Stabilisierung bestehender und den Ausbau neuer Ressourcen des Patienten, die im Rahmen der gesundheitsbedingten Selbstpflegeerfordernisse zur Bewältigung der Krankheit erforderlich werden. Dabei nehmen die Pflegenden stets Bezug auf das Erleben von Herrn Fritz und beziehen ihn in die Entscheidungen über die Pflege mit ein. Sie unterstützen seine Bewegungsfähigkeiten, versuchen diese in seinem Tempo zu steigern, ohne ihn zu überfordern. Bei Erfolgen loben sie Herrn Fritz und heben den Fortschritt auch seiner Ehefrau gegenüber hervor. Übernehmen die Pflegenden Handlungsabläufe für Herrn Fritz achten sie darauf, dass er ihren Handlungen folgen kann. Dabei informieren sie ihn über jeden Handlungsschritt und achten auf Zeiten der Zustimmung oder Ablehnung. Im Rahmen der morgendlichen Körperpflege führen die Pflegenden auf der Basis des Konzepts der Basalen Stimulation eine neurophysiologische Waschung durch.

Gesundheitsfürsprecherin

4.3.1 Neurophysiologische Waschung

Mittels der neurophysiologischen Waschung werden die unter dem Pflegeziel 1 beschriebenen Teilziele der Wahrnehmungs- und Bewegungsförderung anvisiert. Dieser Ansatz basiert auf dem Konzept der Basalen Stimulation.

Die Basale Stimulation ist ein ursprünglich im Bereich der Sonderpädagogik von Andreas Fröhling entwickelter Ansatz, der von ihm mit der Pflegewissenschaftlerin Christel Bienstein auf die Pflege übertragen wurde. Stimulation bedeutet, Menschen mit einem entsprechenden Bedarf nach Förderung ihrer Wahrnehmung, Bewegung und Kommunikation gezielt sensorisch, z. B. visuell, auditiv oder taktil, anzuregen. Basal bringt zum Ausdruck, mit in dieser Hinsicht beeinträchtigten Menschen über einfachste insbesondere nonverbale Elemente der Kommunikation in einen »somatischen Dialog« einzutreten, der sie befähigt, zunehmend wieder einen Bezug zu ihrem Körper und ihrer Umgebung herzustellen und damit ihre körper- und umgebungsbezogene Orientierung zu fördern. Gerade bei Menschen, die auf anderen Kommunikationswegen nicht oder nicht mehr erreicht werden können, zielt der Einsatz des Konzepts auf die »Neuorganisation des Patienten«. Im Rahmen dieses

> Konzepts werden zunächst individuelle Wahrnehmungserfahrungen und -gewohnheiten erfasst, um diese dann gezielt in sensorischen Angeboten etwa zur Bewegungsförderung einfließen zu lassen, so dass die Patienten ihre Entwicklung möglichst selbst bestimmen können (Nydahl 2012; Bienstein/Fröhlich 2010; Fröhlich 2010; Nydahl/Bartoszek 2000). Zur Erfassung dieser kann der Ansatz der Sensobiografie eingesetzt werden (▶ **Kap. 3** und vgl. Buchholz/Schürenberg 2005).

Die Angebote werden mit Bezugnahme auf somatische, vestibuläre, vibratorische, auditive, visuelle, taktil-haptische, gustatorische und olfaktorische Wahrnehmungsbereiche in der konkreten Umsetzung »multisensoriell« eingesetzt (Nydahl 2012, S. 115; Fröhlich 2010).

Abb. 4.2:
Wahrnehmungsbereiche (nach Buchholz/ Schürenberg 2005, S. 31)

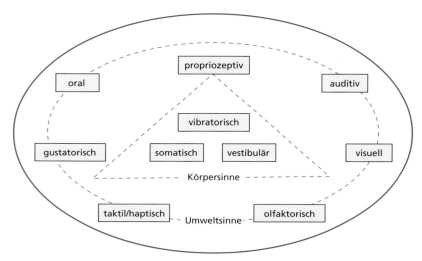

Die Körpersinne umfassen den somatischen bzw. den Körper betreffenden Sinn, der die körperliche Wahrnehmung über die Körperoberfläche und aus dem Körperinneren umfasst, den vestibulären bzw. den die Lage des Körpers im Raum betreffenden Sinn, der vor allem der Steuerung des Gleichgewichts dient und den vibratorischen Sinn bzw. die schwingende Bewegung betreffend.

> Entsprechend den Erfahrungen über die Haut und der Muskeln entwickelt sich das Körperbild des Menschen. Dieses kann sich stark durch lange Bewegungslosigkeit, wie dies bei Schlaganfällen durch die neurologischen Ausfälle und eine hohe Spastizität (Verkrampfung der Muskulatur) oder auch ein sehr niedriger Muskeltonus (niedrige Muskelspannung) gegeben ist, verändern (Bienstein/Fröhlich 2010).

Als Körpersinne werden sie bezeichnet, weil sie als basale Sinne die elementaren menschlichen Wahrnehmungsbereiche umfassen. Die basalen Sinnesbereiche werden besonders dann wichtig, wenn etwa im Alter die Umweltsinne Sehen und Hören nachlassen. Mit den verbliebenen Umweltsinnen hingegen nimmt der Mensch seine Umwelt wahr (Buchholz/ Schürenberg 2005; Fröhlich 2010; Bienstein/Fröhlich 2010).

»Je tiefer ein Mensch in seiner Wahrnehmung beeinträchtigt ist, umso intensiver ist auf die basalen, grundlegenden Wahrnehmungskanäle zurückzugreifen. [...] Bei einem schwer wahrnehmungsbeeinträchtigten Menschen sind [...] [die basalen, somatischen und vibratorischen] Wahrnehmungsformen am ehesten zu erreichen. Wahrnehmungsangebote können je nach Wachheit des Betroffenen auf oraler Ebene, auditiv, taktilhaptisch oder visuell angeboten werden« (Joa-Lausen 2013, S. 153–154).

Am Fallbeispiel

Zur Durchführung einer neurophysiologischen Waschung begrüßen die Pflegenden Herrn Fritz morgens. Nach der Begrüßung nehmen sie über seine linke Schulter mittels einer ruhigen und eindeutigen Initialberührung Kontakt zu Herrn Fritz auf.

Die Initialberührung stellt eine ritualisierte Begrüßung zu Beginn und zur Verabschiedung bei Beendigung der Pflegehandlung dar, die insbesondere bei Menschen eingesetzt wird, die ihr Umfeld nicht kontrollieren können, um ihnen Sicherheit und Orientierung in der Pflegesituation zu vermitteln. Nach Ansprache des Patienten über dessen Fernsinne zur Vorbereitung auf die Situation wird die initial zu berührende Körperstelle in Abhängigkeit der Wahrnehmungsfähigkeit und persönlichen Akzeptanz des Patienten gewählt, so dass die Berührung gut wahrgenommen werden kann und angenehm für den Patienten ist. Sie leitet die folgende Pflegehandlung ein, indem Berührungen von dieser Körperstelle ausgehend auf weitere Körperbereiche ausgedehnt werden. Die Empfindung wird von der initial berührten auf andere Körperstellen erweitert (Buchholz/Schürenberg 2005; Nydahl 2012; Joa-Lausen 2013).

Am Fallbeispiel

Die Pflegenden vereinbaren gemeinsam mit Herrn Fritz das weitere Vorgehen im Rahmen der neurophysiologischen Waschung im Bett. Ziel ist die Förderung der Wahrnehmung auf der mehr beeinträchtigten rechten Körperhälfte, die Herr Fritz nur undeutlich spürt.

Grundprinzip der Waschung

Das Grundprinzip dieser Waschung ist, zuerst die weniger betroffene Körperseite über den Waschvorgang erfahrbar zu machen. In einer großflächigen Waschbewegung, die stets von der weniger zur mehr betroffenen Körperseite des Patienten führt, ist beabsichtigt, die mehr betroffene Seite über Berührung und Ansprache des Patienten zu stimulieren. Dazu wird eine deutlich spürbare Berührungsqualität eingesetzt, indem die Pflegende mit ihren beiden Händen »nachmodellierend wäscht und so die Körperkonturen deutlich nachvollzieht, um den jeweiligen Körperbereich möglichst gut spürbar zu machen. Ziel ist, das intakte Körpergefühl auf die mehr betroffene Seite zu übertragen und spüren, bzw. erahnen zu können, wie diese Seite ist, um zu erfahren: ›ich bin eins‹« (Nydahl 2012, S. 115–117).

Am Fallbeispiel

Dazu stellen die Pflegenden das Kopfteil des Bettes hoch und bewegen Herrn Fritz mit ihm gemeinsam in den stabilen Sitz, damit dieser dem Waschvorgang auch visuell folgen kann, währenddessen die Pflegenden ihn zur geistigen Übertragung der Spürerfahrung auf die mehr betroffene Körperseite auditiv anregen. Die Pflegende wäscht Herrn Fritz die linke wahrnehmungsfähige Hand, dann den linken Arm, Schulter und Brust mit deutlichem Berührungsdruck über die Körpermittellinie hinweg, weiter über die Schulter hin zum betroffenen rechten Arm, bei den Fingerspitzen endend, die ebenso deutlich nachmodelliert werden.

Die nachfolgende Abbildung 4.3, in der die wahrnehmungsbeeinträchtigte Körperseite dunkel dargestellt ist, veranschaulicht den Waschvorgang von der weniger zur mehr betroffenen Körperseite (Bienstein/Fröhlich 2010; Buchholz/Schürenberg 2005; Joa-Lausen 2013).

Abb. 4.3: Waschvorgang von der weniger zur mehr betroffenen Körperseite (Bienstein/Fröhlich 2010, S. 168)

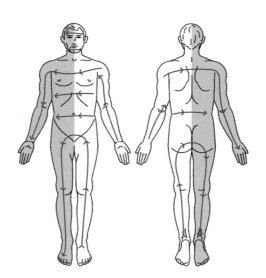

Am Fallbeispiel

Herr Fritz wird bei der Waschung seinen Fähigkeiten entsprechend einbezogen, indem er Teile seines gesunden Thorax, Bauchs und Intimbereichs bis hin zur mehr beeinträchtigten Körperseite mit Unterstützung durch die Pflegende selbst wäscht. Die Pflegende führt die linke Hand beim Waschvorgang und nimmt Herrn Fritz das Gewicht des linken Arms ab. Während des Bewegungsvorgangs lobt die Pflegende die Bemühungen des Patienten, der die Tendenz zeigt, seine ersten Bewegungsversuche abzubrechen. Herr Fritz bringt die folgenden Wörter unter großer Anstrengung stoßweise heraus: »Ich ... ka (verschluckt die Silbe) nicht!« Die Pflegende: »Schauen Sie, wie gut Sie sich selbst waschen können, wenn ich Ihnen etwas helfe!« Nachdem Herr Fritz realisiert, dass er mit Unterstützung der Pflegenden tatsächlich Körperbereiche selbst waschen kann, zeigt er in den folgenden Tagen zunehmend Bereitschaft, diese Bewegungsfähigkeiten in den Waschvorgang selbst einzubringen. Seine Zufriedenheit über seine wieder gewonnenen Bewegungsfähigkeiten bringt Herr Fritz deutlich zum Ausdruck.

Bei der Körperwaschung steht die Pflegende auf der mehr beeinträchtigten Körperseite in einem Bereich, den Herr Fritz visuell wahrnehmen kann, um ihm diese Körperseite bewusster zu machen. Der Waschvorgang wird jeweils mehrfach hintereinander mit beiden Händen zur Wahrung personaler Kontinuität von nur einer Pflegenden vorgenommen, ohne den Körperkontakt zu unterbrechen, um damit eine ununterbrochene Spürerfahrung des Körpers zu ermöglichen. Der Körper wird in gleicher Weise flächig umschließend abgetrocknet. Dies ergänzt die Pflegende jeweils mit Ausstreichungen in der gleichen Bewegungsrichtung.

Beim Waschen der Vorder- und Rückseite des Rumpfes bzw. des Rückens, der Beine und auch bei der Gesichts-, Zahn-, Haar- und Bartpflege wird entsprechend dieses Prinzips vorgegangen. Da das Gesicht sehr empfindlich ist, sollte es nicht zuerst gewaschen werden, wenn dies nicht vom Patienten explizit gewünscht ist (Bienstein/Fröhlich 2010; Buchholz/Schürenberg 2005; Joa-Lausen 2013).

4.3.2 Bewegungsförderung und Tonusregulierung mittels Prinzipien aus der Kinästhetik und dem Bobath-Konzept

Am Fallbeispiel

Neben der neurophysiologischen Waschung zur Förderung der Wahrnehmungs- und Bewegungsfähigkeiten von Herrn Fritz, berücksichtigen die Pflegenden Prinzipien aus der Kinästhetik und dem Bobath-Konzept.

In Kombination zur neurophysiologischen Waschung wenden die Pflegenden als Gesundheitsfürsprecherin Prinzipien des Konzepts der Kinästhetik an.

115

Kinästhetik bzw. deren neuere Bezeichnung Kinaesthetics befasst sich mit dem Zusammenspiel aus Bewegung und Wahrnehmung. Sie setzt sich aus den Begriffen »Kinetik« bzw. Bewegung und »Ästhetik« bzw. Wahrnehmung zusammen (Bornemeier 2012, S. 124). Von den Entwicklern dieses Ansatzes als »Lehre der Bewegungsempfindung« bezeichnet, zielt sie über die Erschließung und Nutzbarmachung der Bewegungsfähigkeiten auf die Erleichterung menschlicher Bewegungen in der Gestaltung von Lebensaktivitäten, um Patienten in ihrer Selbstständigkeit zu fördern (Hatch/Maietta 2003, S. 5).

Als »erfahrungsbezogenes Lernkonzept« bietet es Pflegenden selbst die Möglichkeit, die eigene Bewegung bewusst wahrzunehmen und als Ressource für die eigene Gesundheitsentwicklung zu nutzen (Clauss 2013).

Massen und Zwischenräume

Bei der Kinästhetik handelt es sich nicht um einen starren Ansatz von Bewegungsvorschriften, sondern um Prinzipien, die sich auf menschliche Bewegung beziehen, die in kreativer Weise in der Interaktion mit Patienten situativ individuell nutzbar gemacht werden sollen (Hatch/Maietta 2003; Wagner 2012; Clauss 2013.). Auf der Basis der Analyse der individuellen Konstitution des Patienten, werden Konzepte wie »Massen und Zwischenräume« gezielt in der Unterstützung möglichst natürlicher, flüssiger und einfacher Bewegungsvorgänge für den Patienten genutzt. Indem etwa Massen wie der Rumpf, Kopf, Arme und Beine stabilisiert und deren Zwischenräume für »Spiralbewegungen« genutzt werden, werden Bewegungen unter weniger großer Kraftanstrengung möglich (Hatch/Maietta 2003).

Positionieren in die Rückenlage und Prinzipien der Lagerung

Am Fallbeispiel

Zur Wahrnehmungs- und Bewegungsförderung und der damit im Zusammenhang stehenden Tonusregulierung positionieren die Pflegenden Herrn Fritz in den ersten Tagen im Bett in Abwechslung auf den Rücken und die Körperseiten. Dies dient auch zur Vorbeugung der mit der Bettimmobilität verbundenen potenziellen Komplikationen Dekubitus-, Thrombose-, Kontraktur- und Pneumoniegefahr. Dabei orientieren sie sich an den Prinzipien der Kinästhetik und am Bobath-Konzept. Beim Bewegungsübergang in eine Position berücksichtigen die Pflegenden das Prinzip der normalen Bewegung, das ein zentrales Ziel des Bobath-Konzepts ist.

Das Bobath-Konzept ist von der Physiotherapeutin Berta Bobath entwickelt worden. Es wird interdisziplinär auch von anderen Gesundheitsfachberufen eingesetzt. Als therapeutisch-aktivierende Pflege beinhaltet das Bobath-Konzept Prinzipien zur Wahrnehmungs- und

> Bewegungsförderung, die sich an der Herstellung von normaler Bewegung orientieren (Jacobs 2012; Lorenz/Lunz 2013).

Im Rahmen des Bobath-Konzepts wird gezielt und systematisch Einfluss auf den Muskeltonus bzw. den Spannungszustand der Muskulatur des Patienten genommen, die für eine normale Bewegung benötigt wird. Zu einer normalen Bewegung gehört das ausgewogene Verhältnis zwischen Anspannung und Entspannung der Muskulatur, das gemäß der Bewegungsabsicht aufgewendet werden muss, um einerseits den Körper gegen die Schwerkraft zu halten und andererseits die nötige Flexibilität für die beabsichtigte Bewegung herzustellen (Jacobs 2012).

> Gerade infolge von Schädigungen des zentralen Nervensystems, wie bei dem ischämischen Schlaganfall von Herrn Fritz, kann es infolge der motorischen und sensiblen Ausfälle zu einer Veränderung im Muskeltonus kommen. Diese zeigen sich zuerst in einem schlaffen und im weiteren Verlauf der Krankheit in einem spastischen Muskeltonus. Im Zuge des schlaffen Muskeltonus ist »der Muskel […] nicht mehr fähig, die motorische Aktivität genau zu modulieren und zu kontrollieren«, da nur sehr geringe bis gar keine Spannung erzeugt werden kann (Clauss 2013, S. 162).

Einfluss auf den Muskeltonus nehmen unspezifische und spezifische Faktoren. Zu den unspezifischen Faktoren zählen die Temperatur, die Lautstärke und Emotionen. So erhöht die niedrige Temperatur des Waschwassers den Muskeltonus, wohingegen eine höhere sie verringert. Angst etwa erhöht den Muskeltonus (Lorenz/Lunz 2013). Als spezifische Faktoren sind hiervon die Unterstützungsfläche, Schwerkraft und Stellung der Schlüsselpunkte zu unterscheiden (Jacobs 2012; Lorenz/Lunz 2013):

- Die Unterstützungsfläche ist der Bereich der Umgebung, mit der der menschliche Körper Kontakt hat. Beim liegenden Menschen sind dies die auf der Matratze aufliegenden Körperpartien oder beim stehenden Menschen die Körperstellen der Füße, die Kontakt mit dem Boden haben. Je mehr Körperpartien flächigen Kontakt mit der Unterstützungsfläche haben, desto weniger Spannung muss die Muskulatur aufbringen, um den Körper gegen die Schwerkraft zu halten: Somit ist der Muskeltonus bei einem liegenden Menschen, dessen Körperpartien flächig aufliegen, verringert.
- Die Schlüsselpunkte sind die Körperregionen, die eine hohe Dichte an Rezeptoren aufweisen. Dabei handelt es sich um die Schultergürtel, die Hüften mit dem Becken, Thorax, Kopf, Hände und Füße. Beim Bobath-Konzept wird der Muskeltonus über die Stellung der Schlüsselpunkte und der Unterstützungsfläche bei Mobilisation und Positionierung reguliert.

Am Fallbeispiel

Die Pflegenden gestalten Bewegungsvorgänge mit Herrn Fritz ab-
schnittsweise mit Spiralbewegungen und in seinem Wahrnehmungs-
tempo, so dass er jede einzelne Bewegung nachvollziehen kann.

Die Positionierung nach Bobath zielt auf die Vermittlung von Sicherheit
und Haltungshintergrund, so dass kontrollierte, physiologische und im
Rahmen der aktuellen Bewegungsfähigkeiten des Patienten liegende Aktivität erleichtert wird, was zugleich dessen Wohlbefinden fördert (Lorenz/
Lunz 2013).

Am Fallbeispiel

Bei der Positionierung von Herrn Fritz auf seinen Rücken werden seine
Schlüsselpunkte »so zueinander positioniert, dass der Körper sich ab-
legen kann und Stabilität erfährt« (Jacobs 2012, S. 91–92).

Hierbei sollte möglichst »der gesamte Körper in Rückenlage die Unterstützungsfläche annehmen [...] [können]«, um mehr Stabilität zu erreichen und einen für weitere Bewegungen günstigen Muskeltonus zu schaffen (Jacobs 2012, S. 90–91).

Am Fallbeispiel

Bei der Positionierung auf den Rücken achten die Pflegenden darauf,
dass der gesamte Körper von Herrn Fritz achsengerecht steht, indem die
Schlüsselpunkte im rechten Winkel zueinander positioniert werden (Lo-
renz/Lunz 2013). Dazu unterlagern sie die Schultern von Herrn Fritz so
weit, »bis die Schlüsselpunkte ›Schulter‹ und ›Sternum‹ auf gleicher Höhe
stehen. So kann das Gewicht gut abgegeben werden. Die Lendenwirbel-
säule muss auf der Unterstützungsfläche abgelegt werden können. [...]
Die Knie werden in leichter Innenrotation und leicht angewinkelt abgelegt. Hohlräume werden unterlagert. [...] Zur Stabilisierung der Sprung-
gelenke wird Lagerungsmaterial unter den Fußsohlen angebracht. Dies
vermittelt dem Patienten zusätzliche Begrenzung und fördert dessen Wahrnehmung. Die Arme werden rumpfnah am Oberkörper abgelegt und können durch Mikrolagerungen in ihrer Position stets verändert werden. Das
Kopfteil kann in dieser Lagerung bis auf 30° gestellt werden« (Lorenz/
Lunz 2013, S. 146). Die Positionierung wird auf einer harten Matratze
zur Förderung seines Körpergefühls vorgenommen. Um Schädigungen
zu vermeiden, sollen Gelenke nie endgradig, sondern in physiologischer
Null- und Funktionsstellung positioniert werden (Lorenz/Lunz 2013).
   Aufgrund der mit der Hemiparese verbundenen Kontrakturgefahr
werden die Gelenke auf der mehr betroffenen Körperseite von den Pflegenden zur Erhaltung ihrer Funktionsfähigkeit regelmäßig bewegt, wobei Herr Fritz angeregt wird, den Bewegungsübungen visuell zu folgen
(Clauss 2013).

Ein stabiler Sitz im Bett dient als Voraussetzung für Bewegungen im Zusammenhang mit der Körperpflege.

Stabiler Sitz im Bett

> **Am Fallbeispiel**
>
> Zur Bewegungsförderung üben die Pflegenden als Gesundheitsfürsprecher mit Herrn Fritz das Einnehmen und Halten von Körperpositionen, wie das aufrechte Sitzen im Bett. Die selbstständige Einnahme und das Halten der Position sind Herrn Fritz in den ersten Tagen nach seinem Schlaganfall aufgrund von Gleichgewichtsstörungen in höheren Positionen infolge seiner Halbseitenlähmung nicht möglich.

Die Fähigkeit, die Position im aufrechten Sitz zentriert zu halten, ist eine wichtige Voraussetzung für weitere Bewegungsausführungen im Rahmen der Körperpflege und des Kleidens (Jacobs 2012; Clauss 2013). Um Alltagsfunktionen wieder selbstständig ausführen zu können, muss der Patient »zuerst lernen, Positionen zentriert halten zu können, um dann Teilbewegungen und schließlich eine kleine Alltagsfunktion in der Position auszuführen. So ist es beispielsweise schwierig für einen Menschen, der weder stehen noch sitzen kann, seinen eigenen Arm zu waschen. Er muss erst lernen zu sitzen; dann im nächsten Schritt lernen, den Arm frei zu bewegen, ihn an verschiedene Orte seines Körpers zu bringen, um zuletzt mit dem Waschlappen seinen Arm waschen zu können. Jeder einzelne Handlungsschritt muss trainiert werden« (Clauss 2013, S. 163). Dies folgt dem Prinzip Stabilität vor Bewegung: »Nur aus einer stabilen Position heraus kann eine zielgerichtete physiologische Bewegung entstehen« (Wagner 2012, S. 24–25).

Sitzposition halten können

> **Am Fallbeispiel**
>
> Die Pflegenden bahnen die Bewegungen an und unterstützen zugleich die gelähmte rechte Körperseite von Herrn Fritz, indem diese »Masse« mit einem Kissen auf der rechten Seite stabilisiert wird. Sie erleichtern die Stütz- und Haltefunktion des Oberkörpers durch die Positionierung seiner Beine in einer leichten Außenrotation. Damit das mehr betroffene rechte Bein nicht in eine zu starke Außenrotation gerät, stabilisieren sie dies mittels eines Keils, den sie in die Matratze unterhalb des mehr betroffenen Beins anbringen, da durch die Reduzierung des Muskeltonus in der Hüfte auf der mehr betroffenen Seite die Gefahr einer ständigen Überdehnung und Schädigung der Hüfte mit entsprechenden Schmerzen droht.

Auch das Schultergelenk auf der mehr betroffenen Seite ist aufgrund der schlaffen Lähmung von der Gefahr betroffen, durch Überdehnung Schaden zu nehmen, was ein spezifisches Arm- und Hüfthandling der mehr be-

Schultergelenk

troffenen Seite erfordert (Jacobs 2012). Hierbei gilt es einer Überdehnung des Gelenks entgegenzuwirken.

In Bezug auf die Schulter darf nicht am mehr betroffenen Arm gezogen werden. Bei Bewegungen wird der mehr betroffene Arm stabilisiert, um nicht durch das eigene Gewicht weiter aus dem Gelenk zu rutschen. Diese Maßnahmen werden als Handling bezeichnet.

Bei der Luxation oder Ausrenkung der Schulter handelt es sich um das Auskugeln des Oberarmkopfes aus der Schulterpfanne.

Entlassungsmanagement

Neben dem Einsatz dieser Konzepte zur Rehabilitation von Herrn Fritz, stellen sich den Pflegenden als Managerin auch weitere Aufgaben im Zusammenhang mit dem Entlassungsmanagement des Patienten.

Am Fallbeispiel

Zur Abklärung von Barrieren und Förderfaktoren im häuslichen Bereich von Herrn Fritz ist seiner Pflegeanamnese zu entnehmen, dass er bis zum Krankheitseintritt mit seiner ebenfalls berenteten Ehefrau zusammen in einer Mietwohnung im dritten Stock eines Mehrfamilienhauses ohne Aufzug wohnt. Die zwei Kinder des Ehepaares leben 200 km entfernt in anderen Städten. Er ist berentet, übte den Beruf des Schlossers aus, war bis zum Krankheitseintritt Hobbygärtner und aktiv im Vorstand eines Fußballvereins tätig.

Abb. 4.4:
Fallstruktur von Herrn Fritz innerhalb der ICF

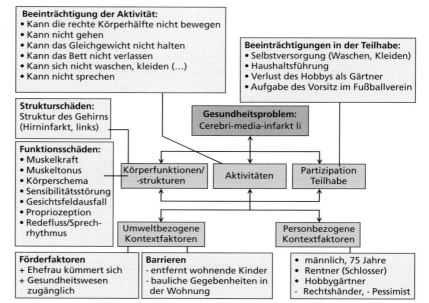

> **Aufgabenstellung:**
>
> - Welche notwendigen Abklärungsschritte ergeben sich aus der Interpretation dieser Informationen im Rahmen des ICF-Modells (▸ Abb. 4.4) im Zusammenhang mit der Planung der Entlassung von Herrn Fritz und dem Wunsch, wieder in seine häusliche Umgebung zurückzukehren?

4.4 Rollen der Pflegenden im Fallbeispiel

Innerhalb dieses Fallbeispiels übernehmen die Pflegenden vor allem die folgenden Rollen.

Die Pflegeexpertise in diesem Fallbeispiel zeigt sich in der systematischen Durchführung des diagnostischen Prozesses und dem Stellen zutreffender Pflegediagnosen. Dies ist im vorliegenden Fall durch die eingeschränkte Kommunikationsfähigkeit des Patienten sehr anspruchsvoll. Daher und auch aufgrund ihrer eigenen Betroffenheit durch die Krankheitssituation ist die Ehefrau des Patienten in die Gestaltung der Pflege einzubeziehen. Weiter ist geboten, auf die Persönlichkeit des Patienten einzugehen, ihn in seinen Möglichkeiten zur Bewältigung der Krankheitssituation zu stärken, ihm Erfolge aufzuzeigen, ihn zu ermutigen und eine realistische Perspektive für sein zukünftiges Leben zu entwerfen, die es ermöglicht, wieder Hoffnung auf ein selbstbestimmtes Leben zu eröffnen.

Pflegeexpertin

Die Stabilisierung, die Entwicklung und der Ausbau der Ressourcen des Patienten fordern den Rollenanteil als Gesundheitsfürsprecherin im vorliegenden Fallbeispiel. Dazu sind die Konzepte der Basalen Stimulation und der Kinästhetik ausgeführt worden, die konsequent an der zu fördernden Person ansetzen. Gleichzeitig müssen weitere potenzielle Komplikationen verhindert werden, was im vorliegenden Fall jedoch nicht weiter ausgeführt wurde. Zur Vermeidung eines Immobilitätssyndroms und der damit verbundenen Komplikationen wurden beispielhafte prophylaktische Pflegemaßnahmen erläutert, die in anderen Kapiteln ausführlicher dargestellt sind.

Gesundheits-fürsprecherin

Die letztendliche Aufgabenstellung in diesem Kapitel ist an die Konzipierung eines Entlassungsmanagements für den Patienten geknüpft. Dazu wurde eine mögliche Fallstrukturierung auf Basis der ICF vorgegeben, die Anhaltspunkte für die weiteren Recherchen der Lernenden geben soll, um diesen Rollenanteil auszufüllen.

Managerin

Die dargestellten Rollenanteile basieren auf Fachwissen in den Themenbereichen 1–6, 8 und 12 der Ausbildungs- und Prüfungsverordnung.

5 Die Pflegesituation einer Frau mit Alzheimer-Krankheit und deren pflegende Angehörige

Dieses Kapitel beinhaltet den Verlauf der Pflegesituation einer von der Alzheimer-Krankheit betroffenen Frau und ihrer Tochter als pflegende Angehörige. Die Schilderung des Krankheitsverlaufs mit der Entwicklung der Pflegebedürftigkeit bildet den Ausgangspunkt dieses Falls.

Falldarstellung

Frau Dach ist eine an einem leichten bis mittleren Stadium der Alzheimer-Demenz erkrankte 88 Jahre jährige Rentnerin, die bis vor kurzem alleine in ihrer eigenen Wohnung lebte. Diese befindet sich 50 km entfernt von dem Wohnort ihrer einzigen Tochter Frau Berg, die 60 Jahre alt, kinderlos und mit einem berenteten Arzt verheiratet ist.

> Die Alzheimer-Krankheit bzw. Demenz vom Alzheimertyp (DAT) ist die häufigste Demenzform. Als primär degenerative zerebrale Krankheit gilt ihre Ätiologie als unbekannt. Meist setzt sie schleichend ein und entwickelt sich langsam aber stetig über einen Zeitraum von mehreren Jahren (DGPPN 2009; Weyerer 2005; Perrar et al. 2011).

5.1 Die Alzheimer-Krankheit aus biomedizinischer Perspektive

Klinische Relevanz

Der Begriff Demenz wird mit »Verlust des Verstandes« oder ursprünglich mit »Unvernunft« übersetzt. Er umfasst mehrere Krankheitsbilder, die sich in ihrer Verursachung und in ihrem klinischen Verlauf voneinander unterscheiden (vgl. ICD-10-Definition der Demenz ▶ **Kap. 3**). Die verschiedenen Demenzerkrankungen zählen sowohl zu den häufigsten als auch zu den folgenreichsten psychiatrisch-neurologischen Erkrankungen des höheren Alters (Hafner/Meier 2005; Weyerer 2005; Böhm et al. 2009). Bei den 65-Jährigen und Älteren in Deutschland wird von etwa einer Million von einer mittel- oder schweren Demenz betroffenen Menschen und einer jährlichen Neuerkrankungsrate von nahezu 200.000 Betroffenen ausgegangen (Weyerer 2005; Böhm et al. 2009; Sütterling 2011).

Demenzen werden mit Blick auf die unterschiedlichen Krankheitsursachen in primäre und sekundäre Formen unterschieden. Primäre Demenzen, wie die DAT, haben ihren Ursprung im Gehirn selbst und machen die Mehrzahl der Demenzen bei den über 65 jährigen Betroffenen aus. Primär degenerativ bedeutet, dass die Nervenzellen ohne äußerlich erkennbare Ursachen zugrundegehen (Schröder 2003; Perrar et al. 2011; Hagg-Grün 2013). Demenzformen

Die genauen *Ursachen* der DAT sind noch ungeklärt. Doch sollen Risikofaktoren wie etwa das Alter, leichte kognitive Störungen, eine niedrige Schulbildung oder auch genetische Einflüsse eine Rolle bei der Krankheitsentstehung spielen (Rösler 2004; Hafner/Meier 2005; Weyerer 2005). Es wird von einem schädigenden Einfluss sogenannter aggressiver Eiweiße (Amyloide) auf die Hirnzellen mit Verlust an Neuronen ausgegangen. Diese verklumpen, bleiben als Ablagerungen im Gehirn, sogenannte Plaques, zurück und verlieren damit ihre Funktion (Hafner/Meier 2005; Bolwby Sifton 2008; Perrar et al. 2011). Zudem kommt es auch zum Auftreten von Neurofibrillen (Kitwood 2005; Perrar et al. 2011). Auch neurobiochemische Einflüsse in Form eines Acetylcholin-Mangel-Syndroms werden beschrieben (Hafner/Meier 2005). Ursachen

Der Lebensstil nimmt Einfluss auf die Krankheitsentstehung. So gelten eine ausgewogene Ernährung (Vermeidung einer hohen Kalorienzufuhr und einer fettreichen Ernährung, Bevorzugung einer fischreichen Kost), die Kontrolle von Blutdruck und Fettstoffwechsel sowie die Vermeidung von oxidativem Stress als Schutzfaktoren. Auch zur Senkung des Cholesterinspiegels verordneten Medikamenten wird zugesprochen, das Risiko einer Alzheimer-Demenz zu reduzieren (Weyerer 2005; Böhm et al. 2009). Protektive Faktoren

Das Krankheitsbild einer Demenz zeigt sich uneinheitlich, weil die Symptome von Person zu Person aber auch bei einem Betroffenen im Zeitverlauf variieren können (Bolwby Sifton 2008). Allgemein wird die Symptomatik der Demenz in Primär- und Sekundärsymptome unterschieden: Symptomatik

- Primärsymptome sind kognitive Ausfallerscheinungen (sogenannte A-Symptome) und werden auch als Defizitsymptome bezeichnet. Sie beschreiben durch die Erkrankung der Großhirnrinde entstandene Defizite. Primärsymptome
- Sekundärsymptome sind reaktive Verhaltensstörungen bzw. Nachfolgeerscheinungen aus den erstgenannten. Sie äußern sich als nicht kognitive Krankheitszeichen wie neuropsychiatrische Symptome in Form von Verhaltensstörungen, die insbesondere in der frühen Krankheitsphase Bedeutung erlangen. Wenn diese auch nicht durchgängig in Erscheinung treten und demzufolge nicht obligat mit der Diagnose Demenz verbunden sind, kommen sie bei Menschen mit DAT doch häufig in wechselnden Konstellationen vor (Bolwby Sifton 2008; Perrar et al. 2011; Hagg-Grün 2013). Sekundärsymptome

Die mit der DAT verbundenen charakteristischen kognitiven Symptome werden in der Tabelle 5.1 veranschaulicht.

Tab. 5.1: Primärsymptome der DAT	Symptom	Definition und Beschreibung
	Amnesie	= eine Form der Gedächtnisstörung Die Verschlechterung der Gedächtnisleistungen ist das Leitsymptom der DAT. Die Gedächtnisstörung wirkt sich negativ auf die Leistungsfähigkeit des Kurzzeit-, Langzeit- und auf das Prospektivgedächtnis aus (Hafner/Meier 2005; Bolwby Sifton 2008; Perrar et al. 2011). Zunächst ist zu Beginn der DAT das Kurzzeitgedächtnis oder das Neu- bzw. Frischgedächtnis betroffen. Etwa weil Betroffene Schwierigkeiten haben, ihre Aufmerksamkeit und Konzentration lange genug aufrechtzuerhalten, werden neue Inhalte nicht mehr in das Langzeitdächtnis aufgenommen. Diesbezügliche Inhalte sind dann von dem Betroffenen selbst nicht oder nur sehr schwer erinnerbar (Sauter et al. 2006; Perrar et al. 2011). Im frühen Stadium der Erkrankung zeigen sich leichte Beeinträchtigungen in Bezug auf den Gedächtnisverlust, der periodisch schwankend auftrifft. So werden Gegenstände verlegt, Verabredungen versäumt und es kann schwer fallen, sich in neuen und ungewohnten Situationen oder Umgebungen zu bewegen (Sauter et al. 2006; Bolwby Sifton 2008). Diese Auswirkungen haben anfangs noch keine Beeinträchtigung der selbstständigen Lebensführung des Betroffenen zur Folge, die häufig sich selbst und anderen – auch vertrauten – Personen gegenüber noch eine Fassade selbstständiger Lebensführung aufrechterhalten können (Bolwby Sifton 2008). Sauter et al. (2006, S. 974) zufolge wird das Gedächtnis »wie ein Wollknäuel abgewickelt. Zuerst verschwinden die jüngeren Erinnerungen, dann immer weiter zurückliegende. Ausnahmen: Jüngere Erinnerungen, die immer wieder aktualisiert werden, und solche, die einen tiefen emotionalen Eindruck hinterlassen, können leichter erinnert werden. Erinnerungen an komplizierte Fertigkeiten gehen schneller verloren.« Im weiteren Verlauf und bei Fortschreiten der DAT ist auch das Langzeitgedächtnis betroffen. Die Folge daraus ist »die anfangs zeitliche, später örtliche und schließlich autopsychische, d. h. auf die eigene Person bezogene, Desorientierung« (Hafner/Meier 2005, S. 316). Wo im Anfangsstadium der zeitliche Bezug, etwa zur Jahreszahl oder zur Jahreszeit, verschwindet, verliert der Betroffene mit der autopsychischen Desorientierung im weiteren Voranschreiten der Demenzerkrankung selbst »gut konsolidierte Teile seines Altgedächtnisses. In der Folge gehen die persönliche Lebensgeschichte und damit auch zunehmend die eigene Persönlichkeit verloren« (Perrar et al. 2011, S. 111). Da Menschen mit Demenz zunehmend den Bezug zur eigenen Person verlieren, sind sie in ihrer Identität bedroht (Sachweh 2002; Stuhlmann 2004).
	Aphasie	= Sprachstörung Sprachstörungen sind je nach Demenzform und -phase unterschiedlich ausgeprägt und reichen anfänglich von Wortfindungsstörungen über Benennungsstörungen, von im mittleren Stadium der DAT sensorischen – das Sprachverständnis betreffenden – Beeinträchtigungen bis hin zum Verstummen im Spätstadium bei beeinträchtigter Sprachproduktion (Hafner/Meier 2005; Perrar et al. 2011).
	Agnosie	= Unfähigkeit zur bewussten Verarbeitung von Sinnesreizen bei intakten Sinnesorganen Alle Sinnesarten können von einer Agnosie betroffen sein, was zur Folge hat, dass Betroffene ihrer Wahrnehmung keine Bedeutung mehr beimessen können. So werden trotz intakter Seh- oder Hörorgane Gegenstände nicht mehr visuell erkannt oder Gehörtes

Symptom	Definition und Beschreibung
	nicht mehr adäquat eingeordnet. Eine Variante der Agnosie stellt die Prosopagnosie dar, in deren Folge Betroffene bekannte Gesichter und vertraute Personen nicht mehr erkennen können. Andere Ausprägungen betreffen die Agnosie von Objekten, Farben und auch das Nichterkennen der eigenen Krankheit (Anosognosie) mit entsprechend fehlender Krankheitseinsicht. Infolge dieser Beeinträchtigung drohen viele Dinge im Umfeld der Betroffenen ihre Bedeutung zu verlieren (Schröder 2003; Hafner/Meier 2005; Perrar et al. 2011).
Apraxie	= Störung von motorischen Handlungsabläufen Infolge dieser Unfähigkeit zur Planung und zum Einsatz ziel- und zweckgerichteter Bewegungsabläufe ist der Betroffene in der Ausführung komplexer Handlungsabläufe beeinträchtigt, die etwa zur Ausführung von Selbstpflegehandlungen im Rahmen der Körperpflege, dem Kleiden, von Ausscheidungsvorgängen und der Nahrungs- und Flüssigkeitsaufnahme benötigt werden. Dabei sind zuerst komplexere Handlungsabläufe etwa im Bereich der instrumentellen Aktivitäten des täglichen Lebens, die zum Einkaufen oder Telefonieren gefordert sind, betroffen (Hafner/Meier 2005; Perrar et al. 2011).
Abstraktionsfähigkeitsverlust	= Störung des abstrakten Denkens Infolge dieser Störung ist die Fähigkeit von Betroffenen herabgesetzt, »logisch, zusammenhängend, zielgerichtet zu denken und zu planen. Der demente Patient erkennt keine Unterschiede mehr und kann keine Zusammenhänge mehr herstellen. Er ist somit unfähig geworden, schlussfolgernd zu denken und sinngemäß zu handeln« (Perrar et al. 2011, S. 111).
Assessmentstörung	= Störung der Urteilskraft Hierbei handelt es sich um die »Abnahme der Fähigkeit, Situationen, Gegebenheiten, überhaupt die Wirklichkeit, dem gesunden Menschenverstand gemäß zu erfassen und den jeweiligen sozial-psychologischen Verhältnissen entsprechend zu handeln« (Hafner/Meier 2005, S. 317).

Tab. 5.1:
Primärsymptome der
DAT – Fortsetzung

Der Krankheitsverlauf der DAT ist chronisch progressiv (fortschreitend) mit Verläufen über mehrere Jahre, wobei die Dauer der Erkrankung individuell variiert. Sie kann einen Zeitraum von zehn Jahren vom Auftreten der ersten Symptome bis zum Tod der betroffenen Person umfassen (DGPPN 2009; Perrar et al. 2011; Hagg-Grün 2013).

Krankheitsverlauf

Die DAT wird hinsichtlich ihres Verlaufs in einen leichten, mittelschweren und schweren Grad unterteilt. Häufig wird dabei auf das Testverfahren Mini-Mental-Status-Test (MMST) zurückgegriffen (DGPPN 2009).

Die Gradeinteilung berücksichtigt die Unabhängigkeit in der Lebensführung der betroffenen Person, wobei eine Demenz dann als leicht gilt, »wenn eine Person noch immer die Fähigkeit hat, allein zurechtzukommen. Bei mittlerer Demenz bedarf es gewisser Hilfe bei der Bewältigung der gewöhnlichen Lebensführung, und eine schwere Demenz besteht, wenn dauerhaft Hilfe und Unterstützung erforderlich sind« (Kitwood 2005, S. 43).

Doch wird auch angesichts möglicher großer Unterschiede beim Beginn der Demenzerkrankung und dem Auftreten der Symptome vor schematischen Gradeinteilungen gewarnt (Bolwby Sifton 2008).

> Bei der Einschätzung des Betroffenen gilt es zu vermeiden, Pflegebedürftigkeit dort zu unterstellen, wo sie faktisch nicht gegeben ist.

Am Fallbeispiel

Frau Berg sucht einen Pflegestützpunkt zur Beratung auf. Anlass dafür ist die zunehmende Pflegebedürftigkeit ihrer Mutter, die dieser ein selbstständiges Leben im eigenen Haushalt nicht mehr zu ermöglichen scheint. Außerdem ist sie durch die mehrjährige Betreuung ihrer Mutter und den in der jüngeren Zeit eingetretenen krankheitsbedingten Veränderungen erschöpft und droht ernsthaft zu erkranken.

Pflegestützpunkte

Pflegestützpunkte sind »niedrigschwellige Anlaufstellen« für informell Pflegende, die zu deren Kompetenzförderung durch Information und Beratung in Anspruch genommen werden können. Indem sie aber auch auf der Strukturebene des Versorgungssystems »unkomplizierte Wege zur und durch die Versorgung ebnen«, können sie eine wichtige Prävention für den Zusammenbruch informeller Pflege sein und die individuelle Versorgungsorganisation unterstützen (Büscher/Schaeffer 2009, S. 208–209; Höhmann 2009).

Am Fallbeispiel

Lernende und Lehrende

Die Pflegende Frau Dierk vereinbart in ihrer Rolle als Lernende und Lehrende einen Beratungstermin mit Frau Berg. Sie erhebt zunächst die Vorgeschichte der Entwicklung der Pflegebedürftigkeit deren Mutter und der sich daraus ergebenden Pflegesituation für sie als pflegende Angehörige. Die Pflegeanamnese ergab den folgenden Verlauf in der Entwicklung der Pflegesituation.

Das Ehepaar Berg unterstützt die Mutter seit zwei Jahren mit regelmäßigen Besuchen, in denen sie zusammen größere Einkäufe erledigen. Vor einem halben Jahr deutete sich bei einem Einkauf an, dass sich die vormals geistig rege und kognitiv gesunde Mutter in den Gängen des vertrauten Geschäfts verirrte und trotz der ihr bekannten Auslagen gänzlich andere Waren dort einzukaufen gedachte. Noch dazu fanden sich im Kühlschrank unverhältnismäßig große Mengen Joghurts, deren Haltbarkeitsdatum zum Teil bereits abgelaufen war. Gegenüber ihrer Tochter beklagte sich die Mutter, manchmal neben sich zu stehen und sich »nicht ganz klar im Kopf« zu fühlen. Zu dieser Zeit führte Frau

Dach ihren Haushalt noch eigenständig und nahm ihre Medikamente selbstständig ein. Kurz darauf wurde die Mutter in Abwesenheit des verreisten Ehepaares in die Innere Abteilung eines Krankenhauses eingeliefert, weil sie von ihrer Nachbarin verwirrt und desorientiert zu Hause vorgefunden wurde. Dort wurde von einem Neurologen eine leichte bis mittlere Alzheimer-Demenz festgestellt.

5.2 Assessment und Diagnostik der Alzheimer-Krankheit

Bei der Erkennung der Diagnose Alzheimer-Krankheit sind übliche altersbezogene Veränderungen des kognitiven Leistungsvermögens von frühen Demenzstadien bzw. Frühsymptomen zu unterscheiden. Dies wird durch den oft schleichenden Beginn demenzieller Erkrankungen erschwert (Weyerer 2005; Böhm et al. 2009). Als Vorstufe der Demenzerkrankung gelten leichte kognitive Beeinträchtigungen (Mild Cognitive Impairment, MCI), die eine nachweisbare Störung des Gedächtnisses oder ein Nachlassen der intellektuellen Fähigkeiten bezeichnen, ohne dass bereits Einschränkungen der Alltagsfunktionen bestehen (Weyerer 2005; Hofmann 2012).

Die Diagnose einer DAT erfolgt im Rahmen einer klinischen Untersuchung unter Einbeziehung neuropsychologischer Testverfahren. Hinweise für die Diagnose einer DAT liegen vor

1. wenn Defizite in mindestens zwei kognitiven Bereichen wie Gedächtnis und Orientierung auftreten,
2. die Störungen des Gedächtnisses und anderer kognitiver Funktionen fortschreitender Natur sind,
3. Bewusstseinsstörungen fehlen,
4. der Beginn meist nach dem 65. Lebensjahr zu beobachten ist und
5. kein Hinweis für andere ursächliche System- oder Hirnerkrankungen, wie eine Gefäßerkrankung, eine Vergiftung, Entzündung oder übertragbare Krankheit, nachzuweisen ist (Weyerer 2005; DGPPN 2009; Hofmann 2012).

Die medizinische Diagnostik einer Demenz erfolgt als gezielte Erhebung der aktuellen Gedächtnisleistungen des einzuschätzenden Menschen im Hinblick auf das Alt-, das Neugedächtnis und die Merkfähigkeit. Weiter werden die Fähigkeiten zur Orientierung in zeitlicher, örtlicher, situativer und persönlicher Hinsicht und zur Ausübung von Alltagsaktivitäten vor dem Hintergrund des früheren Leistungsniveaus des einzuschätzenden Menschen untersucht. Diese Eigenanamnese wird um die Fremdanamnese unter Einbeziehung von Bezugspersonen ergänzt, da diese Familien- und Sozialanamnese weiteren Aufschluss über Risikofaktoren,

Medizinische
Diagnostik

127

Problemkonstellationen und Ressourcen, die wesentlich für die Krankheitsbewältigung sind, gibt (Weyerer 2005; Hofmann 2012). Insbesondere nahe Bezugspersonen können im diagnostischen Prozess hilfreich sein, da sie »über feine Veränderungen im Verhalten oder über typische Verhaltensweisen, die mit dem Lebenskontext nachvollziehbar sind«, Aufschluss geben können (Glaus Hartmann 2000, S. 92).

Neben einer körperlich internistischen und neurologischen Untersuchung werden Testverfahren wie der Mini-Mental-Status-Test (MMST) und der Uhrentest zur Erfassung des Vorhandenseins und des Schweregrads kognitiver Funktionen eingesetzt (Weyerer 2005; DGPPN 2009; Hager 2009b). Daneben finden Assessmentinstrumente, die sich auf die Einschätzung nicht kognitiver Symptome und Verhaltensweisen (▶ Kap. 3), die Lebensaktivitäten (▶ Kap. 4) und die stationäre Versorgungs- und Betreuungssituation beziehen, wie das Dementia Care Mapping (DCM), Verwendung (MDS 2009; Kitwood 2005).

> Der Mini-Mental-Status-Test (MMST) ist ein im Rahmen der Demenzdiagnostik weltweit eingesetztes Instrument zur Einschätzung der kognitiven Leistungsfähigkeit. Er findet zum Screening, zur Einstufung des Schweregrads und zur Verlaufsbeobachtung Verwendung. Erfasst werden die kognitiven Leistungsbereiche: Orientierung, Aufnahmefähigkeit, Aufmerksamkeit und Rechnen, Gedächtnis, Sprache, Ausführen eines dreiteiligen Befehls, Lesen, Schreiben und Reproduktion einer grafischen Form (Radzey 2009; Ahlsdorf/Schröder 2011; Gupta 2012).

Mini-Mental-Status-Test

Der MMST ist ein kurzer Test, der meist als Interview in 5–15 Minuten in Ruhe in Kombination mit anderen Tests, wie dem Uhrentest, durchgeführt werden sollte (Radzey 2009; MDS 2009; Hofmann 2012). Werden die im Test enthaltenen Aufgaben erfolgreich gelöst, werden bis zu 30 Punkte vergeben. Doch vor einer schematischen Anwendung ist Vorsicht geboten, da nur eine grobe Einschätzung möglich ist. Denn der MMST wird durch soziodemografische Variablen wie u. a. Alter, Bildungsstand, kultureller Hintergrund, berufliche Vergangenheit und sensorische und motorische Defizite beeinflusst (Radzey 2009; Ahlsdorf/Schröder 2011; Gupta 2012). Auch bei der Bestimmung des Schweregrads gelten unterschiedliche Punktwerte (DGPPN 2009; Ahlsdorf/Schröder 2011). Tabelle 5.2 zeigt eine mögliche Variante.

Grenzen des MMST

Der MMST gibt keinen Aufschluss über das Erleben des von kognitiven Defiziten betroffenen Menschen. Auch die Folgen für das Alltagsleben und für die Versorgung und Betreuung sind ausgeblendet (MDS 2009). Dieser Ausschnitt wird nachfolgend im Rahmen der weiteren Pflegediagnostik behandelt.

128

Nummer	Qualität	Aspekte	Punkte
1.	Orientierung	Jahr, Jahreszeit, Datum, Wochentag, Monat	5
		Staat, Bundesland, Stadt, Klinik, Stockwerk	5
2.	Aufnahmefähigkeit	Drei Gegenstände, die nicht zusammengehören, benennen (1 s/Gegenstand), für jede richtige Wiederholung 1 Punkt.	3
		Dann die genannten Gegenstände bis zu fünfmal wiederholen, bis der Patient sie gelernt hat. Versuche zählen.	
3.	Aufmerksamkeit und Rechnen	Von 100 rückwärts laufend 7 abziehen (5 Schritte: 100, 93, 86, 79, 72, 65) oder Lampe rückwärts buchstabieren.	5
4.	Gedächtnis	Die drei Gegenstände aus 2. wiederholen lassen.	3
5.	Sprache	Zwei Gegenstände, die gezeigt werden, benennen.	2
		Den Satz »Kein Wenn und oder Aber« nachsprechen.	1
6.	Ausführen eines dreiteiligen Befehls	Ein Blatt Papier in die rechte Hand nehmen, in der Mitte falten und auf den Boden legen.	3
7.	Lesen	Den Satz »Schließen Sie die Augen« lesen und befolgen.	1
8.	Schreiben	Einen vollständigen Satz schreiben.	1
9.	Formen	Eine Figur exakt kopieren (1 Punkt, wenn die Seiten und Winkel stimmen und die sich überschneidenden Seiten ein Viereck bilden).	1

Tab. 5.2: MMST (verändert entnommen aus: Sauter et al. 2006, S. 980)

Darüber hinaus werden zur medizinischen Diagnostik einer Demenz und zum Ausschluss sekundär zu einer Demenz führenden Erkrankungen u. a. bildgebende Verfahren, wie die Computertomografie und Magnetresonanztomografie, elektrophysiologische Verfahren, wie die Elektrokardiografie, Elektroenzephalografie, die Doppler-Sonografie und Blutuntersuchungen eingesetzt (Weyerer 2005).

Am Fallbeispiel

Ein paar Wochen nach der Entlassung aus dem Krankenhaus stürzte die noch alleine lebende Frau Dach auf einem Straßenfest. Diese Begebenheit wurde der Tochter nur indirekt über die Nachbarin übermittelt. So erwähnte die Mutter den Sturz ihr gegenüber nicht. Doch

129

klagte sie über zunehmende Schmerzen, die zunächst von ihrem Hausarzt behandelt wurden. Die Aufnahme auf der Geriatrischen Abteilung eines Krankenhauses erfolgte, weil Frau Dach diese ohnehin recht gering dosierte Schmerzmedikation aufgrund ihres geringen Körpergewichts schlecht vertrug und aufgrund eines fortdauernden Brechreizes sowohl Essen als auch Trinken ablehnte. Bei Frau Dach wurde ein vorderer Beckenringbruch diagnostiziert, der mutmaßlich auf den Sturz zurückgeführt wurde.

> Kognitive Beeinträchtigungen sind wichtige Sturzrisikoprädiktoren, weil hiermit »Auswirkungen auf Wahrnehmungs- und Einschätzungsfähigkeit von Umgebung und Situation betroffener Personen wie auch auf ihre Bewegungsfähigkeit und ihr Gangbild« verbunden sind (DNQP 2006b, S. 56). So stürzen Menschen mit Demenz »bei Vorliegen gleicher Risikofaktoren und Umgebungsbedingungen etwa zwei Mal so häufig wie Personen ohne kognitive Einschränkungen oder Demenz« (DNQP 2006b, S. 56–57). Auch die Auswirkungen von Stürzen sind bei Menschen mit Demenz höher, da sie 1,5–3-mal so häufig eine Fraktur erleiden (DNQP 2006b; DNQP 2013).

Am Fallbeispiel

Zu Beginn der Behandlungszeit zeigte Frau Dach vor allem ihrer Tochter gegenüber expressive Schmerzäußerungen, indem sie sich auf ihr Bett warf und laut schrie, was ihrer Tochter zufolge untypisch für die Mutter war, die Zeit ihres Lebens eher »die Zähne zusammen gebissen« habe.

Schmerzassessment
    Beim Schmerzassessment älterer Menschen mit kognitiven Einschränkungen gilt es, der Gefahr einer Unterversorgung vorzubeugen, weil diese zu eindeutigen sprachlichen Äußerungen in Bezug auf ihr Schmerzerleben nicht mehr fähig sein können (DNQP 2005; Busse 2012; Wulff et al. 2012). Die veränderte Schmerzkommunikation bei Menschen mit Demenz kann auch aus der fehlenden Schmerzerinnerung resultieren, in deren Folge Schmerzberichte weniger aussagefähig sind (Schwermann/ Münch 2008). Doch die Schmerzeinschätzung durch die Menschen mit Demenz selbst hat immer Vorrang, »da kognitive Einschränkungen zwar eine substantielle Barriere in der Schmerzeinschätzung darstellen, jedoch Selbstauskunft [...] nicht nur möglich ist, sondern auch zuverlässig« (DNQP 2005, S. 66). Entfällt die verbale Mitteilungsfähigkeit, sind durch die pflegerische Beobachtung nonverbale Schmerzzeichen, wie die Lautbildung (Weinen), Mimik (verzerrtes Gesicht) und verhaltensbezogene Merkmale (schützende Körperbewegungen) heranzuziehen (DNQP 2005). Das Beobachtungsinstrument für das Schmerzassessment bei alten Menschen mit Demenz (BISAD) eignet sich bei Personen, die sich sprachlich nicht mehr oder nicht mehr konkret äußern können (Fischer

2007; DNQP 2011). Darüber hinaus sind Hinweise nahestehender Bezugspersonen zu berücksichtigen. Auch physiologische Parameter wie Blutdruck und Puls können zur Schmerzeinschätzung beitragen (DNQP 2011, S. 74). Zu einer zuverlässigen Schmerzeinschätzung trägt weiter die personale Kontinuität des Pflegepersonals als Voraussetzung für die Erkennung von Veränderungen des für einen Betroffenen normalen typischen Verhaltens oder Stimmungsveränderungen bei (DNQP 2005).

Am Fallbeispiel

Frau Dach war die Notwendigkeit ihres Krankenhausaufenthalts nicht bewusst. Sie vergaß sogar die extrem belastende Begebenheit, bei ihrer Aufnahme mehrere Stunden in der Notaufnahme gewartet zu haben. Bei den Besuchen ihrer Tochter bat sie diese eindringlich darum, wieder nach Hause zu dürfen. Die Hypothese der durch die Demenzerkrankung gestörten Schmerzverarbeitung führte zur Versorgung mit einem trandermal verabreicheten Acetylcholinesterase-Hemmer (Exilon-Pflaster bzw. einem sogenannten Colisterinasehemmer).

Die medikamentöse Therapie der DAT mit sogenannten Antidementiva ist ein Bereich der Therapie der Demenz neben psychologischen, ökologischen und sozialen Interventionen (Weyerer 2005). Dabei erfolgt die medikamentöse Therapie derzeit ausschließlich symptomatisch. Zur Behandlung des leichten und mittleren Stadiums der DAT kommen sogenannte Acetylcholinesterase-Hemmer zur Anwendung, die auf die möglichst lange Aufrechterhaltung des kognitiven Leistungsvermögens und der Fähigkeit zur Bewältigung von Alltagstätigkeiten zielen (Marksteiner 2008; DGPPN 2009; Perrar et al. 2011). Dieses Medikament kann transdermal als Pflaster über die Haut angewendet werden, was gegenüber der oralen Darreichungsform den Vorteil einer besseren Verträglichkeit hinsichtlich unerwünschter gastrointestinaler Wirkungen wie Übelkeit und Erbrechen bei gleicher Wirksamkeit hat (Kassenärztliche Bundesvereinigung 2010; Hinneburg 2013).

Medikamentöse Therapie

Am Fallbeispiel

Während des dreiwöchigen Aufenthalts besserte sich das Allgemeinbefinden von Frau Dach unter einer adäquaten Schmerztherapie und physiotherapeutischen Übungen auch insofern, als sie wieder mit einem Rollator laufen konnte. Im Rahmen des Entlassungsmanagements wurde dem Ehepaar verdeutlicht, dass die Mutter aufgrund der Demenzentwicklung fortan nicht mehr alleine in ihrer Wohnung leben kann. Zur Überraschung der Tochter akzeptierte die Mutter eine osteuropäische Hilfskraft, die der Familie über Bekannte vermittelt wurde und zu ihr in die Wohnung zog, was wohl an deren warmherzigen, taktvollen und umsichtigen Charakter und an der biografisch begründeten Erfahrung lag, dass sich Frau Dach als junge Frau in einer ähnlichen Situation wie diese Betreuerin befand.

Unterstützung durch osteuropäische Helferinnen

Für viele pflegende Angehörige stellt die irreguläre Beschäftigung osteuropäischer Helferinnen in der häuslichen Pflege eine bezahlbare Variante der 24-Stunden-Betreuung dar, da sie deutlich kostengünstiger als professionelle Anbieter sind (Lauxen 2011). Zumeist leben sie gemeinsam mit dem Menschen mit Demenz in deren Haushalt und übernehmen deren Haushaltsführung, Betreuung und Pflege. Dadurch sind sie permanent anwesend und bieten rund um die Uhr ihre Unterstützung an. Doch ihre Anwesenheit ist häufig auf etwa zwölf Wochen begrenzt, so dass sich mehrere Helferinnen abwechseln (Lauxen 2011). Pflegenden Angehörigen sind häufig vor allem persönliche Eigenschaften von Betreuungspersonen wichtig, wie die Zugewandtheit zur pflegebedürftigen Person (Lauxen 2011). Wie aus der Schilderung der pflegenden Tochter deutlich wird, scheint die biografische Konstante für die Akzeptanz der Helferin durch die pflegebedürftige Mutter selbst zentral zu sein.

Am Fallbeispiel

Die Pflegebedürftigkeit der Mutter gestaltete sich in dieser Zeit recht wechselhaft. Mitunter benötigte Frau Dach Hilfe beim Waschen und Ankleiden in Bezug auf die Einhaltung der richtigen Reihenfolge. Die von der Tochter vorsortierten Medikamente wurden von der Betreuerin sehr gewissenhaft in ihrer Abwesenheit verabreicht.

Die Übernahme von Steuerungsaufgaben vonseiten pflegender Angehöriger von Menschen mit Demenz trägt wesentlich zum Gelingen dieser durch osteuropäische Helferinnen stabilisierten häuslichen Pflegesituationen bei. Die Sprachbarriere und ihre Kenntnis der alltäglichen Gewohnheiten und Routinen fordern dies häufig. So legen pflegende Angehörige die Tätigkeitsbereiche der Helferinnen fest, arbeiten sie ein und kontrollieren ihre Arbeit (Lauxen 2011).

Am Fallbeispiel

Doch mehrten sich die Auseinandersetzungen zwischen Tochter und Mutter. Die Konflikte bezogen sich häufig auf die Rolle und Aufgaben der Helferin. Da die Mutter diese nach Ansicht der Tochter über Maßen vereinnahmte, befürchtete sie, dass die Helferin ihren Posten infolge von Überforderung aufgeben könnte. Diese Streitereien verliefen aus Sicht der Tochter angesichts des früheren friedlebenden Charakters der Mutter ungewöhnlich heftig. Für die Tochter war es schlimm zu erleben, dass die vormals rational denkende Mutter logischen Argumenten gegenüber nicht mehr zugänglich war, auch wenn in Gesprächen zunächst eine Einigung erzielt werden konnte, weil ihr Realitätsverlust aus Sicht der Tochter doch recht groß war. So unterschied sich das Selbstbild der Mutter, selbstständig und unabhängig zu sein, eklatant vom Eindruck der Tochter.

Persönlichkeitsveränderungen

Persönlichkeitsveränderungen zählen zu den Sekundärsymptomen der DAT und betreffen das Wesen bzw. die Persönlichkeit des Menschen. Hierbei kann es zu einer Verstärkung oder zu einer Abschwächung bisheriger Persönlichkeitszüge mit für diesen Menschen untypischem Verhalten kommen. Insbesondere auch für das soziale Umfeld führen diese Veränderungen in Bezug auf den Umgang und die Betreuung zu hohen Anforderungen und seelischen Belastungen, etwa wenn vormals friedlebende Menschen aggressiv werden. Eine erhöhte Aggressivität ist oft bei Menschen mit vor der Krankheit vorliegender erhöhter Aggressionsbereitschaft zu finden. Doch muss bei neu auftretender Aggressivität eine organische Ursache wie ein Harnwegsinfekt oder Schmerzen in Betracht gezogen werden. Aber auch in umgekehrter Hinsicht können sich vormals negative Persönlichkeitszüge zum Positiven verändern (Hafner/Meier 2005; Bolwby Sifton 2008; Hagg-Grün 2013).

Als weitere Sekundärsymptome der DAT gelten:

Sekundärsymptome der DAT

- *Depression*: Diese tritt oft als Frühsymptom als »Reaktion auf die Hirnleistungsschwäche mit niedergedrückter Stimmung, Gefühl der Leere, Sinn- und Hoffnungslosigkeit« auf und kann die Demenzsymptome verstärken, was therapierbar ist (Hafner/Meier 2005, S. 320). Differentialdiagnostisch ist die Depression bei der Diagnose der Alzheimer-Krankheit auszuschließen, weil sie ebenso kognitive Störungen hervorrufen kann (Kitwood 2005; Weyerer 2005; MDS 2009).
- Weitere mögliche Sekundärsymptome sind *Angst, Wahnvorstellungen* mit *Verfolgungs-* oder *Bestehlungswahn* und *Halluzinationen, Unruhe* mit z. B. *Weglauftendenz, allgemeines Enthemmungsphänomen,* bei schweren Demenzen *Apathie* und *Indifferenz, Perseveration* bzw. das sich immer Wiederholen infolge von Gedächtnisstörungen, *Tag-Nacht-Umkehr,* bei der Betroffene tagsüber schlafen und gegen Abend und nachts wacher und aktiver werden, dann Herumlaufen (Wandering), wobei Verwirrungszustände und psychomotorische Unruhe (Rufen, Schreien) zunehmen können, was auch als »*Sundowning*« bezeichnet wird. Weiter kann eine *Urin-* und *Stuhlinkontinenz* auftreten, deren Verursachung im Krankheitsverlauf variieren kann und z. B. auf räumliche Orientierungsstörungen im Auffinden der Toilette, Wahrnehmungsstörungen im Hinblick auf die Wahrnehmung des Harn- oder Stuhldrangs und funktionellen Defiziten (Immobilität) zurückgeführt werden kann. Auch *Stimmungsschwankungen* ohne erkennbaren Grund für Außenstehende aufgrund des Verlusts der emotionalen Kontrolle, *Störungen des Sozialverhaltens* oder der *Motivation* können auftreten (Hafner/Meier 2005; Bolwby Sifton 2008; Perrar et al. 2011).

133

Am Fallbeispiel

Für die Mutter war es sehr schwer, ihre Abhängigkeit z. B. in geschäftlichen Belangen zu akzeptieren, weil sie sich und ihre Tochter nach dem frühen Tod ihres Ehemannes alleine durch das Lebens bringen musste. Als dann die Helferin um Weihnachten herum eine Pause einlegen wollte, entschied sich die Tochter schweren Herzens dazu, die Mutter für diese Zeit in eine Kurzzeitpflegeeinrichtung eines Pflegeheims zu geben, da der Tochter die nächtliche professionell institutionelle Betreuung wichtig war. Dort besuchte die Tochter die Mutter zunächst, die ihr massive Vorhaltungen machte, sie ins Pflegeheim abgeschoben zu haben und nach deren Besuchen stürzte sie stets in ein Stimmungstief. Dies wiederum veranlasste das Pflegepersonal dazu, ihr zunächst von weiteren Besuchen abzuraten, bis sich die Mutter eingelebt hat. Die Tochter unterließ daraufhin weitere Besuche, litt aber unter der Vorstellung, ihre Mutter mit falschen Versprechungen ins Pflegeheim gelockt zu haben und sie gerade zu den Festtagen alleine unter fremden Menschen zurückzulassen. Das Gefühl, die Mutter hintergangen zu haben, war auch nach Gesprächen mit dem Ehemann und Bekannten nicht aufzulösen. Da die Tochter in der Betreuung ihrer Mutter bereits seit Jahren ständig eingespannt war, fühlt sie sich nun durch diese Ereignisse und die ständige Überlegung, was das Richtige für ihre Mutter ist, strapaziert und überfordert, was sich auch zunehmend in Magenbeschwerden äußert. Obwohl sich der Ehemann sehr um ihre Mutter kümmerte, fühlte sich Frau Berg doch immer alleine in der Verantwortung und an diese Situation mit ihrer Mutter festgebunden. Die Tochter hat die Mutter unlängst in einem neu gebauten Pflegeheim vorsorglich angemeldet, hadert aber mit dieser Lösung, weil sie nicht weiß, ob die Mutter den Verlust ihres geliebten Gartens verkraften würde und sie die Notwendigkeit des Umzugs verstehen würde. Doch ist ungewiss, wie lange die Mutter noch alleine zu Hause leben kann, da auch die Helferin mittlerweile ihren Dienst quittiert hat, noch keine Nachfolgerin vorhanden ist und ihre eigenen Magenbeschwerden zunehmen.

5.3 Der Unterstützungsbedarf pflegender Angehöriger

Als pflegende Angehörige von Menschen mit Demenz engagieren sich überwiegend Frauen und Mitglieder des engeren Familienkreises, wie die Ehepartnerinnen und Kinder, dann folgen die Schwieger- und Enkelkinder (Heinemann-Knoch et al. 2006; Schäufele et al. 2005; Isfort et al. 2008).

Knapp zwei Drittel der Menschen mit Demenz wird ambulant versorgt. Davon werden 80 % zu Hause von ihren Angehörigen gepflegt (Dietl et al.

2010). Damit ist die Angehörigenpflege bzw. die informelle Pflege die häufigste Versorgungsform in der ambulanten Langzeitversorgung in Deutschland und trägt somit die Hauptlast der Bewältigung der Pflegebedürftigkeit infolge von Demenz (Schneekloth 2006; van den Bussche et al. 2013).

Die häufigsten Motive für die Übernahme der Angehörigenpflege sind die emotionale Bindung, das Gefühl der Verpflichtung gegenüber dem Familienmitglied mit Demenz und ein gutes mit der Pflege und Betreuung verbundenes Gefühl. Daneben gibt es aber auch fremdbestimmte Gründe, wie keine Alternative zur informellen Pflege zu haben, die Ablehnung fremder Personen durch den Menschen mit Demenz und die mit der Inanspruchnahme professioneller Pflege verbundenen Kosten (Kofahl/Mnich 2005).

Motive für Angehörigenpflege

5.3.1 Belastungen und gesundheitliche Folgen der Angehörigenpflege von Menschen mit Demenz

Mit der Demenzerkrankung ist eine hohe Pflegebedürftigkeit verbunden. Noch dazu verändern und erhöhen sich im weiteren Verlauf der Krankheitsentwicklung die Anforderungen an die pflegenden Angehörigen. Die Symptome führen zu einer hohen Beeinträchtigung der Alltagsbewältigung der Menschen mit Demenz, deren Alltagskompetenz im Vergleich zu anderen Arten von Pflegebedürftigkeit geringer ausgeprägt ist (Kofahl/Mnich 2005). Daraus folgt für die informelle Pflege die Notwendigkeit einer umfangreicheren pflegerischen Unterstützung (Beyrodt/Roling 2007; Gräßel 1998 a, b; Pinquart et al. 2002). Infolge des Fortschreitens der Krankheit nimmt der Hilfebedarf im Krankheitsverlauf zu, so dass die Anforderungen an die pflegenden Angehörigen ansteigen (Meyer 2006; Zank/Schacke 2007). Pflegende Angehörige von Menschen mit Demenz sind physisch und mental stark beansprucht (Gräßel/Adabbo 2011).

> Infolge der vielen mit der Angehörigenpflege einhergehenden Anforderungen sind pflegende Angehörige häufig körperlichen, emotionalen, sozialen, ethisch-moralischen, zeitlichen und finanziellen Belastungen ausgesetzt.

Aus stresstheoretischer Perspektive kann zwischen einer objektiven und einer subjektiven Belastung unterschieden werden. Im »Modell zur pflegebedingten Belastung« (▶**Abb. 5.1**) werden primäre Stressoren, die aus direkten Aufgaben und Anforderungen der informellen Pflege resultieren, von sekundären unterschieden, die sich aus diesen nachfolgend für andere Lebensbereiche (Beruf, Freizeit, soziale Kontakte, Familienleben) der Angehörigen ergeben können (Zank/Schacke 2007, S. 13–14). Auch nehmen soziodemografische Variablen der beteiligten Personen oder deren gemeinsame Beziehungsgeschichte direkt oder indirekt Einfluss (Zank/Schacke 2007). Im Modell sind aus der informellen Pflege resultierende Belastungen dargestellt.

Entstehung pflegebedingter Belastung

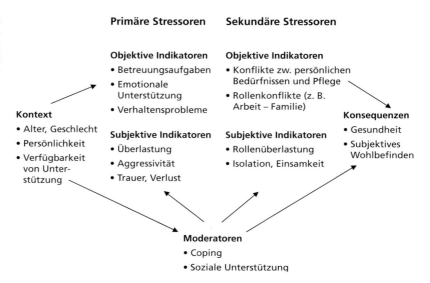

Abb. 5.1:
Modell zur pflege-
bedingten Belastung
(nach Zank/Schacke
2007, S. 14)

Belastung entsteht diesem Ansatz zufolge mit zunehmender Dauer und Schwere vor allem der primären Stressoren. Entscheidend dabei ist die subjektive Einschätzung der Situation, der hierin enthaltenen Stressoren und Ressourcen (wie z. B. Energie, Zeit und finanzielle Mittel). Die Ressourcen werden vom pflegenden Angehörigen daraufhin bewertet, ob sie zur Bewältigung der Pflegesituation ausreichen oder mobilisiert werden können. Insbesondere dies gilt als Vorhersage eines eventuellen Entlastungsbedarfs (Zank/Schacke 2007).

Die individuellen Bewältigungsstrategien der pflegenden Angehörigen und die für sie verfügbare soziale Unterstützung beeinflussen entscheidend die Wahrnehmung primärer und sekundärer Stressoren und die daraus resultierenden Konsequenzen. Die Konsequenzen aus dieser Bilanzierung können positiver (z. B. Wohlbefinden) wie negativer (z. B. der Zusammenbruch des häuslichen Pflegearrangements) Art sein (Zank/Schacke 2006).

Körperliche Belastungen
Körperliche Belastungen und Erschöpfungserscheinungen pflegender Angehöriger können durch die großen körperlichen Beanspruchungen und Kraftanstrengungen infolge der Pflege des Menschen mit Demenz entstehen, etwa indem die Betroffenen in der Einnahme von Körperpositionen unterstützt werden müssen (Meyer 2006; Emme von der Ahe 2010; Schilder et al. 2012).

Emotionale Belastungen
Emotionale Belastungen pflegender Angehöriger können aus den Folgen des kognitiven Abbaus des Menschen mit Demenz resultieren, etwa bei ständig wiederholten Fragen oder Unverständnis gegenüber logischen Argumentationen (Schacke/Zank 1998; Gloor 2006; Meyer 2006). Auch Persönlichkeitsveränderungen des Menschen mit Demenz fordern Angehörige emotional, wenn sie täglich etwas mehr von der vertrauten Person Abschied nehmen müssen (Gloor 2006; Leipold et al. 2006; Zank/Scha-

cke 2007). Hilflosigkeit gegenüber dieser Krankheit sowie ihre Unheilbarkeit können Emotionen wie Angst, Sorge und Furcht hervorrufen (Beyrodt/Roling 2007; Gloor 2006).

Soziale Belastungen ergeben sich für pflegende Angehörige aufgrund der mit der informellen Pflege verbundenen zeitlichen Beanspruchung. In deren Folge werden persönliche Interessen, Freizeit-, berufliche Aktivitäten und damit auch soziale Netzwerke und Beziehungen aufgegeben bis hin zur sozialen Isolation (Rainer et al. 2002; Winkler et al. 2006; Auer et al. 2007). Auch die mangelnde soziale Anerkennung der pflegerischen Leistungen und familienstrukturelle Krisen aufgrund der Neuverteilung innerfamiliärer Rollen sind zu nennen (Gloor 2006). Dazu kommt, dass die Betreuung der Menschen mit Demenz häufig in Ermangelung entsprechender sozialer Netzwerke nicht an andere Personen abgegeben werden kann, weil sie aufgrund der Demenzsymptome schwieriger mobilisierbar sind (Gloor 2006; Pinquart et al. 2002; Schneekloth 2006). Auch die Beziehung zwischen pflegenden Angehörigen und ihren Familienmitgliedern mit Demenz können belastet sein, was in gegenseitige Aggressionen münden kann (BMG 2008; Gräßel 1998b; Thoma et al. 2004). Weitere Belastungen können aus dem herausfordernden Verhalten von Menschen mit Demenz, wie z. B. Agitiertheit, Herumlaufen, Rufen und Schreien sowie fehlende Steuerbarkeit aufgrund mangelnder Problemeinsicht resultieren (Kofahl et al. 2009).

Soziale Belastungen

In *ethisch-moralischer* Hinsicht können Belastungen für pflegende Angehörige aus der Notwendigkeit der Anwendung physischer und psychischer Gewalt gegenüber dem Angehörigen mit Demenz begründet sein (Beyrodt/Roling 2007).

Ethisch-moralische Belastungen

Zeitliche Belastungen können durch die Übernahme der Doppelaufgabe der Durchführung und des Managens der Pflege des Menschen mit Demenz entstehen. Noch dazu können die Symptome der Demenz eine ständige Einsatzbereitschaft rund um die Uhr sowie einen auf die Pflege ausgerichteten Tagesablauf fordern (Beyrodt/Roling 2007; Schäufele et al. 2005).

Zeitliche Belastungen

Nicht zuletzt in *finanzieller* Hinsicht treten Belastungen dann ein, wenn pflegende Angehörige wenig Zeit für den bürokratischen Aufwand der Antragstellung für gesetzlich geregelte Finanzierungshilfen der Pflegeversicherung erübrigen können (Emme von der Ahe 2010). Auch der lange Bearbeitungszeitraum kann pflegende Angehörige vor der Beantragung ihnen eigentlich zustehender finanzieller Mittel zurückschrecken lassen, so dass sie es vorziehen, die Kosten selber zu tragen (Beyrodt/Roling 2007; Gloor 2006).

Finanzielle Belastungen

> Merkmale hoch belasteter pflegender Angehöriger sind weibliches Geschlecht, das Fehlen von Pflegeerfahrung, die zunehmende Pflege- und Beaufsichtigungsbedürftigkeit der Menschen mit Demenz, das Vorliegen nicht-kognitiver Symptome und mangelnde soziale Unterstützung (Kofahl et al. 2009).

Gesundheitliche Folgen

Aus diesen Belastungen der informellen Pflege können sich gesundheitliche Folgen für die pflegenden Angehörigen ergeben. Deren Konsequenzen wiederum können von Instabilität bis zum Zusammenbruch der häuslichen Pflege reichen. So können sie depressiv werden, was wiederum ihre Lebensqualität erheblich einschränkt (Gloor 2006; Schäufele et al. 2005; Kofahl et al. 2009). Weitere gesundheitliche Risiken resultieren aus Schlafstörungen pflegender Angehörige bei gestörtem Schlafrhythmus der Menschen mit Demenz (Dörpinghaus/Laag 2006; Schäufele et al. 2005). Körperliche Belastungen können zu Erschöpfungssymptomen, Herz- und Magenbeschwerden, Krankheiten des Muskel- und Skelettsystems sowie zu chronischen Gesundheitsproblemen wie Hypertonie und Arthrose führen (Gräßel 1998b; Leipold et al. 2006; Meyer 2006). Zudem können pflegende Angehörige ein erhöhtes Mortalitätsrisiko aufweisen, wenn sie sich durch die Pflegesituation subjektiv als hoch belastet erleben (Schulz/Beach 1999; Gräßel/Adabbo 2011). Kofahl et al. (2009, S. 239) stellen fest, dass »Ehepartner von älteren Patienten ein deutlich höheres Risiko für eine Verschlechterung der Lebensqualität und der generellen Gesundheit hatten als die erwachsenen Kinder der Patienten«.

Aus diesen Anforderungen und Belastungen ergibt sich die Notwendigkeit zur Selbstpflege auf Seiten der pflegenden Angehörigen. Hierfür ist es notwendig, dass die Angehörigen ihre und die Bedürfnisse des Menschen mit Demenz in Einklang miteinander bringen (Meyer 2006; Schilder/Florian 2012).

5.3.2 Bewältigungsarbeiten im Rahmen der informellen Pflege von Menschen mit Demenz

Auf die Bewältigung der Demenzerkrankung zielende Arbeiten setzen ein Verständnis darüber voraus, dass die eingetretenen Veränderungen krankheitsbedingt sind und keine dem freien Willen des Betroffenen entstammenden Charakter- oder Wesensveränderungen darstellen. Auf der Basis dieser Erkenntnis ist es gefordert, die Eigenschaften der Demenzerkrankung zu kennen und deren Auswirkungen auf das zukünftige Leben akzeptieren zu können.

Krankheitsakzeptanz

Die Krankheitsakzeptanz umfasst das Erkennen, Verstehen und Wahrhaben der Veränderungen der Menschen mit Demenz als krankheitsbedingt, ohne Wahlmöglichkeit für den primär betroffenen Menschen. Diese Veränderungen können der betroffenen Person nicht als absichtsvoll angelastet werden. Die Akzeptanz führt zum Verständnis der Funktionsweise der Krankheit und ihrer Auswirkungen auf die Selbstpflege sowohl der Betroffenen als auch der pflegenden Angehörigen. Insbesondere im Anfangsstadium der Krankheit wird die Krankheitsakzeptanz dadurch erschwert, dass Symptome u. a. verdrängt, geleugnet, versteckt oder verschleiert werden können. Dazu kommt, dass die Bedeutung des dauerhaften Charakters der Krankheit, die mit zunehmender und unumkehrbarer Hilfs- und Pflegebedürftigkeit verbunden ist, verarbeitet werden muss. Auch die Wandlung der Symptome im Krankheitsverlauf kann die Herstellung von Krankheitsakzeptanz negativ beeinflussen (Vetter et al. 1997; Rainer et al. 2002; Schilder et al. 2012). Wo pflegende Angehörige im Verlauf der Krankheitsentwicklung eine Krankheitseinsicht ausbilden können, schwindet diese in der Tendenz für die direkt Betroffenen (Anosognosie).

Krankheitsbezogene Bewältigungsarbeiten auf Seiten pflegender Angehörige umfassen die Notwendigkeit der fortlaufenden Aneignung von Wissen über die Demenzerkrankung und von Kompetenzen im Umgang mit den Betroffenen. Dies beinhaltet Wissen über die Krankheit Demenz, den möglichen Krankheitsverlauf, die Symptome und über die Folgen für den eigenen Lebensalltag (Schilder/Florian 2012; Schilder et al. 2012). Dazu müssen sich pflegende Angehörige Kompetenzen zum situativ flexiblen und angemessenen Umgang mit dem Menschen mit Demenz aneignen (Laag et al. 2008; Winkler et al. 2006). Gerade der mit der Pflege verbundene enorme Zeitbedarf erfordert entsprechende Kompetenzen zum Zeitmanagement.

Krankheitsbezogene Bewältigungsarbeiten

Treten Sekundärsymptome auf, sind ein entsprechendes Konfliktmanagement sowie Pflege- und Gesprächstechniken gefordert, die auf die demenzspezifischen Symptome ausgerichtet sind (BMG 2008; Haberstroh et al. 2006). Das mit der Gabe von Antidementiva verbundene Medikamentenmanagement, welches die Organisation, die Verabreichung und die Beobachtung der Auswirkungen der Medikamente auf den Menschen mit Demenz umfasst, ist eine zentrale krankheitsbezogene Bewältigungs- wie auch Steuerungsarbeit (Schilder et al. 2012).

Alltagsbezogene Bewältigungsarbeiten auf Seiten der pflegenden Angehörigen richten sich auf die Notwendigkeit der Ausbildung einer notwendigen Achtsamkeit in Bezug auf die eigene Selbstpflege aus. Die im Krankheitsverlauf zunehmende Übernahme von Selbstpflegehandlungen des Menschen mit Demenz fordert eine Anpassung ihrer körperlichen und psychischen Konstitution an die damit verbundenen Beanspruchungen (BMG 2008b; Leipold et al. 2006; Schilder et al. 2012).

Alltagsbezogene Bewältigungsarbeiten

Die Art der Angehörigenpflege verändert sich in Abhängigkeit der sich verändernden Pflegebedürftigkeit: Aus der anfänglich anleitenden, motivierenden und unterstützenden Hilfe bei den Lebensaktivitäten entwickelt sich nach und nach die Notwendigkeit einer ständigen Beaufsichtigung und Kontrolle des Menschen mit Demenz sowie einer vollständigen Übernahme der Selbstpflegehandlungen (Gräßel 1998b; Pinquart et al. 2002; Schacke/Zank 1998).

Im Verlauf der Krankheitsentwicklung fordern die Symptome der Demenzerkrankung die ständige Betreuung und Beaufsichtigung der Betroffenen. Sie gehen somit mit einem intensiven Zeit- und Energieaufwand einher und sind mit der Konsequenz eines entsprechenden Angebundenseins und des persönlich verfügbar sein Müssens verbunden (Pinquart et al. 2002; Kofahl/Mnich 2005; Schacke/Zank 1998). Die Rund-um-die-Uhr-Betreuung des Menschen mit Demenz erschwert die Aufrechterhaltung sozialer Kontakte (Schilder et al. 2012). Die geringe Vereinbarkeit der informellen Pflege mit sozialen Kontakten, dem Familienleben und der beruflichen Tätigkeit fordern insofern Anpassungsmaßnahmen, weil die Lebenszufriedenheit geringer ist, »je stärker die Pflege in Konflikt mit eigenen Bedürfnissen bzw. mit konkurrierenden Rollenerwartungen in Bezug auf Familie, Beruf etc. gerät« (Schacke/Zack 1998, S. 359). Rollenkonflikte ergeben sich aufgrund von Erwartungen des sozialen Netzwerks, der Berufswelt, der Anforderungen der informellen Pflege und aufgrund von Rollenwechsel (Beyrodt/Roling 2007). Auch Wohnraumanpassungen können dann notwendig werden, wenn die häusliche Pflege über einen längeren Zeitraum aufrechterhalten werden soll (Meyer 2006).

Biografiebezogene Bewältigungsarbeiten

Biografiebezogene Bewältigungsarbeiten bedeuten, dass pflegende Angehörige eine neue Lebensperspektive aufgrund der geringen Planbarkeit ihres Lebens im Hinblick auf die Ungewissheit über die Entwicklung und den Verlauf des Krankheitsbildes entwickeln müssen (Schilder et al. 2012). Auch das ganze Familiensystem muss Anpassungsleistungen vollziehen, damit Veränderungen in den Familienbeziehungen und -prozessen, wie zum Beispiel Veränderungen in den familiär-biografisch zugewiesenen Rollenaufgaben, bewältigt werden können (Gloor 2006).

Steuerungsarbeiten

Steuerungsarbeiten erfordern ebenso einen Perspektivwechsel der pflegenden Angehörigen in der Notwendigkeit zur Entwicklung einer Nutzungsperspektive. Die Wahrnehmung wesentlicher Steuerungsarbeiten erfordern pflegefachliche, organisatorische und sozialrechtliche Kenntnisse (Laag et al. 2010). Wesentliche Steuerungsaufgaben ergeben sich in Bezug auf die Organisation der Pflege aber auch bei Nutzung von Entlastungsangeboten, die häusliche Pflege zunächst einmal sicherstellen zu müssen (Schilder et al. 2012).

5.4 Pflegerisches Case Management im Pflegestützpunkt

Die Beratung im Rahmen des Case Managements basiert auf der Einschätzung des individuellen Entlastungsbedarfs der pflegenden Angehörigen.

Individuelles Case Management ist ein auf der Mikroebene angesiedelter Ansatz der Fallsteuerung, der am Einzelfall ansetzende schnittstellenübergreifende Steuerungsaufgaben über den komplexen Versorgungsprozess umfasst und sicherstellen soll, dass Strukturen, Prozesse und Angebote der Gesundheits- und Sozialversorgung derart aufeinander abgestimmt werden, dass »Patienten [...] die von ihnen benötigten Leistungen zur richtigen Zeit, am richtigen Ort, im angemessenen Umfang und zugleich in einer Weise erhalten, dass [...] zuvor definierte und gemeinschaftlich angestrebte Ergebnisse erzielt werden können« (Ewers 2011, S. 643; vgl. auch Görres/Reif 2011). Dieser Ansatz richtet sich an Nutzergruppen mit einer komplexen Problem- und Bedarfslage (Frommelt et al. 2008).

Entlastung kann an dem Aufbau interner (in der Person liegender) Ressourcen der pflegenden Angehörigen, wie z. B. Wissen über die Krankheit und deren Verlauf, und externer (außerhalb der Person liegender) Ressourcen, wie der Mobilisierung des sozialen Netzwerks, ansetzen. Außerdem kann Entlastung den Abbau interner Anforderungen, wie eine zu geringe Selbstaufmerksamkeit der pflegenden Angehörigen, und externer Anforderungen, wie die Schaffung einer adäquaten Angebotsstruktur von Entlastungsangeboten, bedeuten (Schilder/Florian 2012).

Entlastung pflegender Angehöriger

Am Fallbeispiel

Im Pflegestützpunkt interpretiert die Pflegende Frau Dierk als Gesundheitsfürsprecherin die Assessmentdaten und kommt zu einer ersten Einschätzung. Die pflegende Angehörige im vorliegenden Fall trägt in ihrer subjektiven Bewertung trotz der Unterstützung durch ihren Ehemann die Hauptverantwortung über das komplexe Versorgungsgeschehen ihrer Mutter. Sie droht unter dieser Last zusammenzubrechen. Erste Indikatoren für Belastung können identifiziert werden. Auch erste gesundheitliche Konsequenzen für Frau Berg haben sich eingestellt.

Gesundheitsfürsprecherin

Informelle Helfer

»Die informellen Helfer in der Praxis [sind] meist diejenigen [...], denen die Gesamtverantwortung über das Versorgungsgeschehen obliegt. Die Koordination der Versorgung so auszurichten, dass ihre Rolle respektiert und sie konstruktiv einbezogen werden, stellt in allen Gesundheitssystemen eine große Herausforderung dar« (Büscher/Schaeffer 2009, S. 202).

Am Fallbeispiel

Da Frau Dach im Verlauf der geschilderten Krankengeschichte in Abhängigkeit wechselnder Problemlagen verschiedene geriatrische

141

Managerin Versorgungsinstanzen durchläuft, erhalten die innerhalb dieser wirkenden Fachpersonen lediglich einen begrenzten Einblick in diesen Gesamtprozess. Zu der Zeit ihrer Anfrage im Pflegestützpunkt fehlt eine fachliche Supervision im Rahmen des Case Managements, die spezifische Unterstützung bei den Bewältigungsaufgaben leisten könnte. Der Hausarzt der Familie hätte diese Rolle einnehmen können, was jedoch unterblieb. Dazu kommen weitere informelle Akteure, wie die Nachbarin oder die später involvierte Helferin, die zur zeitweilig punktuellen Bewältigung der Pflegesituation vor Ort beitragen. Mit dem Ausscheiden der Helferin und mit der zunehmenden Pflegebedürftigkeit von Frau Dach spitzt sich die Situation für Frau Berg zu. Mit ihrer Anfrage an den Pflegestützpunkt hat nun ein Case Management einzusetzen, das den Bedarfen beider Personen Rechnung trägt. Dafür ist die Rolle der Managerin der Pflegenden gefordert, auf der Basis der Situationsklärung nun die adäquate Hilfeform in Anbetracht der sich weiter entwickelnden Pflegebedürftigkeit zu ermitteln. Dazu bedarf es unter der Berücksichtigung der Perspektiven sowohl der Tochter wie der Mutter und des weiteren möglichen Krankheitsverlaufs der sorgfältigen Abklärung von Entlastungsmaßnahmen.

Entlastungsmaß-
nahmen Interventionen zur Entlastung pflegender Angehöriger können mit Pinquart et al. (2002) unterschieden werden in:

1. auf die Reduktion des objektiven Pflegeaufwandes zielende Maßnahmen, wie z. B. Ruhepausen oder Interventionen zur Erhöhung der informellen Pflegekompetenz und
2. auf die Förderung des Wohlbefindens und der Bewältigungsfähigkeiten der pflegenden Angehörigen zielende Maßnahmen, wie etwa psychoedukative Interventionen oder Unterstützungsgruppen.

Zur Entlastung pflegender Angehöriger stehen in der Pflegeversicherung bestimmte Angebote zur Verfügung.

> Zur Aufhebung, Verringerung oder Verhinderung von pflegebedingten Belastungen sind in Deutschland mit Einführung des Pflege-Ergänzungsgesetzes 2002 Entlastungsangebote initiiert worden (§§ 45 ff. SGB XI). Entlastungsangebote beziehen sich neben u. a. den ambulanten Pflegediensten, der Tages-, Kurzzeit- und Verhinderungspflege auch auf die sogenannten niedrigschwelligen Betreuungsangebote. Dies sind »Betreuungsangebote, in denen Helfer und Helferinnen unter pflegefachlicher Leitung die Betreuung von Pflegebedürftigen mit erheblichem Bedarf an allgemeiner Beaufsichtigung und Betreuung in Gruppen oder im häuslichen Bereich übernehmen sowie pflegende Angehörige entlasten und beratend unterstützen« (§ 45c Absatz 3 SGB XI; Gräßel et al. 2009; Schilder/Florian 2012).

Entlastung kann wirkungsvoll erzielt werden, wenn Angebote und Interventionen miteinander kombiniert (multimodal) an verschiedenen Anforderungen ansetzen und auf das jeweils spezifische Entlastungsziel ausgerichtet sind (Mantovan et al. 2010; Emme van der Ahe 2010; Gräßel/Adabbo 2011). Gerade bei pflegenden Angehörigen von Menschen mit Demenz ist die Kombination verschiedener Entlastungsangebote, wie Betreuungsgruppe oder Einzelbetreuung mit Maßnahmen zur Erhöhung der Pflegekompetenz geboten, weil sie ansonsten weniger als andere pflegende Angehörige davon profitieren würden (Pinquart et al. 2002). Wie auch Isfort et al. (2011, S.138) betonen: »Komplexe Problemlagen bedürfen jedoch gleichermaßen komplexer Interventionen [...]«. Entlastungsangebote

Doch ein großes Problem besteht darin, dass Entlastungsangebote von pflegenden Angehörigen kaum genutzt oder relativ spät in Anspruch genommen werden, was u. a. darauf zurückzuführen ist, dass ihnen entsprechende Angebote unbekannt sind, auf ihrer Seite Vorbehalte zu deren Nutzung bestehen (Stigmatisierungsangst), die durch sie erzielte zeitliche Entlastung zu gering und unflexibel ist, ihre Inanspruchnahme durch z. B. Bürokratiehürden oder weite Wege erschwert ist oder aber nicht auf die Problemlage des Menschen mit Demenz passen (Winkler et al. 2006; van der Emme 2010; Frey/Heese 2011; Schilder et al. 2012).

Aufgabenstellung

- Welche Optionen und Perspektiven könnten Frau Berg für die zukünftige Ausrichtung des Sorgearrangements eröffnet werden?
- Welche Entlastungsangebote könnten von Frau Berg genutzt werden?
- Diskutieren Sie deren Vor- und Nachteile im Hinblick auf einerseits das Ziel der Entlastung von Frau Berg und andererseits der gleichzeitigen Sicherung der Pflegesituation von Frau Dach unter Berücksichtigung der Vorstellungen beider Personen.
- Diskutieren Sie verschiedene Lösungsansätze aus Sicht der Mutter, der Tochter und aus ihrem pflegefachlichen Verständnis dieser Situation.

5.5 Rollen der Pflegenden im Fallbeispiel

Dieses Fallbeispiel bildet den Verlauf der Krankheitsentwicklung eines Menschen mit Demenz und deren Bewältigung im Rahmen der Angehörigenpflege über verschiedene Versorgungsinstanzen des Gesundheitswesens ab. Der für die Aufgabenstellung dieses Fallbeispiels relevante Kontaktpunkt wird mit dem Aufsuchen des Pflegestützpunkts durch die pflegende Angehörige hergestellt. Hieran manifestieren sich die zentralen Rollenanteile innerhalb dieses Fallbeispiels, die es durch die Lernenden nach Lektüre der Hintergrundinformationen auszugestalten gilt.

Lernende und Lehrende

Als Lernende und Lehrende hat die Pflegende im Pflegestützpunkt die Aufgabe, die Hilfesuchende bei der Auswahl eines für sie passenden Entlastungsangebots zu beraten. Dazu erhebt sie zunächst im Rahmen des Pflegeassessments die Hintergründe zur Entwicklung der Pflegebedürftigkeit und deren Bewältigung im Familiensystem. Im Fallbeispiel werden Hintergrundinformationen u. a. zur Kennzeichnung und zur Bewältigung von Pflegebedürftigkeit im Familiensystem angeführt, die bei der letztendlichen Diagnosestellung durch die Pflegende im Hinblick auf die mögliche Pflegediagnose Rollenüberlastung der pflegenden Bezugsperson herangezogen werden können.

Managerin

Als Managerin steht die Pflegende vor der Aufgabe, auf der Basis der letztendlichen Pflegediagnose über die Bewältigung der informellen Pflege durch die pflegende Angehörigen spezifische Hilfsangebote zur nachhaltigen Entlastung der pflegenden Angehörigen zu vermitteln. Diese könnten sich z. B. auf eine psychologische Beratung, die Teilnahme an einer Selbsthilfegruppe und die Nutzung von Entlastungsangeboten beziehen. Zur Vermittlung gehört auch die Abklärung der Nutzungsbedingungen des jeweiligen Entlastungsangebots.

Gesundheitsfürsprecherin

Als Gesundheitsfürsprecherin gilt es, Empfehlungen zur Gesundheitsförderung und zur Entlastung der pflegenden Angehörigen auf Basis deren spezifischen Bedarfslage zu formulieren, um deren Ressourcen zu erhalten, zu fördern und zu entwickeln.

Die dargestellten Rollenanteile basieren auf Fachwissen in den Themenbereiche 1–3, 5–7, 10 und 12 der Ausbildungs- und Prüfungsverordnung.

6 Der muslimische Patient mit chronischer Herzinsuffizienz

Patienten mit Migrationshintergrund sind im deutschen Gesundheitswesen einer größeren Gefahr ausgesetzt, unzureichend behandelt zu werden, als einheimische Patienten. Dies trifft umso mehr für Patienten zu, die wenig deutsch sprechen, wie den 80-jährigen türkischen Herrn Özkan, der an einer chronischen Herzinsuffizienz leidet. Versäumnisse, die eigentlich auf Seiten der Professionellen verursacht sind, können zu negativen Krankheitsverläufen führen. So wird der gläubige Muslim nach einem früheren Aufenthalt auf der Geriatrischen Station eines Krankenhauses dort wiederholt mit einer akuten Dekompensation aufgenommen. Dieser Fall beinhaltet die Komplikation einer vermeintlich geringen Mitwirkungsbereitschaft von Herrn Özkan bei der Therapie. Daher fordert die Falllösung weitergehende Kenntnisse über kultursensible Pflege.

Falldarstellung

Herr Özkan kam Anfang der 1960er Jahren zusammen mit seinem jüngeren Bruder als 25-jähriger lediger Arbeitsmigrant aus dem ländlichen Anatolien der Türkei nach Deutschland. Von den Erfolgsgeschichten der vor ihm nach Deutschland ausgereisten männlichen Dorfbewohner motiviert, folgte er diesen mit der Absicht, in möglichst kurzer Zeit viel Geld zu verdienen, um sich in seinem Herkunftsort in der Türkei eine tragfähige Zukunft aufzubauen. Entgegen der Absicht eines kurzen Aufenthalts blieb Herr Özkan in Deutschland, wohingegen sein jüngerer Bruder in die Türkei zurückkehrte. Herr Özkan war bis zu seiner Frühberentung aufgrund eines Arbeitsunfalls in einer Fabrik als Arbeiter tätig und lebte lange Jahre in einer Barackensiedlung in unmittelbarer Nähe seiner Arbeitsstelle. Hier verrichtete er als angelernter Arbeiter lange Jahre schwere körperliche monotone Arbeit. Seine Kontakte zur deutschen Mehrheitsgesellschaft blieben sporadisch. Dafür engagierte sich Herr Özkan als gläubiger Muslim in seiner religiösen Gemeinschaft und in einem türkischen Kulturverein. Bis heute unterhält er Freundschaften zu türkischen Männern muslimischen Glaubens seines Alters. Doch blieb er unverheiratet und kinderlos. Seit der Zeit seiner Berentung betätigte er sich als Hobbygärtner. Ein wichtiges Interesse ist das Fernsehen, wohingegen sich Herr Özkan seit seinem Ausscheiden aus dem Berufsleben wenig körperlich betätigt.

Arbeitsmigranten

Bei Arbeitsmigranten handelt es sich um Menschen, die zur Aufnahme eines zumeist zeitlich befristeten Aufenthalts zum Zwecke der Erwerbstätigkeit von einem Entsendeland mit zumeist wirtschaftlich schlechter gestellten Bedingungen in ein in dieser Hinsicht ökonomisch attraktiveres Aufnahmeland reisen und dort leben, um zu arbeiten. Nach dem zweiten Weltkrieg benötigte Deutschland in der vom wirtschaftlichen Aufschwung geprägten Zeit dringend Arbeitskräfte. Der ursprünglichen Absicht eines nur vorübergehenden Aufenthalts folgend wurden sie früher auch als Gastarbeiter bezeichnet. Die deutsche Politik unternahm lange Zeit keine Bemühungen zur Integration dieser Menschen in die deutsche Mehrheitsgesellschaft. Doch entgegen ihrer ursprünglichen Rückkehrabsicht blieb ein Großteil dieser aus Ländern wie u. a. auch aus Italien, Spanien und Griechenland stammenden Menschen dauerhaft. Ihnen folgten häufig auch ihre Ehefrauen und Kindern infolge des Familiennachzugs. Arbeitsmigranten lebten, wohnten und arbeiteten zumeist unter ungünstigen die Gesundheit belastenden Bedingungen (Han 2005; Wunn 2006; Treibel 2008).

Am Fallbeispiel

Herr Özkan leidet an einer chronischen Linksherzinsuffizienz, die zu Hause dekompensierte, weil er – wie sich im Aufnahmegespräch unter Vermittlung eines türkischen Dolmetschers herausstellt – seine Medikamente nicht regelmäßig einnahm. Er setzte selbstständig die verordneten Diuretika ab und enthielt sich der Ernährungsempfehlungen im Hinblick auf die Beschränkung der Trinkmenge und den Kochsalzverbrauch.

6.1 Die medizinische Perspektive der Pflegesituation

Nachfolgend werden zuerst die medizinischen Krankheitsbilder geklärt, bevor der Pflegebedarf Herrn Özkans dargestellt wird.

Chronische Herzinsuffizienz

Unter einer Herzinsuffizienz bzw. der Herzmuskelschwäche wird die Unfähigkeit des Herzens verstanden, das zur Versorgung des Körpers erforderliche Blutvolumen unter Belastung oder in Ruhe zu fördern. Es handelt sich nicht um eine eigenständige Krankheit.

146

Vielmehr ist sie eine häufige Folge verschiedener Herz-Kreislauf-Erkrankungen. Unterschieden wird das Krankheitsbild je nach Lokalisation und Ausmaß der Schädigung in die Linksherz-, Rechtsherz- und globale Herzinsuffizienz. Außerdem wird sie nach Krankheitsdauer in die akute und in die chronische Herzinsuffizienz eingeteilt. Als Hauptursachen der Herzinsuffizienz gelten die Koronare Herzkrankheit (KHK) und die arterielle Hypertonie (Hafner/Meier 2009; Menche 2011e; Nikolaus 2013e).

Das Krankheitsbild Herzinsuffizienz ist aufgrund seiner im Alter zunehmenden Häufigkeit, der hohen Erkrankungs- und Sterblichkeitsrate, der Auswirkungen auf die Lebensgestaltung der Betroffenen (Einschränkungen der Leistungs- und Genussfähigkeit) und der hohen Kosten für das Gesundheitswesen eines der wichtigsten Krankheitsbilder in der Geriatrie (DEGAM 2006; Kolbe et al. 2009; Hager 2009c).

Koronare Herzkrankheit (KHK)

Häufigkeit und Relevanz

Die Linksherzinsuffizienz ist eine Schädigung des linken Herzmuskels, bei der es zu einer kardialen Dekompensation (Entgleisung) kommt (Röhm-Kleine 2011b; Roling et al. 2014). Als Folge der verminderten Pumpleistung des Herzens staut sich das Blut zurück in die Lungengefäße und ruft ein Lungenödem bzw. eine Flüssigkeitsansammlung in der Lunge hervor. Dies kann an dem charakteristischen Rasselgeräusch erkannt werden (Kolbe 2007).

Am Fallbeispiel

Bei Herrn Özkan ist die Ursache seiner Linksherzinsuffizienz eine KHK, die sich nach einem Myokardinfarkt vor einigen Jahren entwickelt hat und mit Funktionsverlust des kontraktilen Herzgewebes verbunden ist.

Beim Myokardinfarkt stirbt das Herzmuskelgewebe aufgrund des Verschlusses einer Herzkranzarterie akut ab (BÄK 2013; Hager 2009c; Hafner/Meier 2009).

Infolge der Rückstauung in den Lungenkreislauf, äußern sich die Symptome der Linksherzinsuffizienz dort als Stauungssymptome, vor allem als Dyspnoe (Atemnot). Die Atemnot kann sich von einer Belastungs-, über eine Ruhe- bis hin zur Orthopnoe steigern. Weitere Krankheitszeichen sind Zyanose, Hustenreiz, Tachykardie und Herzrhythmusstörungen (DEGAM 2006; Menche 2011e; Roling et al. 2014). Als Folge der Dyspnoe tritt eine Leistungsverminderung im Zusammenhang mit der Gestaltung der Aktivitäten des täglichen Lebens auf. Die Leistungsverminderung kann nur nach Belastung auftreten, aber auch die Form einer allgemeinen Schwäche, Lethargie und reduzierten physischen Belastbarkeit annehmen (DEGAM 2006; Strömberg 2004; Hager 2009c).

147

> Menschen, die dauerhaft mit einer Herzinsuffizienz leben müssen, erleben fortlaufend Einschränkungen in allen Bereichen ihres Alltagslebens.

Die sich hiermit einstellenden negativen Gefühle werden als »existentielle Not« empfunden, da der vormals gewohnte und selbstverständliche Alltag so nicht mehr möglich ist und vollständig zur Umplanung des Lebens zwingt (Kolbe et al. 2009; Roling et al. 2014, S. 132).

Am Fallbeispiel

Die körperliche Leistungsfähigkeit von Herrn Özkan ist bei gewohnter Tätigkeit höhergradig eingeschränkt, wohingegen in Ruhe keine Beschwerden auftreten. Doch bereits eine geringe körperliche Belastung verursacht u. a. Erschöpfung und Luftnot (NYHA-Stadium drei) (DEGAM 2006). Daher fällt ihm die Haushaltsführung schwer. Zudem kann er nicht mehr wie gewohnt regelmäßig die Moschee und den türkischen Kulturverein aufsuchen. Auch das Treppensteigen fällt ihm zunehmend schwer wie zuletzt auch die Durchführung basaler Aktivitäten des täglichen Lebens, wie die Körperpflege.

6.2 Pflegebedürftigkeit infolge chronischer Linksherzinsuffizienz

Durch die Diagnose Herzinsuffizienz kommt es neben körperlichen Einschränkungen häufig auch zu emotionalen, psychosozialen und finanziellen Belastungen (Hawthorne 1998; Kolbe 2007). Im Rahmen ihrer Selbstpflege stellen sich Menschen mit einer Herzinsuffizienz besondere gesundheitsbedingte Selbstpflegeerfordernisse, wie die zutreffende und rechtzeitige Wahrnehmung, Interpretation und Kontrolle ihrer mit dieser Herzerkrankung verbundenen Symptome. Zugleich müssen mit der Krankheit verbundene belastende Gefühle wie Angst, Unsicherheit, Zorn und Hoffnungslosigkeit emotional verarbeitet werden, die sich bei der ständigen Konfrontation mit Einschränkungen in der Lebensgestaltung in psychosozialer Hinsicht einstellen (Kolbe et al. 2009; Kolbe 2007; Roling et al. 2014).

Am Fallbeispiel

Die Pflegenden ermitteln im Pflegeassessment die folgenden Pflegeprobleme, die sie aus dem ärztlichen Begleitschreiben des türkischen Hausarztes und aus einem Telefonat mit diesem ableiten. Ein direktes Gespräch mit Herrn Özkan ist in Ermangelung eines Übersetzers nicht möglich, da dieser ad hoc nicht zu organisieren war.

Pflegeprobleme

- *Aktuelles Selbstpflegedefizit in der Erkennung einer kardialen Dekompensation*: Herr Özkan weiß nicht, wie sich eine kardiale Dekompensation äußert (Symptomerkennung), was sie bedeutet inklusive der mit ihr verbundenen Lebensgefahr (Symptominterpretation) und in welcher Weise er auf diese Symptome Einfluss nehmen kann (Symptomkontrolle).
- *Aktuelles Selbstpflegedefizit im Hinblick auf die Befolgung der medikamentösen Therapie*: Herr Özkan nimmt seine Herzmedikamente unregelmäßig ein, weil er nicht weiß, wann er welche Medikamente einnehmen muss. Ihm fällt das Schlucken der Tabletten schwer, die ihm nach dem ersten Krankenhausaufenthalt verschrieben wurden, was seine Bereitschaft der regelmäßigen Einnahme verringert.
- *Aktuelles Selbstpflegedefizit im Hinblick auf die Durchführung des täglichen Wiegens*: Herr Özkan vergisst, sich regelmäßig zu wiegen, weil es ihm lästig ist und ihm die Notwendigkeit dazu nicht ersichtlich ist. Die Beziehung seines Körpergewichts zu seiner Herzerkrankung ist ihm nicht klar.
- *Aktuelles Selbstpflegedefizit im Hinblick auf die Einhaltung der Trinkmengenbeschränkung*: Herr Özkan hat vor dem erneuten Krankenhausaufenthalt deutlich mehr Flüssigkeit als zwei Liter am Tag zu sich genommen, weil er laufend Durst hat, sich die Trinkmenge nicht über den Tag einteilt und weil ihm die Notwendigkeit der Begrenzung der Trinkmenge unklar ist. Noch dazu bevorzugt Herr Özkan stark gesalzene Mahlzeiten, was seinen Durst sehr erhöht. Auch über die Bedeutung und Notwendigkeit der Begrenzung der täglichen Kochsalzmenge auf max. 3 g pro Tag ist er nicht informiert.

Am Fallbeispiel

Verhaltensmuster von Herrn Özkan, wie der übermäßige Genuss stark gewürzter (gesalzener), zucker- und fetthaltiger Speisen haben zu einer massiven Adipositas geführt. Außerdem ist Herr Özkan starker Raucher, was die Änderung seines bisherigen Lebensstils im Hinblick auf Ernährung und Genussmittel erfordert.

- *Aktuelles Selbstpflegedefizit im Hinblick auf die Einhaltung der Ernährungsempfehlung*: Herr Özkan nimmt zu fettiges und zu süßes Essen zu sich. Sein BMI beträgt 31 kg/m². Er gilt damit als adipös.

Body-Mass-Index (BMI)

Der Körpermassen-Index bzw. Body-Mass-Index (BMI) beschreibt das Verhältnis des Körpergewichts zur Körpergröße. Der BMI gilt als weit verbreiteter Wert zur Bewertung des Ernährungszustands eines Menschen. Doch weil er u. a. vom Alter, Geschlecht und auch krankheitsspezifischen Faktoren beeinflusst wird, ist der berechnete Wert sorgfältig im Rahmen einer Verlaufsbeobachtung und im Zusammenhang mit weiteren Parametern zu interpretieren. Der BMI sollte nicht unreflektiert zur Bewertung eines Ernährungszustands eingesetzt werden, da etwaige Messfehler insbesondere bei Schätzungen der Körpergröße bei bettlägerigen Patienten drohen. Der Ernährungszustand ist durch wiederholte Messungen einzuschätzen. Insbesondere bei Menschen mit Herzinsuffizienz wird der BMI von der drohenden Wassereinlagerung beeinflusst, die Folge der kardialen Dekompensation ist (DNQP 2010b).

Am Fallbeispiel

Der bei Herrn Özkan gemessene Wert gilt als adipös. In diesem Fall gilt es zu untersuchen, ob dieser Wert durch eine Wassereinlagerung oder durch das Ernährungsverhalten des Patienten zustande gekommen ist. Im Assessmentgespräch wurde deutlich, dass Herr Özkan zu viel und zu fettreiche Nahrung zu sich nimmt.

Gewichtsverläufe

Bei Menschen mit Wassereinlagerungen sollten statt des BMI eher Gewichtsverläufe ermittelt werden, weil diese aussagefähiger sind (DNQP 2010b). Gesundheitsbezogene Selbstpflege bedeutet in diesem Zusammenhang, körperliche Veränderungen wie Gewichtszunahme und Ödeme zu erkennen und geeignete Maßnahmen, wie das Anpassen der Medikamentendosis nach einem vorgegebenem Schema, zu ergreifen (Grossmann/Mahrer-Imhof 2008).

Am Fallbeispiel

Weiter stellen die Pflegenden über die pflegerische Beobachtung von Pflegesituationen im Rahmen der Körperpflege und Alltagsbegegnungen weitere Pflegeprobleme fest, in denen Herr Özkan mit heftigen Gesten zum Ausdruck zu bringen versucht, Rauchen zu dürfen. Dies blocken die Pflegenden entschieden ab, woraufhin Herr Özkan stets äußerst wütend reagiert.

- *Aktuelles Selbstpflegedefizit im Hinblick auf die Durchführung der Körperpflege*: Herrn Özkan fällt es aufgrund seiner Kurzatmigkeit (Belastungsdyspnoe) schwer, sich zu waschen und anzukleiden, weswegen er die tägliche Körperpflege auf das nötigste Maß beschränkt.
- *Aktuelles Selbstpflegedefizit im Hinblick auf die Einhaltung der empfohlenen Nikotinkarenz*: Herr Özkan raucht weiterhin eine Packung Zigaretten und ständig eine Wasserpfeife am Tag. Das Rauchen ist ihm wichtig, weil er als gläubiger Muslim etwa auf Alkohol verzichtet.

Neben der fehlerhaften Medikamenteneinnahme, nicht eingehaltener Diäten und einer zu hohen Flüssigkeitszufuhr sind das Verkennen oder zu späte Erkennen von Anzeichen einer kardialen Dekompensation häufige Gründe für eine Wiederaufnahme in das Krankenhaus (Kolbe 2008).

Am Fallbeispiel

Bei der Aufnahme von Herrn Özkan auf die Station führten die Pflegenden die unregelmäßige Einnahme der Medikamente und die Nichteinhaltung der Ernährungsempfehlungen zunächst auf eine mangelnde Compliance bzw. mangelnde Bereitschaft zur Mitwirkung an der Therapie des Patienten zurück. Doch nachdem sie im Rahmen eines erneuten Aufklärungsgesprächs einen türkischen Übersetzer hinzugezogen hatten wurde deutlich, dass das Verhalten des Patienten aus einer unzureichenden Beratung aufgrund nicht bewältigter Sprachprobleme und nicht gelungenem Aufzeigen von Alternativen zum bisherigen Lebensstil resultierte. Diese Beratung ereignete sich während seines ersten Krankenhausaufenthalts. Auch der Hausarzt wies Herrn Özkan nicht auf die notwendigen Therapieziele hin.

Eine hohe Rehospitalisierungsrate von Patienten mit Herzinsuffizienz kann Folge eines mangelhaften Case Managements mit Therapiebrüchen zwischen Krankenhaus und ambulanter Versorgung sein. In der medizinischen Literatur wird mitunter einseitig unreflektiert die Hauptursache allerdings in der (Non-)Compliance der Patienten hinsichtlich etwaiger Trinkmengenbeschränkung, salzarmer Kost und regelmäßiger Tabletteneinnahme gesehen (Nikolaus 2013e; Hager 2009c). Demgegenüber können Wiedereinweisungen ins Krankenhaus durch eine adäquate Patientenschulung und die Begleitung der Patienten im Alltag verringert werden (Kolbe et al. 2009). Der veraltete Begriff Compliance aus eher biomedizinischer Perspektive bedeutet Therapietreue bzw. die Befolgung ärztlicher oder pflegerischer Instruktionen durch den Patienten im Rahmen der Therapie. Weil dieser Begriff jedoch die Betonung auf die durch den passiv bleibenden Patienten einseitig herzustellende Akzeptanz – im Grunde ohne dessen Mitwirkung – legt, wird inzwischen dem Begriff der »Adhärenz« bzw. der Therapiemotivation aus einer gesundheitspsychologischen Perspektive der Vorzug gegeben. Der neueste Begriff »Konkordanz« bzw. Übereinstimmung oder Einvernehmen schreibt dem Patienten ausgehend von emanzipatorischen Modellen den Status des Experten seiner Gesundheitssituation zu. Als solcher ist dieser Partner im Arbeitsbündnis mit den Professionellen, die in einem Aushandlungsprozess darauf hinwirken, dass der Patient im Rahmen seiner Therapie informierte Entscheidungen treffen kann (Haslbeck 2010; Schaeffer/Müller-Mundt 2012).

Am Fallbeispiel

Die Pflegenden räumen den vorgenannten Pflegeproblemen aufgrund der damit verbundenen Lebensgefahr die höchste Priorität ein. Doch wurde in dem Beratungsgespräch mit dem türkischen Übersetzer ein weiteres Problem offenkundig, das für Herr Özkan selbst die wich-

151

tigste Problematik darstellt, wie sich erst zu diesem Anlass herausgestellt hat. Dies veranlasst die Pflegenden als Experten zur Formulierung des nachfolgenden Pflegeproblems.

- *Aktuelles Selbstpflegedefizit in der Teilhabe an einer wichtigen Bezugsgruppe*: Herr Özkan belastet es sehr, die Moschee und den türkischen Kulturverein aufgrund seiner verminderten Belastungstoleranz nicht mehr täglich aufsuchen zu können. Er vermisst die Kontakte zu seiner Religionsgemeinschaft und fühlt sich als allein lebender Mann in Ermangelung anderer persönlicher Bezugspersonen einsam.

Am Fallbeispiel

Außerdem ist erst durch die Sprachvermittlung mit dem türkischen Übersetzer deutlich geworden, wie sehr Herr Özkan durch die Kurzatmigkeit belastet ist.

Die krankheitsbegleitenden individuellen Erfahrungen und die Bedeutung der Krankheit für den Betroffenen »werden allerdings nur über den Gebrauch einer Sprache zugänglich, die feine Unterschiede machen kann. Dies ist oft ausschließlich über die Muttersprache möglich, die eng mit dem emotionalen und affektiven Geschehen verknüpft ist und somit erst erlaubt, die individuelle Ebene des Erlebens auszudrücken und in das Gespräch aufzunehmen« (Stuker 2007, S. 225).

Diese Erkenntnis gab Anlass zur Formulierung eines weiteren Pflegeproblems:

- *Aktuelles Selbstpflegedefizit infolge sich mit der fortlaufenden Konfrontation mit körperlichen Begrenzungen einstellender belastender Gefühle von Herrn Özkan.* Herr Özkan ist frustriert, wenn er durch Atemlosigkeit und Erschöpfung von Lebensaktivitäten ablassen muss.

Atemlosigkeit und Erschöpfung werden zu ständigen Begleitern für Betroffene, die hierdurch immer wieder an Grenzen in ihrem Leben stoßen. Dazu kommt, dass sie sich nicht mehr auf ihren Körper verlassen können, da sich ihr Gesundheitszustand schnell und plötzlich verändern kann, was Frustration, Unwohlsein, Angst und Depression auslösen kann. Positive Gefühle wie Hoffnung und der Glaube an die Zukunft erleichtern demgegenüber den Umgang mit der Krankheit (Kolbe et al. 2009).

Im Folgenden wird der sich aus dieser Pflegebedürftigkeit des Patienten ergebende Pflegebedarf abgeleitet.

6.3 Der Pflegebedarf im Rahmen der Pflege- und Krankheitsverlaufskurve

Allgemein besteht das Ziel der Selbstpflege infolge von chronischer Herzinsuffizienz einerseits in der Aufrechterhaltung einer möglichst stabilen Phase innerhalb der Pflege- und Krankheitsverlaufskurve, die einer kardialen Dekompensation vorbeugt, und andererseits in der Herstellung eines für den Betroffenen sinnerfüllten Lebens (Roling et al. 2014).

> Eine effektive Selbstpflege im Rahmen der Bewältigung der chronischen Herzinsuffizienz zielt auf eine höhere Lebenserwartung, bessere Lebensqualität, geringere Hospitalisationsrate und verminderten Ressourcenverbrauch (Haasenritter/Panfil 2008, S. 235).

6.3.1 Bewältigungsarbeiten

Zur Lösung und Bearbeitung der dargestellten Pflegeprobleme bedarf es krankheits-, alltags- und biografiebezogener Bewältigungsarbeiten im Rahmen des Selbstmanagements von Herrn Özkan. Diese gilt es, bereits während des stationären Aufenthalts mit Blick auf seine nachstationäre Pflegesituation zu entwickeln (Strömberg 2004; Bläuer et al. 2011). Die hier zum Tragen kommende Pflegestrategie verfolgt als Nahziele während des stationären Aufenthalts erreichbare Pflegeergebnisse, wohingegen sich die Fernziele auf die poststationäre Situation im häuslichen Bereich des Patienten beziehen.

Wie deutlich wurde, hat sich die zur Wiedereinweisung ins Krankenhaus führende kardiale Dekompensation Herrn Özkans aus noch nicht entwickelten krankheitsbezogenen Bewältigungsarbeiten ergeben, über die dieser nach seinem ersten Krankenhausaufenthalt noch nicht verfügte. Wesentliche Pflegeziele beziehen sich daher auf die Entwicklung folgender krankheitsbezogener Bewältigungsarbeiten im Rahmen des Selbstmanagements des Patienten (Haasenritter/Panfil 2008; Werner/Böhm 2010; Hafner/Meier 2009):

Krankheitsbezogene Bewältigungsarbeiten

- *Pflegeziel 1 (Nahziel):* Herr Özkan erkennt frühzeitig und zutreffend Alarmzeichen einer kardialen Dekompensation, wie zunehmende Luftnot, Kraftlosigkeit und Ödeme und ergreift situativ passende Maßnah-

153

men, indem er bei Vorliegen dieser Zeichen Kontakt zum Pflegepersonal aufnimmt und sein Aktivitätslevel unmittelbar anpasst.

- *Pflegeziel 2 (Nah- und Fernziel):* Herrn Özkan ist die Notwendigkeit der Einhaltung der Ernährungsempfehlungen im Hinblick auf die Kochsalz-, Flüssigkeitsbeschränkung und die Einnahme weniger zucker- und fettreicher Nahrung bekannt. Er ist dauerhaft zur Einhaltung dieser motiviert und wiegt sich täglich, trinkt nicht mehr als zwei Liter Flüssigkeit pro Tag, wobei er sich diese Flüssigkeitsmenge über den Tag einteilt und er nimmt vorzugsweise mediterrane Kost zu sich.
- *Pflegeziel 3 (Nahziel):* Herr Özkan sagt, dass er über die Notwendigkeit, Wirkung, etwaigen Nebenwirkungen und Einnahmemodalitäten seiner Herzmedikation Bescheid weiß. Er nimmt seine Medikamente regelmäßig ein. Etwaige Nebenwirkungen bemerkt er und nimmt bei Alarmzeichen Kontakt zum Pflegepersonal auf.

Krankheitserleben

Forschungen zum Krankheitserleben zeigen, dass Menschen mit Herzinsuffizienz im Rahmen ihrer Krankheitsbewältigung einen aktiven Prozess bis zur Annahme ihrer Krankheit und deren Einschränkungen durchlaufen. Dies erfordert, den anfänglich vorhandenen Widerstand gegenüber den Konsequenzen der Erkrankung aufzugeben, um in dem Sinne weiterleben zu können, krankheitsbedingte Begrenzungen in den Alltag zu integrieren. So können Alternativen zu bisherigen Lebensgewohnheiten geschaffen werden oder diese verändert werden, indem mehr Zeit für ihre Ausführung eingeplant wird (Kolbe et al. 2009). Patienten sind zur Entwicklung von Aktivitätsmustern zu unterstützen, die ihre äußerst begrenzten Energiereserven schonen und sinnvoll eingeteilt werden (Hawthorne 1998).

Zur Abstimmung Herrn Özkans Lebensplanung auf seine infolge der Herzerkrankung noch verbleibenden Möglichkeiten, sind biografiebezogene Bewältigungsarbeiten erforderlich.

Biografiebezogene Bewältigungsarbeiten

Als Pflegeziele sollen nach Übereinkunft mit Herrn Özkan die folgenden biografiebezogenen Bewältigungsarbeiten etabliert werden:

- *Pflegeziel 4 (Fernziel):* Herrn Özkan gelingt es zunehmend, das belastende Gefühl der Ungewissheit angesichts des unvorhersehbaren Krankheitsverlaufs zu verarbeiten und eine unter diesen Umständen realistische Zukunftsperspektive für seine Lebensplanung zu entwickeln.

Am Fallbeispiel

Seine bisherigen Lebensziele und seine Lebensplanung sind angesichts der Symptome zu überdenken und ggf. zu verändern. Denn er besuchte regelmäßig einmal im Jahr die in der Türkei lebendende Familie seines Bruders. Für Herrn Özkan könnten die Anstrengungen der Reise in die Türkei zu groß werden. Daraus ergibt sich das folgende Pflegeziel.

- *Pflegeziel 5 (Fernziel):* Herr Özkan akzeptiert, keine Reisen mehr in die Türkei absolvieren zu können. Er lernt neue mediale Möglichkeiten der Internetkommunikation zu nutzen, die ihm einen kontinuierlichen Kontakt mit seiner Herkunftsfamilie in der Türkei ermöglicht.

Im Hinblick auf die negativ verstärkende Auswirkung des Rauchens auf die Atemnot verfolgen die Pflegenden das nachfolgende Ziel:

- *Pflegeziel 6 (Nahziel):* Herr Özkan gibt das Rauchen auf.

Am Fallbeispiel
Doch dieses Pflegeziel unterstützt Herr Özkan nicht. Seiner Ansicht nach ist das Rauchen eines der wenigen ihm noch verbleibenden Genussmittel seines vormaligen Lebensstils, das auch noch aufzugeben, derzeit inakzeptabel für ihn ist.

Gerade die Auswirkungen der Dyspnoe auf das körperliche Leistungsvermögen in der Alltagsgestaltung der Betroffenen sind individuell zu bedenken. Gemeinsam mit den Betroffenen sind derlei Aktivitätsmuster zu entwickeln, die einerseits ein autonomes und sinnvolles Leben mit der Krankheit ermöglichen und andererseits der Verhinderung einer Verschlimmerung zuträglich sind (Strömberg 2004; Grossmann/Mahrer-Imhof 2008). Hierzu sind entsprechende alltagsbezogene Bewältigungsarbeiten zu entwickeln.

Im Rahmen der alltagsbezogenen Bewältigungsarbeiten stellen sich Herrn Özkan die folgenden Pflegeziele:

Alltagbezogene
Bewältigungsarbeiten

- *Pflegeziel 7 (Fernziel):* Herr Özkan akzeptiert die durch seine Atemlosigkeit und seine Erschöpfung bedingte Leistungsminderung, indem er seine Kräfte einteilt und in seiner Tagesgestaltung für ihn sinnvolle Prioritäten setzt. So hält er sich mit der Gartenarbeit zurück und hält regelmäßige Pausen dabei ein.

Die Einschränkungen durch Kurzatmigkeit und Erschöpfung zeigen sich auch innerhalb des Lebensstils, bzw. dieser kann auch beeinflussbare Risikofaktoren, wie das Ernährungsverhalten und den Konsum von Genussmitteln beinhalten, die im Rahmen der Therapie verändert werden sollten (Werner/Böhm 2010).

- *Pflegeziel 8 (Fernziel):* Im Hinblick auf sein Sozialverhalten ändert Herr Özkan seine Gewohnheitsmuster, indem er seine Besuche in der

155

Moschee und im türkischen Kulturverein verringert und dafür mehr Besuche seiner türkischen Freunde in seiner Wohnung empfängt.

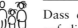

Biografiebezogene Bewältigungsmuster

Am Fallbeispiel

Dass die krankheitsbezogenen Veränderungen auch Auswirkungen auf die Selbstkonzeption von Herrn Özkan als alleinlebender älterer türkischer Mann haben, dem die Kontakte zu anderen türkischen Männern in der Moschee und im Kulturverein zur Aufrechterhaltung seiner kulturellen Identität wichtig sind, wird zu diesem Zeitpunkt noch nicht von den Pflegenden als Pflegeziel im Rahmen biografiebezogener Bewältigungsarbeiten erkannt.

Für viele alte Migranten bedeutet der Rückzug in die eigene Ethnie bzw. Volksgruppe die Möglichkeit, »unter Gleichgesinnten Probleme anzusprechen, ihre Geselligkeit und Kultur auszuleben und die ihnen zustehende Wertschätzung zu erfahren. Somit kann sich die Zugehörigkeit zu einer Ethnie als Schutzfaktor und zugleich positiv auf das subjektive Wohlbefinden und die psychosoziale Bewältigung des Alterns in der Fremde auswirken« (Schopf/Naegele 2005, S. 389).

Am Fallbeispiel

Dieses biografische Muster in seiner Bedeutung für Herrn Özkan wird für die Pflegenden erst später deutlich: Als sich ausschließlich seiner Religionsgemeinschaft verpflichteter muslimischer Mann türkischer Herkunft verfügt er über keine tragfähigen Sozialkontakte zur deutschen Mehrheitsgesellschaft.

Religiösverwurzeltes Milieu

Herr Özkan kann dem sogenannten religiösverwurzelten Milieu zugerechnet werden. Dies stellt eines von acht sogenannten Migrantenmilieus in Deutschland dar, die in der Sinus-Studie identifiziert wurden. In dem religiösverwurzelten Milieu sind Muslime und auch Menschen mit türkischem Migrationshintergrund häufig vorzufinden. In diesem spielt die Religion im Alltag dieser Menschen eine große Rolle. Ein Milieu umfasst ethnienübergreifend Menschen, die sich hinsichtlich ihrer Werte und Lebensstile sowie ihrer sozialen Lebenslagen (wie Bildung und Einkommen) ähneln. Integrationsdefizite finden sich am ehesten in den unterschichtigen Milieus, wie dem religiösverwurzelten Milieu. Dies trifft auch für die »eingeborene« deutsche Bevölkerung zu. Die Barrieren gegenüber kultureller Anpassung im religiösverwurzelten Milieu sind am größten. Dies sieht in den meisten der anderen Migrantenmilieus in Deutschland anders aus (Wippermann/Flaig 2009).

Im religiösverwurzelten Milieu finden sich ebenso die geringsten Deutschkenntnisse und die niedrigsten Einkommen (Wippermann/ Flaig 2009). Besonderes ältere Türken verfügen über geringe Kenntnisse der deutschen Sprache und haben im Vergleich zur deutschen Bevölkerung einen deutlich geringeren Bildungsgrad, was gesundheitliche Nachteile nach sich ziehen kann (Özcan/Seifert 2004). Doch gilt es stets zu bedenken, dass Menschen immer individuell zu betrachten sind: Auch wenn sie Merkmale der Mitglieder eines Milieus teilen, unterscheiden sie sich in anderen wiederum von diesen, so dass im Rahmen des Assessments immer individuelle Merkmale erhoben werden müssen, um keinen Vorurteilen Vorschub zu leisten (Schilder 2012b). So bedürfen Milieus unter anderem der Differenzierung nach dem Geschlecht und dem Alter bzw. der Generationszugehörigkeit deren Mitglieder, denn die Jüngeren verfügen meist über bessere Sprachkenntnisse als Ältere, die sich hingegen mehr dem Herkunftsland verbunden fühlen (Özcan/Seifert 2004).

Eine erfolgreiche Etablierung in der Aufnahmegesellschaft hängt wesentlich von der Bildung und der Herkunft in dem Sinne ab, dass die Integration leichter und besser gelingt, je höher das Bildungsniveau und je städtisch geprägter die Herkunftsregion der Person mit Migrationshintergrund ist (Wippermann/Flaig 2009).

6.3.2 Pflegestrategie

Pflegefachliche Schwerpunkte liegen im Management der Akutphase und in der Begleitung von Menschen mit einer chronischen Herzinsuffizienz. Im Vordergrund stehen die folgenden Pflegemaßnahmen:

- Stationäre Phase: Neben dem Management der akuten Krankheitssituation der kardialen Dekompensation wird Herr Özkan frühzeitig in der Akutphase bei der Entwicklung der erforderlichen gesundheitsbezogenen Selbstpflege durch Aufklärung, Beratung, patientenorientierte Edukation und Schulung unterstützt. Zugleich startet das systematische zielorientierte Entlassungsmanagement durch frühzeitige und strukturierte Planung mit individuellen Empfehlungen für das Verhalten zu Hause zur Überwindung identifizierter Barrieren (Bläuer et al. 2011).
- Übergangsphase zwischen stationär und ambulant: In dieser besteht im deutschen Gesundheitswesen insofern eine Versorgungslücke, als es keine institutionalisierte soziale Unterstützung der Patienten z. B. in Form einer pflegegeleiteten Herzinsuffizienzambulanz vergleichbar etwa mit Schweden gibt. Diese wäre aber wichtig, da im Übergang von der stationären zur poststationären Phase das Selbstmanagement vie-

Pflegemaßnahmen

ler Herzinsuffizienzpatienten noch instabil ist (Strömberg 2004; Kolbe 2008).

- Poststationäre Phase: Diese Phase ist durch die Begleitung der Patienten im Alltag und in der Lebensgestaltung durch soziale Unterstützung der Patienten gekennzeichnet (Kolbe 2008; Strömberg 2004; Bläuer et al. 2011).

Die Pflegenden verabreichen auf der Basis der ärztlichen Anordnung Medikamente zur Verbesserung der Herztätigkeit und ausschwemmende Medikamente (Diuretika) zur Entlastung des Herzens.

Die Medikation bei Herzinsuffizienz umfasst ACE-Hemmer, ß-Blocker und Diuretika (DEGAM 2006; Roling et al. 2014). Durch die Diuretika kommt es zu einer vermehrten Urinausscheidung. Zudem kann es auch zu Beginn der Behandlung zu einer beträchtlichen Gewichtsabnahme von mehreren Kilogramm kommen. Da der Patient infolge des Flüssigkeitsverlusts mehr Durst verspürt, benötigt er zu dessen Bewältigung Unterstützung, da zu viel Flüssigkeitszufuhr die Lungenstauung verstärkt und die Gefahr eines Lungenödems steigt. Es gilt das richtige Maß zwischen Stauung und Exsikkose zu finden (Hafner/Meier 2009).

Aufnahme von Flüssigkeit

Die Pflegenden unterstützen Herrn Özkan bei der Bewältigung der medikamentösen Nebenwirkungen, der nach Information über die Notwendigkeit zur Mitwirkung bereit ist. Sie beobachten regelmäßig seine Vitalparameter, Atmung, Körpergewicht und den Flüssigkeitshaushalt über eine Flüssigkeitsbilanzierung. Anhand dieser achten sie auf die Beschränkung seiner Trinkmenge und leiten ihn dazu an, das Trinken gleichmäßig über den Tag zu verteilen. Das fällt Herrn Özkan zunächst schwer, doch gelingt es den Pflegenden Alternativen aufzuzeigen, die Herr Özkan akzeptiert. So bieten sie Herrn Özkan zum Durstlöschen regelmäßig über den Tag Eiswürfel an. Insbesondere abends verlangt Herr Özkan nach Eiswürfeln, die ihm gut schmecken und gut tun. Das führt wiederum dazu, dass es ihm zunehmend mehr gelingt, das Trinken über den Tag zu verteilen.

Belastungsgrenze

In Berücksichtigung seiner situativen Leistungsfähigkeit führen ihn die Pflegenden bei der Durchführung von Lebensaktivitäten an seine Belastungsgrenze heran. Zunächst fällt es Herrn Özkan schwer sich zu bewegen. In seinem Tempo leiten ihn die Pflegenden dazu an, seine Belastungsgrenze bei der Durchführung von Lebensaktivitäten wie der Körperpflege nicht zu überschreiten, indem Anzeichen der Überlastung in Form von Kurzatmigkeit und Schwäche bemerkt und beachtet werden. Doch zugleich verdeutlichen die Pflegenden Herrn Özkan, sich so aktiv wie möglich an seiner Selbstpflege zu beteiligen (Menche 2011e). Wenn Herr Özkan mittels Gesten vermittelt, genug zu haben, signalisieren die Pflegenden Verständnis und berücksichtigen diese Gesten im Rahmen ihrer Unterstützung seiner Selbstpflege. In der Absicht ihn bei der Entwicklung eines symptomorientierten Selbstmanagements zu unterstützen, planen sie eine entsprechende Schulungsmaßnahme.

Patientenedukation zum Selbstmanagement

Die Patientenedukation stellt einen zentralen pflegefachlichen Ansatz in der Unterstützung von Patienten mit einer chronischen Herzinsuffizienz in der Entwicklung eines gesundheitsbezogenen Selbstmanagements dar. Sie umfasst nach Abt-Zegelin (2003, S. 103–104) die folgenden Aktivitäten:

- die Information im Sinne einer gezielten Mitteilung, Bereitstellung verschiedener Medien, Vermittlung relevanter Adressen in einem offenen Angebot, Recherchehilfen,
- die Schulung im Sinne eines zielorientierten, strukturierten und geplanten Vermittelns von Wissen/Fertigkeiten und
- die Beratung als ergebnisoffenen, dialogischen Prozess, in dem eine individuelle und bedürfnisgerechte Problemlösung vorbereitet wird.

> Die Patientenedukation bei Patienten mit Herzinsuffizienz zielt darauf, diese zur Integration der neuen Lebensbedingungen und Veränderungen ihres Lebensstils in den Alltag zu motivieren. Sie zielen damit nicht nur auf die Vermittlung von Wissen, sondern vielmehr auf die Verhaltensmodifikation, das Erlernte auch tatsächlich im Alltag nachhaltig anzuwenden (Grossmann/Mahrer-Imhof 2008).

Im Rahmen der Patientenedukation ist den Patienten zu vermitteln, wie sich die »Herzinsuffizienz auf ihren Körper auswirkt und warum es durch sie zu Kurzatmigkeit oder Atemnot, Müdigkeit oder Erschöpfung, Schwindelgefühl und Wassereinlagerungen kommt« (Kolbe 2007, S. 999). Nach dem Verständnis dieser Symptome gilt es zu erlernen, anhand welcher Alarmzeichen eine drohende Dekompensation erkannt werden kann, um dann spezifische Gegenmaßnahmen zu ergreifen (Grossmann/Mahrer-Imhof 2008; Bläuer et al. 2011). Da das Medikamentenregime komplex ist, richtet sich die Patientenedukation auch darauf, Patienten die korrekte Medikamenteneinnahme zu vermitteln (Kolbe 2007). Dazu bedarf es Wissen über Wirkungen, Nebenwirkungen und Wechselwirkungen der Medikation. Es gilt zu verdeutlichen, wann welche Medikamente einzunehmen sind, welche Hilfen genutzt werden können und wie diese in den Alltag integriert werden können (Kolbe 2007).

> Doch weil Abweichungen von der verordneten Medikation mit entsprechend ernsten klinischen Problemen verbunden sein können und hier für Patienten wenige Handlungsspielräume bestehen, ist es wich-

tig, »deren individuellen Bedürfnisse [...] zu erfassen und diese bei der Therapiewahl zu berücksichtigen« (Bläuer et al. 2011, S. 37). Dies kann sich auf die bevorzugte Darreichungsform (Tablette oder Kapsel), die Anzahl der Tabletten, die Häufigkeit der Medikamenteneinnahme, die dafür bevorzugte Tageszeit, wie die Möglichkeit der Verteilung über den Tag, beziehen.

Am Fallbeispiel

Die erste Schulung im Rahmen der Patientenedukation scheitert an der Tatsache nicht kompensierter Sprachprobleme, da die zuständige Fachkraft vergaß, einen türkischen Übersetzer hinzuzuziehen. Die ad hoc hinzugezogene weibliche türkische Reinigungskraft versuchte die Informationen zu übersetzen, scheiterte aber an der Vermittlung von Fachbegriffen. Zudem schien Herr Özkan die Frau als Vermittlerin abzulehnen. Eigentlich vorhandenes türkischsprachiges Informationsmaterial wurde zu diesem Zeitpunkt ebenso wenig genutzt. Daraufhin beobachteten diePflegenden, dass Herr Özkan zwar Zustimmung zur Einnahme der Medikamente signalisierte, doch häufig blieben die Tabletten in der Medikamentenschale zurück oder er unternahm den Versuch, diese in Anwesenheit einer Pflegenden wieder auszuspucken.

Ansätze und Strategien der Überwindung von Sprachbarrieren

Sprachprobleme Sprachprobleme im Hinblick auf nicht überwundene sprachliche Lücken zwischen den am Pflegeprozess beteiligten Personen werden als das häufigste Problem in der pflegerischen Versorgung von Patienten mit Migrationshintergrund angesehen (Schilder 1998, 2012b). Nicht kompensierte Sprachprobleme können klinische Auswirkungen in Form von Risiken für die Patientensicherheit bedingen. Folgen können Fehldiagnosen und eine falsche Behandlung sein, wenn Patienten selbst nichts über ihren Gesundheitszustand, ihre Befindlichkeit und Symptome mitteilen können (Stuker 2007). Nicht kompensierte Sprachdefizite können auch negativen Einfluss auf die Therapietreue der Patienten nehmen, so dass etwa Medikamente falsch eingenommen werden. In Studien zeigt sich weiter, dass fremdsprachige Patienten aufgrund dieser Problematik mit dem Klinikpersonal und der Institution weniger zufrieden sind und tendenziell eine der Situation unangemessene Behandlung erhalten (Bischoff/Steinauer 2007; Saladin 2009). Weiter sind auch Schwierigkeiten in der Beziehungsgestaltung zwischen den am Pflegeprozess beteiligten Personen zu beobachten, indem fremdsprachige Patienten etwa paternalistisch behandelt werden. Insgesamt gilt es zu bedenken, dass misslungene Kommunikation zu schlechteren Patientenergebnissen führt (Bischoff/Steinauer 2007).

Eine ungünstige Strategie im Versuch der Überwindung von Sprachdefiziten ist die Einbindung von Angehörigen der Patienten. Ihre Mitbetroffenheit über die gesundheitliche Situation des Patienten kann zu

Verzerrungen in der Sprachvermittlung führen. Auch zufällig anwesendes Personal als Ad-hoc-Dolmetschende einzusetzen kann problematisch werden, wenn diese in der Situation aufgrund fehlenden Fachwissens, unklarer mit der Schweigepflicht verbundener Anforderungen, variierender tatsächlicher Sprachkenntnisse oder ihrer Unerfahrenheit in der Rolle als dolmetschende Person überfordert sind. Zudem kann es auch zu Problemen im Team kommen, wenn sie von ihrer eigentlichen Tätigkeit abgezogen werden (Stuker 2007; Bischoff/Steinauer 2007; Saladin 2009).

Je nach Anlass für die Übersetzung ist der adäquate Ansatz der Sprachvermittlung zu wählen:

- Bei einfachen Handlungsanleitungen und Mitteilungen für Patienten können nonverbale Mittel, wie Zeichen- und Körpersprache und Bild- und Symboltafeln Verwendung finden. Zu bedenken ist jedoch, dass hierüber kein differenzierter sprachlicher Austausch möglich ist (Stuker 2007; Schilder 1998).
- In der täglichen Kommunikation, in Notfallsituationen und in anderen unerwarteten Kommunikationssituationen mit fremdsprachigen Patienten kann auf mehrsprachiges Fachpersonal oder externe Dolmetscher ohne Ausbildung zurückgegriffen werden.
- Für Assessmentgespräche und zur Durchführung von Patientenedukationsmaßnahmen bedarf es der Einbindung professioneller Dolmetscher oder Übersetzer. Deren Einsatz führt zu einer verbesserten Behandlungsqualität von fremdsprachigen Patienten (Stuker 2007; Bischoff/Steinauer 2007; Saladin 2009).

Die Tabelle 6.1 enthält Kriterien zur Entscheidungsfindung über den adäquaten Lösungsansatz zur Überwindung von Sprachbarrieren.

Da professionelle Dolmetscher jedoch nicht ständig verfügbar und finanzierbar sind, wird empfohlen, klinikinterne Listen mit geschulten, mehrsprachigen Mitarbeitern und Telefondolmetschern als Alternativen einzurichten, die niederschwellig erreichbar sind (Bischoff/Steinauer 2007; Saladin 2009).

Dringlichkeit	hoch	gering
Planbarkeit	schlecht	gut
Dauer	kurz	lang
Komplexität	tief, konkret	hoch, abstrakt
Tragweite/Konsequenz für Patient	gering	hoch

Tab. 6.1: Entscheidungskriterien (nach Saladin 2009, S. 66)

Tab. 6.1: Entscheidungskriterien (nach Saladin 2009, S. 66) – Fortsetzung		
Verfügbarkeit der dolmetschen- den Person	gut, kurzfristig	gut, mittelfristig
Emotionälität	tief	hoch
Kulturelle und religiöse Aspekte	wenige	viele
Nachfolgetermin	nicht vorgesehen	vorgesehen
	→ Interne Ad-hoc-Dolmet- schende	→ Externe Dolmet- schende

> Dolmetscher oder Übersetzer ermöglichen insofern eine gegenseitige Verständigung zwischen Gesprächspartnern unterschiedlicher sprachlicher Herkunft, als sie unter Berücksichtigung des sozialen und kulturellen Hintergrunds der Gesprächsteilnehmenden dolmetschen (Saladin 2009, S. 92; Bischoff/Steinauer 2007).

Am Fallbeispiel

Bei der daraufhin anberaumten zweiten Schulung, bei der ein türkischer Übersetzer hinzugezogen wurde, sind Herrn Özkan oben ausgeführte Informationen zu seinem Medikamentenregime und den weiteren Empfehlungen zum Lebensstil vermittelt worden. Auch auf ein Alternativprodukt konnte umgeschwenkt werden, weil die Einnahmeproblematik offenkundig werden konnte. Doch in der Schulung wurde der lebensgeschichtliche und soziale Hintergrund des allein lebenden alten streng gläubigen türkischen Mannes unzureichend aufgegriffen, weil sich die obigen Vermittlungsgespräche einseitig der aktuellen Krankheitsbewältigung und Umstellungen im Lebensstil widmeten.

Bei der zweiten Patientenedukation von Herrn Özkan sind dessen individuelle Voraussetzungen nicht berücksichtigt worden. Diese beziehen sich auf:

- Vorwissen,
- kognitive Fähigkeiten,
- vorhandene soziale Unterstützung,
- Patientenbedürfnisse und
- individuelle Zielsetzungen des zu schulenden Patienten (Bläuer et al. 2011, S. 32).

Am Fallbeispiel

Am Tag nach der zweiten Schulung ereignet sich die folgende Sequenz: Herr Özkan liegt in seinem Bett. Die türkische Pflegeschülerin betritt sein Zimmer und sieht, dass die gerichteten Medikamente nicht eingenommen worden sind. Als sie ihn darauf anspricht, sagt er, er wisse nicht wofür die überhaupt gut sind. Jetzt nach drei Tagen auf Station gehe es ihm wieder besser. Er fühle sich nicht krank und benötige daher auch keine Tabletten mehr. Diese Begebenheit veranlasst die Pflegende zu einem weiteren Beratungsgespräch mit einem türkischen Übersetzer.

Neben den Gründen für die mangelnde Bereitschaft zur Einnahme der Medikation erfahren die Pflegenden davon, dass sich Herr Özkan auch deswegen nicht an die Therapieempfehlungen im Hinblick auf die Ernährung, das Rauchen und die tägliche Gewichtskontrolle gehalten hat, weil er diese Maßnahmen nicht als medizinische Therapiemaßnahmen versteht und nicht mit seiner Erkrankung in Zusammenhang bringt.

> Eine einseitig biomedizinisch ausgerichtete Praxis, die unterschiedliche Erklärungsmodelle in Bezug auf Krankheit, Kranksein, Pflege und Körperwahrnehmungen zwischen Gesundheitsfachpersonal und Patienten nicht reflektiert, kann zu Fehldiagnosen und damit zur Unter-, Über- oder Fehlversorgung führen. Noch dazu kann es zu Adhärenzproblemen in der Akzeptanz der Therapie durch die Patienten kommen (Sich 1993; Schilder 2012b).

Krankheitsverständnis und -konzepte muslimischer Patienten

Das Krankheitsverständnis im Sinne der Bedeutung, die eine Krankheit für den davon betroffenen Menschen hat, was für ihn als krank gilt, anhand welcher und wie vieler Symptome sie sich zeigt, was sie aus dessen Sicht verursacht und welche Heilmittel und heilkundigen Personen akzeptiert werden, hat mit dem kulturellen Hintergrund zu tun. Dies kann sich von der modernen biomedizinischen Auffassung unterscheiden (Rothschuh 1978; Sich 1993).

Krankheitskonzepte gläubiger Muslime können theologisch begründete Krankheitsdeutungen und auch im Volksglauben verankerte Ansätze beinhalten. Auch Mischungen sind möglich. Aufgrund unterschiedlicher religiöser Strömungen werden aber auch die dem Islam zugerechneten Ansätze unterschiedlich ausgelegt (Becker et al. 2001; Ilkilic 2005; Wunn 2006).

Nach dem islamischen Glauben kann Krankheit als Prüfung Gottes verstanden werden, die die Geduld des Erkrankten als Konsequenz des Glaubens auf die Probe stellt. Wird die Krankheit vom Erkrankten angenommen, kann dessen Glauben gestärkt werden. Da Krankheit als von Gott verursacht gilt, wird sie nicht zwangsläufig mit Übel gleichgesetzt. Dies bedeutet jedoch nicht zugleich, dass deren medizinische Therapie abzulehnen ist, weil nicht nur die Krankheit, sondern auch deren Heilung als Gott gegeben betrachtet wird (Ilkilic 2005; Wunn 2006). *Krankheit als Prüfung Gottes*

Neben dieser Auffassung von Krankheit als Prüfung gilt sie auch als Gnadenerweis Gottes: So können mit der Krankheit verbundene Machtlosigkeit und Schwäche »zu einer vertieften Besinnung auf Allah und damit zu einer Intensivierung des Glaubens führen« (Wunn 2006, S.85). *Krankheit als Gnadenerweis Gottes*

Dieser Zusammenhang kann von gläubigen Muslimen zur Ablehnung einer Therapie führen.

Mitwirkung an der Heilung

Doch gibt es auch die religiöse Pflicht zur Mitwirkung an der Heilung und Gesunderhaltung des Körpers. So tragen gläubige Muslime Verantwortung für ihren Körper und dessen Gesunderhaltung, weil ihnen auch dieser von Gott gegeben wurde: der Mensch als Inhaber und Nutznießer des Körpers, den es gesund zu erhalten gilt und Gott als dessen Eigentümer. So hat sich der gläubige Muslim dieser Auslegung zufolge »den erforderlichen medizinischen Maßnahmen zur Bewahrung bzw. Wiederherstellung der Gesundheit zu unterziehen« (Ilkilic 2005, S. 19; Wunn 2006).

Erwiesene Wirksamkeit steigert die Verpflichtung

Inwieweit sich ein gläubiger Muslim der Therapie verpflichtet fühlt, hängt weiter von der erwiesenen Wirksamkeit dieser ab: je erwiesener die Wirkung desto höher die Verpflichtung zu dessen Anwendung (Wunn 2006). Da die medikamentöse Therapie bei Herzinsuffizienz wissenschaftlich belegt ist, sind dieser religiösen Auslegung angeschlossene Muslime sogar zur Einnahme des Heilmittels verpflichtet.

Krankheit als Strafe für religiöses Fehlverhalten

Als ein weiteres mögliches Muster innerhalb islamischer Krankheitsverständnisse gilt die Krankheit als Strafe für religiöses Fehlverhalten (Becker et al. 2001). Wenn auch Krankheit als Bestrafung Gottes oder Gotteszorn nicht im engeren Sinn dem Islam zugeordnet werden kann, könnten sich Muslime trotzdem dieser Ansicht anschließen, die eher dem Volksglauben entspringt.

Insbesondere während einer unheilbaren Krankheit kann diese von Betroffenen dann auf etwaige »eigene Übeltaten oder auf unterlassene Pflichten zurückgeführt werden« (Ilkilic 2005, S. 21).

> Es gibt kein festes Krankheitskonzept muslimischer Patienten. Vielmehr sind die obigen Beispiele als »Wegweiser« zu betrachten, um die letztendlich gültigen Interpretationen für einen individuellen Patienten in Erfahrung zu bringen. Pflegende sollten aber über diese möglichen Sinnbezüge sensibilisiert sein. Ob und inwiefern ein Krankheitskonzept auch tatsächlich auf den individuellen Patienten zutrifft, bedarf der Beantwortung im Rahmen des Assessments. Ebenso wenig wie es den muslimischen Patienten gibt, existiert ein einziges Krankheitsverständnis, das allen gläubigen Muslimen gemeinsam wäre. Unterschiede im Krankheitsverständnis ergeben sich auch daraus, aus welcher Region des Herkunftslands und aus welchem familiären Umfeld die Migranten stammen und auch über welche Schulbildung sie verfügen. Weiter unterliegen die Erklärungsmuster Veränderungen, je länger Personen mit Migrationshintergrund im Aufnahmeland leben und wie sehr sie sich dortigen Auffassungen anschließen (Becker et al. 2001; Ilkilic 2005).

Anhand weiterer Recherchen über die interkulturell variierende Bedeutung von Krankheitskonzepten gelangen die Pflegenden zur folgenden

Auffassung über ein weiteres Pflegeproblem als Ursache für die vermeintlich mangelnde Compliance von Herrn Özkan.

- *Mangelnde Krankheitseinsicht infolge eines vom biomedizinischen Paradigmas abweichenden Krankheitsverständnisses*: Herr Özkan akzeptiert die Herzmedikation, die Ernährungsempfehlungen und das tägliche Wiegen nicht als Heilmittel mit erwiesener Wirksamkeit.

Aufgabenstellung

- Mit welcher Strategie und Argumentation könnte mit Herrn Özkan die Befolgung der Therapieempfehlungen ausgehandelt werden?
- Was gilt es bei der Vorbereitung und Organisation des Beratungsgesprächs zu beachten?
- Recherchieren Sie dazu weitere Hintergründe zur Lebenslage und zur Lebenswelt in Deutschland lebender türkisch muslimischer Migranten.
- Planen Sie unter diesen Gesichtspunkten eine Maßnahme zur Patientenedukation für Herrn Özkan.

6.4 Rollen von Pflegenden im Fallbeispiel

Bei der Ausgestaltung der Rolle der Pflegeexpertin innerhalb dieses Fallbeispiels werden Fehler in der Sprach- und Kulturvermittlung deutlich. Ein allein auf den medizinisch-pflegerischen Kenntnisstand ausgerichtetes Pflegehandeln, welches das Expertentum ausschließlich in der eigenen Fachlichkeit verortet, führt nicht zu positiven Pflegeergebnissen, wenn die zu verfolgende Pflegestrategie die Sichtweise des Patienten ausblendet. Fachkompetenz ist insbesondere in der Pflege von Menschen mit Migrationshintergrund mit einer transkulturellen Kompetenz zu erweitern. Dies ist erforderlich, weil die fachlich erwiesenen Vorgaben zur Therapie und Entwicklung gesundheitsbezogener Selbstpflege von dessen Empfänger akzeptiert werden müssen, damit sie zu positiven Ergebnissen in der Stabilisierung der Pflege- und Krankheitsverlaufskurve führen. Die Rolle der Pflegeexpertin fordert auf der Basis der allgemeinen Fachkompetenz zur Überwindung sprachlicher und kultureller Hürden eine besondere transkulturelle Kompetenz im Pflegeprozess. Dabei gilt es, sich der besonderen Perspektive des Patienten vor dem eigenen persönlichen Hintergrund verstehend anzunähern und mit dem eigenen Handlungsplan zu vermitteln.

Pflegeexpertin

Vermittlerin

Der Rollenanteil der Vermittlerin fordert von der Pflegeexpertin die situativ passende Auswahl eines adäquaten Ansatzes der Sprachvermittlung mit dem Patienten. Zugleich geht es nicht nur um die reine Übersetzung einer Sprache, sondern zugleich um Beziehungsgestaltung, in der dem Patienten Wertschätzung und Respekt entgegen gebracht werden sollte. Auch wenn ein differenzierter sprachlicher Austausch im Pflegealltag nicht durchgängig erzielt werden kann, können etwa reflektierte nonverbale Gesten die Basis einer vertrauensvollen Beziehung schaffen.

Lehrende und Gesundheitsfürsprecherin

Wesentliche Rollenanteile innerhalb dieses Falls sind die der Lehrenden im Rahmen der Patientenedukation und die als Gesundheitsfürsprecherin des Patienten, die die Aufgabe hat, dem Patienten die Notwendigkeit und Inhalte zur Entwicklung eines gesundheitsbezogenen Selbstmanagements zur Bewältigung der chronischen Herzinsuffizienz zu vermitteln. Es wurde gezeigt, dass zur Vorbereitung einer Patientenedukation der lebensweltliche Hintergrund der zu schulenden Person, insbesondere dessen Bildungsstand, Sprachfähigkeit und der besondere sozialkulturelle Hintergrund einzubeziehen sind.

Managerin und interprofessionelle Partnerin

Ein weiterer Schwerpunkt bildet die Rolle der Managerin zur Etablierung eines strukturierten und zielführenden Entlassungsmanagements. Hierin gilt es, frühzeitig entsprechende Maßnahmen mit anderen Berufsgruppen inner- und außerhalb der Geriatrie zu koordinieren. Als interprofessionelle Partner klären sie mit dem Hausarzt und dem ambulanten Pflegedienst etwaige Barrieren für eine selbstständige Lebensführung unter den veränderten Bedingungen der erforderlichen gesundheitsbezogenen Selbstpflege und nehmen gemeinsam entsprechende Weichenstellungen vor.

Die dargestellten Rollenanteile basieren auf Fachwissen in den Themenbereichen 1–8 und 10–12 der Ausbildungs- und Prüfungsverordnung.

7 Die Patientin mit pAVK, COPD und Dekubitus

Dieses Fallbeispiel zeigt einen für die Geriatrie typischen Verlauf einer akuten Krankheitssituation. Die hochaltrige Patientin erlebt im Rahmen ihrer Behandlung Komplikationen, die zu einer Verringerung ihres Aktivitätsgrades führen. Damit wird ein Abwärtstrend ihrer Pflege- und Krankheitsverlaufskurve eingeleitet.

Falldarstellung

Frau Peter ist eine 96-jährige Patientin. Sie wird mit der Aufnahmediagnose reduzierter Allgemeinzustand bei einer chronisch-obstruktiven Lungenerkrankung (COPD) auf der Basis einer chronischen Bronchitis auf einer geriatrischen Akutstation eines Krankenhauses aufgenommen. Dazu werden Dekubitus Kategorie drei EPUAP bzw. Kategorie »Tiefe Gewebeschädigung« an beiden Fersen infolge einer peripheren arteriellen Verschlusskrankheit (pAVK) Stadium III (Ruheschmerzen) und Immobilität festgestellt. Die Patientin lebt ohne Angehörige mit einer privaten 24-Stunden-Pflegerin in einer Mietswohnung. Sie wird durch eine externe Betreuerin vertreten. Die Hausärztin begleitet die Patientin durch regelmäßige Hausbesuche. Der reduzierte Allgemeinzustand (AZ) von Frau Peter ist als Frailty durch Schwäche, Antriebslosigkeit und geringe Aktivität, verbunden mit starkem Husten und gelegentlicher Atemnot bei der Ausatmung, gekennzeichnet.

Bei der Aufnahme wird Frau Peter über eine Nasensonde zwei Liter Sauerstoff zugeführt. Sie kann zunächst noch an der Bettkante sitzen und ihre Beine aus dem Bett hängen lassen. Nach Unterstützung beim Transfer aus dem Bett kann sie selbstständig eine Strecke von 3–5 m mit dem Rollstuhl zurücklegen. Durch die pAVK bedingten Schmerzen und die Belastungsdyspnoe kommt es zu einer Verringerung ihrer Aktivität mit zunehmender Ortfixierung: Die Patientin hat ihre Gehfähigkeit eingebüßt. Sie kann zwar das Gleichgewicht halten, aber nicht länger als drei Minuten sicher stehen. Die oberen Extremitäten kann sie gut grob- wie feinmotorisch bewegen: greifen, schneiden, Reißverschlüsse bedienen, Zahnprothese reinigen etc., den Rollstuhl bewegen und die Bremse anziehen. Die Sauerstofftherapie immobilisiert sie zusätzlich, weil O_2 kontinuierlich zugeführt werden muss.

Im Pflegeassessment wird deutlich, wie sehr Frau Peter den Verlust ihrer Kräfte bedauert und zunehmend abhängiger von ihrer Pflegerin wird. Am allermeisten ist sie von der Atemnot belastet und sie fürchtet sich davor zu ersticken. Die Anamnese offenbart weiter, dass sie Jahrzehnte lang rauchte, kinderlos blieb und bis zu ihrer Berentung den Beruf der Sekretärin in einem mittelständischen Unternehmen ausübte. Die COPD entwickelte sich mit Ende 50 Jahren. Vor zwei Jahren ist die pAVK-Krankheit Stadium III hinzugekommen. Die Dekubitus haben sich im Zusammenhang mit einer pAVK bedingten Immobilisierung (Ortsfixierung Bett und Rollstuhl) vor zehn Monaten an beiden Fersen entwickelt. Die Verschlechterung ihres AZ in Form einer akuten Exazerbation der chronischen Bronchitis steht im Zusammenhang mit einer Grippevirusinfektion vor zwei Wochen und zeigt sich in der Zunahme von Atemnot und Husten. Seit Eintritt der pAVK-Krankheit lebt die private Pflegerin als langjährige jüngere Freundin im Haushalt von Frau Peter, da diese nicht mehr in der Lage ist, ihren Haushalt zu führen. Einkaufen, Zubereiten von Speisen, Sauber halten der Wohnung und Wäsche waschen werden seither von der Pflegerin übernommen, die die Patientin bei der Körperpflege und dem Kleiden unterstützt: bei der Waschung am Waschbecken, dem An- und Auskleiden der unteren Körperhälfte und bei den Transfers aus dem Bett in den Rollstuhl und umgekehrt sowie aus dem Rollstuhl in den Sessel oder auf die Toilette und jeweils umgekehrt. Frau Peter ist am aktuellen Tagesgeschehen interessiert, hört und sieht regelmäßig Nachrichten im Radio und im Fernsehen. Im Rahmen des geriatrischen Basisassessments ist mittels der deutschen Version des Barthel-Index der Score 10 ermittelt worden, was einem mittleren Wert im Hinblick auf ihren Unterstützungsbedarf in den Aktivitäten des täglichen Lebens entspricht.

7.1 Die medizinische Perspektive der Fallsituation

Bevor auf die pflegerische Perspektive eingegangen wird, werden zuerst die vorliegenden Krankheitsbilder von Frau Peter hinsichtlich deren Bedeutung, Ursachen und fallspezifischen Symptome geklärt.

7.1.1 Die chronisch obstruktive Lungenerkrankung (COPD)

Die *chronisch obstruktive Lungenerkrankung (COPD)* ist eine Bezeichnung für Krankheiten, die zu einer fortschreitenden irreversiblen Obstruktion (Einengung) der Atemwege mit erschwerter Ausatmung führt. Sie kommt bei Patienten mit einer chronischen Bronchitis oder einem Lungenemphysem vor (Kela/Matscheko 2007; Hafner/Meier 2009; Kuhlmann et al. 2009).

Die *chronische Bronchitis* wird nach der WHO definiert als »eine überschießende Schleimproduktion in den Bronchien, welche zu chronischem oder ständig wiederkehrendem Husten führt, wobei dieser Husten wenigstens in zwei aufeinanderfolgenden Jahren während mindestens drei Monaten an den meisten Tagen der Woche vorhanden sein muss« (Hafner/Meier 2009, S. 289). Die COPD entsteht, wenn sich die chronische Bronchitis zu einer Obstruktion entwickelt. Die häufigste Ursache ist ein langjähriger Nikotinabusus, der eine abnorme Entzündungsreaktion der Atemwege auslöst (Kuhlmann et al. 2009). Die Symptome bei Frau Peter zeigen sich in chronischem Husten, vermehrter Sputumbildung, Belastungsdyspnoe (vor allem beim Transfer auftretende Atemnot) mit eingeschränkter physischer Belastbarkeit, Hypoxämie (niedriger Sauerstoffgehalt im Blut) bis hin zu Bronchospasmus mit exspiratorischen Atemgeräuschen (wie Giemen, Pfeifen und Brummen), Zyanose und Lungenüberblähung mit zunehmender Lungenfunktionseinschränkung. Durch die bestehende Infektion ist die Luftnot nochmals gesteigert.

Chronische Bronchitis

Am Fallbeispiel

Bei Frau Peter besteht die Gefahr einer zunehmenden Ateminsuffizienz und der Entstehung einer Pneumonie. Die medizinische Therapie beinhaltet Medikamente zur Hustendämpfung, Senkung der bronchialen Übererregbarkeit, Bronchodilatation und schleimlösende Medikamente. Zudem erhält sie eine Therapie der Atemnot mit einer Sauerstoff-Langzeittherapie, die engmaschig kontrolliert wird.

7.1.2 Die periphere arterielle Verschlusskrankheit (pAVK)

Die periphere arterielle Verschlusskrankheit (pAVK) ist eine chronische Krankheit, bei der es zu einer Einschränkung der Durchblutung bis hin zu einem Verschluss der die Extremitäten versorgenden Arterien kommt. Zu ca. 95 % wird die pAVK durch eine Arteriosklerose verursacht. Der Krankheitsverlauf ist durch eine typische Stadieneinteilung gemäß dem vorliegenden Schweregrad gekennzeichnet.

Im Volksmund wird diese Krankheit auch als »Schaufensterkrankheit« bezeichnet. Zwingen die Schmerzen beim Gehen zum Stillstehen, erweckt das den Anschein, ein Schaufenster zu beobachten bis die Schmerzen abklingen (Osterbrink 2009; Diehm/Trampisch 2009; Gründewald/Terodde 2009). Weiter ist der Begriff »Raucherbein« gebräuchlich für die Bezeichnung eines Stadiums dieser Krankheit, bei der zu 90 % die unteren Extremitäten betroffen sind (Menche et al. 2011b).

169

Es handelt sich um eine sehr häufige Erkrankung, die mit dem Lebensalter zunimmt und deren Ursachen auch zu Schlaganfällen oder Herzinfarkten führen (Grünewald/Terodde 2009; Diehm/Trampisch 2009; Menche et al. 2011b). Bei Frau Peter liegt der Schweregrad drei gemäß der Stadieneinteilung nach Fontaine vor, der mit erheblichen Bewegungs- und Ruheschmerzen einhergeht. Diese sind gekennzeichnet durch ischämisch bedingte sogar in Ruhe auftretende kneifende, krampfartige, stechend-brennende Schmerzen (Hafner/Meier 2009). Bei der Patientin sind die Schmerzen in den distalen (von der Körpermitte entfernten) Unterschenkeln lokalisiert, da es sich um einen Arterienverschluss der Oberschenkelgefäße handelt.

> Der Schmerz (▶ Kap. 2) kann auf vielfältige Weise definiert werden. So kann Schmerz als »ein psycho-physisches Erlebnis [verstanden werden], in das zahlreiche biologische und nichtbiologische Faktoren, z. B. persönliche Schmerzerfahrungen oder sozialer, ökonomischer und kultureller Hintergrund, einfließen. In seiner Intensität kann Schmerz von milden Formen bis zum schwersten Leiden variieren. Als subjektive Erfahrung ist Schmerz nur bedingt mitteilbar« (Fischer 2011, S. 522).

Komplikationen Infolge der Schmerzsymptomatik kommt es nachts zu einer Schlafunterbrechung, was eine häufige Komplikation dieses Krankheitsbildes darstellt (Roller-Wirnsberger 2008; Menche et al. 2011b; Gründewald/Terodde 2009). Bei Frau Peter handelt es sich um einen chronischen nicht malignen Schmerz infolge pAVK bedingter Durchblutungsstörungen. Dies ist ein nozizeptiver Schmerz, der als chronisch gilt, weil er über einen längeren Zeitraum andauert, »als der Körper üblicherweise für die Heilung einer bestimmten Schädigung bräuchte« (Fischer 2011, S. 523, 525). Zudem tritt der Schmerz chronisch-intermittierend (unterbrochen), insbesondere nachts und nach längerem Liegen, auf.

Weitere Symptome Weitere Symptome liegen in Form von kalten, blassen und bläulichen Füßen mit atrophischer, pergamentartiger Haut, verdickten Fußzehennägeln und fehlender Behaarung der Zehen und des Unterschenkels vor. Die Fußpulse sind abgeschwächt und schlecht tastbar (Vasel-Biergans/Probst 2011; Osterbrink 2009; Protz 2009). Zudem liegt eine belastungsabhängige Schwäche der beiden Unterschenkel vor (Menche et al. 2011b). Die chronisch arterielle Verschlusskrankheit der unteren Beine zeigt sich durch lagerungsbedingte Dekubitus an den Fersen (Füsgen 2004; Vasel-Biergans/Probst 2011).

Am Fallbeispiel
Aus der Krankengeschichte geht hervor, dass Frau Peter beim ersten Auftreten der Unterschenkelschmerzen den Hausarztbesuch über Monate hinausschob, weil zunächst charakteristische Symptome ausgeblieben sind. Die Therapie fußte neben der Basistherapie in Form der

erfolgreichen Nikotinentwöhnung und der Verbesserung der Ernährung auf der Förderung der Durchblutung der betroffenen Arterien mittels einer Revaskularisation (Verbesserung der Durchblutung). Die Patientin ist vor einem Jahr mit einer Perkutanen transluminalen Angioplastik im Bereich beider Oberschenkelarterien mit gutem Erfolg operiert worden. Weitere Therapieoptionen bestehen in der Bewegungsförderung. Die medikamentöse Therapie beinhaltet die Gabe von Thrombozyten-Aggregationshemmern und von Schmerzmedikation.

Die pAVK ist einerseits ein Risikofaktor für Dekubitus und andererseits ein den Heilungsprozess der chronischen Wunde Dekubitus störender Faktor (Füsgen 2004; Schröder 2009b; Vasel-Biergans/Probst 2011).

7.1.3 Dekubitus

Der *Dekubitus* ist definiert als eine lokal begrenzte »Schädigung der Haut und/oder des darunter liegenden Gewebes – üblicherweise über Knochenvorsprüngen –, verursacht durch zu lange und/oder zu starke Einwirkung von Druck und/oder Scherkräften [...]. Einschränkungen der Aktivität und der Mobilität [...] spielen eine zentrale Rolle bei der Entstehung von Dekubitus, da sie mit einer erhöhten und/oder verlängerten Einwirkung von Druck- und/oder Scherkräften einhergehen« (DNQP 2010a, S. 22). Ein Dekubitus wird durch Druck, Scherkräfte, Reibung oder durch eine Kombination dieser Faktoren verursacht, wobei die Prozesse der Scherung und Kompression immer gleichzeitig ablaufen (Schröder 2009a; Fleischer et al. 2010b; Kottner 2012).

An der Entstehung von Dekubitus sind Art, Stärke und Dauer der Einwirkung von Druck und Scherkräften sowie weitere Faktoren beteiligt. Als *Art* der Druckeinwirkung ist der komprimierend senkrecht auf den Körper wirkende Druck von außen (wie von einer Matratze) und vom Körperinneren (wie von einem Knochenvorsprung) von dem parallel auf das Gewebe wirkenden Druck in Form von Scherkräften zu unterscheiden (DNQP 2010a; Panfil 2011; Kottner 2012). Scherkräfte dehnen und verschieben das Gewebe, wenn ein Patient z. B. im Bett herunterrutscht (DNQP 2010a; Kottner 2010). Zur *Druckstärke* ist bekannt, dass hoher Druck für kurze Zeit das Gewebe mehr schädigt als langeinwirkender niedriger Druck. Die *Zeitdauer* der Druckeinwirkung ist also neben der Druckstärke wesentlich für die Entstehung eines Dekubitus (Schröder 2011). Doch hängt die Entstehung von Dekubitus letztlich davon ab, wie gut die Druckeinwirkung vom Körper kompensiert werden kann. Gewebeschichten, wie Haut, subkutanes Fettgewebe, Körperfaszie, Muskulatur, Sehnen und Knochen reagieren je nach anatomischer Beschaffenheit

Pathogenese

171

unterschiedlich auf die Druckeinwirkung: So sind die Haut und die Körperfaszie gegenüber Druck- und Scherkräften widerstandsfähiger als das Muskelgewebe und das subkutane Fettgewebe (Kottner 2010; Kottner/Lahmann 2011; Kottner 2012).

Pathophysiologie Auch die *Körperstelle*, an der ein Dekubitus entsteht und sich weiter im Körper fortsetzt, ist zu unterscheiden. Tiefe Dekubitus setzen sich »bottom up« vom Körperinneren nach außen fort, andere gehen »top down« von der Hautoberfläche aus oder beginnen in der »Mitte« zwischen inneren und äußeren Körperstrukturen (Kottner 2010; DNQP 2010a; Kottner/Lahmann 2011; Kottner 2012). Diese Entstehungsmechanismen können auch in Kombination auftreten:

Innen-nach-außen-Modell • Nach dem »*Innen-nach-außen-Modell*« führen Zellschäden im druck- und scherkräfteempfindlichen Muskelgewebe in der Nähe von Knochenvorsprüngen (Prädilektionsstellen) bei Komprimierung aller Gewebeschichten zu Dekubitus. In Abhängigkeit der Größe der aus den Zellschäden hervorgehenden Nekrosen und weiterer Faktoren wie Durchblutung des betroffenen Gewebes kommt es entweder zur Resorption der Nekrosen und Ersatz des Defekts oder zu dessen Fortschreiten mit Untertunnelungen und tiefen Ulzerationen. Vermutlich erklärt dieses Modell die Entstehung von Dekubitus am besten (Kottner 2010; Kottner 2012).

Außen-nach-innen-Modell • Das »*Außen-nach-innen-Modell*« erklärt die Dekubitusentstehung von den oberen Hautschichten ausgehend. Je nach Vorliegen dekubitogener Faktoren setzt sich der Dekubitus in das weitere Gewebe fort. Es wird angenommen, dass dieser Prozess durch eine höhere Hauttemperatur und -feuchtigkeit (Mikroklima der Haut) mit Mazeration (Aufweichung) und Abrieb der Epidermis und oberflächliche Wunden begünstigt wird (Kottner 2010; Kottner 2012).

Mitte-Modell • Das »*Mitte-Modell*« besagt, dass sich Dekubitus irgendwo zwischen und inklusive der Haut und tieferen Gewebeschichten bis zur Grenze zum Knochen entwickeln (Kottner 2012).

Daraus ergeben sich zwei »Dekubitustypen«: »›Oberflächliche Dekubitus‹, die ggf. in die Tiefe vordringen und die ›Tiefen Dekubitus‹, die ggf. im weiteren Verlauf die Haut und angrenzende Strukturen mit einbeziehen« (Kottner 2012, S. 22). Es wird angenommen, dass insbesondere an den Fersen lokalisierte Dekubitus wie bei Frau Peter dem Mitte-Modell zuzurechnen sind (Kottner 2012).

Weitere Faktoren Die komplexe Dekubitusentstehung hängt von weiteren Faktoren in Abhängigkeit der individuellen Konstitution des Menschen ab, wie:

> »1. der individuellen Anatomie und Physiologie (z.B. Dicke des subkutanen Fettgewebes, Trainingszustand, Beschaffenheit und Funktionsfähigkeit der Muskulatur, Alter),
> 2. der Körperstelle (z.B. Fersen versus Sakralbereich),
> 3. der individuellen Knochenform (z.B. ›spitze‹ Knochen drücken sich stärker ins Gewebe ein, als ›flache‹ Knochen) und

172

4. der Körperhaltung und -position [...] (z. B. im Sitzen weist der Gluteus-Muskel eine wesentlich geringere Dicke auf als im Liegen und ist somit anfälliger gegenüber Kompression)« (Kottner 2012, S. 23).

Wann die physiologische Toleranz überschritten wird und sich eine Schädigung einstellt, »hängt von den Eigenschaften der beteiligten Gewebe und der Intensität der mechanischen Kräfte ab« (Kottner 2012, S. 16).

Dazu kommen Körperpositionen, die mit erhöhter Druckeinwirkung einhergehen.

> Gerade bei der von Frau Peter bevorzugten sitzenden Position ist »der Druck auf das Gesäß erheblich höher als im Liegen«, was der Bestimmung des individuellen Zeitintervalls für den Wechsel ihrer Position bedarf, weil ein Dekubitus in weniger als einer Stunde entstehen kann (DNQP 2010a, S. 30; Schröder 2011). Pflegefachlich gilt es zu berücksichtigen, dass der Druck im Sitzen bis zu siebenmal höher als im Liegen ist (Schröder 2010, S. 949).

Daneben sind weitere *altersrelevante Faktoren* in Bezug auf die Gewebetoleranz (Widerstandsfähigkeit der Haut gegenüber Druckeinwirkung und Scherkräften) bzw. physiologische Toleranz von Haut und darunter befindlichen Strukturen bei der Entstehung von Dekubitus beteiligt (DNQP 2010a; Kottner 2012, S. 14). So gehen altersphysiologische Hautveränderungen, auch als Altershaut bezeichnet, mit Kollagenverlust einher: Die Haut des älteren Menschen wird dünner, faltiger und verliert an Elastizität. Die Folge ist, dass einwirkende Drücke und Scherkräfte weniger gut kompensiert werden können, wodurch sich die Dekubitusgefahr erhöht (Schröder 2009a; Danzer 2011; Kottner 2012). Dazu kommt eine abnehmende Reißfestigkeit der Haut (Kottner/Lahmann 2011; Kottner 2012). Auch das subkutane Fettgewebe und die Muskelmasse verringern sich im Alter (Kottner/Laumann 2011; Kottner 2012). Damit nimmt im »Alter [...] die Fähigkeit zur Druckverteilung ab. Der Grund dafür liegt u. a. in der veränderten Zusammensetzung des Bindegewebes, dem Nachlassen des Muskeltonus sowie der verlangsamten Regeneration von Hautzellen« (Panfil 2011, S. 365). Bei Frau Peter wird die Gewebetoleranz für Sauerstoff insofern durch die *Arteriosklerose* und die *pAVK* beeinflusst, als dies mit einem verminderten Blutfluss und einer verminderten Sauerstoffversorgung der Haut einhergeht. Auch ihre *Lungenkrankheit* beeinflusst die Widerstandkraft der Haut gegenüber der Einwirkung von Druck und/oder Scherkräften, weil diese zu reduzierter Sauerstoffversorgung und ggf. zur Gefäßveränderungen führt. Noch dazu begünstigt die aus der pAVK resultierende *Immobilität* die Entstehung von Dekubitus, da Frau Peter zusätzlich zu ihrer Ortsfixierung weniger Mikrobewegungen durchführt, um Schmerzen zu vermeiden (Füsgen 2004; Panfil 2011). Die Fersen von Frau Peter sind besonders gefährdete Körperstellen für die Entste-

Altersrelevante Faktoren

173

hung eines Dekubitus, weil hier druckverteilendes subkutanes Fettgewebe und Muskulatur fehlen und der Fersenknochen zu einer Druckerhöhung in der Gewebetiefe führt (Schröder 2012; Kamps 2012).

> Das Hauptprinzip der Dekubitustherapie besteht in einer möglichst vollständigen Druckentlastung, um die Durchblutung des Gewebes und der Haut sicherzustellen. Als Lokaltherapie der Fersendekubitus sollen deren Nekrosen im Rahmen des Wunddébridements chirurgisch operativ entfernt werden (Hagg-Grün 2013).

7.2 Pflegediagnostik: Die pflegefachliche Perspektive

Am Fallbeispiel

Die Pflegende Frau Hoffmann unterstützt Frau Peter beim Transfer vom Bett in den Rollstuhl. Als Frau Peter zum Sitzen kommt, schnappt sie nach Luft. Die Pflegende hört ein Pfeifen. Frau Peter: »Ach, ich kriege so schlecht Luft!«

Pflegeexpertin   Die verantwortliche Bezugspflegende stellt als Expertin in der Pflegesituation von Frau Peter die Priorität *Atemstörung* fest, weil diese ihr Leben bedroht und für Frau Peter mit der Furcht vor dem Ersticken verbunden ist. Das Vorhandensein weiterer Risikofaktoren, wie die herabgesetzte Immunabwehr infolge der COPD, die Minderbelüftung ihrer Lunge durch die zeitweilige Bettlägerigkeit, einhergehend mit dem geringeren Abtransport von Sekreten aus der Lunge (*unwirksame Atemwegsclearance*) veranlasst die Pflegeexpertin weiter, die Pflegediagnose *Gefahr* einer *infektiösen nosokomialen Pneumonie* in Betracht zu ziehen (Wiederhold et al. 2010; Kamphausen 2013; Menche et al. 2011a). Diese Art der Pneumonie ist bedeutsam, stellt sie doch die zweithäufigste nosokomiale (Krankenhaus-)Infektion dar, in deren Folge es zur Einschränkung des Gasaustauschs und hypoxischen und damit lebensbedrohlichen Erscheinungen kommen kann. Die Entscheidung über diese Prioritätensetzung wird dadurch untermauert, dass die Prognose bei Vorliegen von Herz-Kreislauf-Erkrankungen schlechter als bei Gesunden ist (Wiederhold et al. 2010).

> Vorrangig anzugehende Pflegeprobleme zeichnen sich dadurch aus, dass sie lebensbedrohend oder ein unmittelbares Sicherheitsrisiko darstellen. In Anlehnung an die Maslowsche Bedürfnishierarchie oder

> Orems Selbstpflegedefizit-Theorie müssen vitale physiologische Bedürfnisse wie die Atmung vor nicht überlebensnotwendigen Bedürfnissen, wie die Selbstverwirklichung, befriedigt werden, da sie gewissermaßen deren Voraussetzung darstellen (Arets et al. 1999; Wilkinson 2012).

Eine weitere Priorität ist die *Furcht* Frau Peters vor dem *Ersticken*, die ihre Wahrnehmung beherrscht (Gordon 2013).

> Die Entscheidung über die Priorität in der Pflegesituation hängt einerseits von der pflegefachlichen Beurteilung und andererseits vom Willen und dem Erleben der Patientin ab (Roper et al. 2002; Stefan et al. 2006; Wilkinson 2012). So ist zwischen den Präferenzen des Patienten und den Anforderungen an Therapie und Sicherheit ein Gleichgewicht herzustellen (Wilkinson 2012, S 263). Dies erfordert den Abgleich der Perspektiven der am Pflegeprozess beteiligten Personen. Die Dringlichkeitsbewertung durch die Patientin hingegen wird von der Häufigkeit und Intensität des Gesundheitsproblems sowie auch von der Bedeutung der Symptome für sie beeinflusst. Je häufiger und intensiver ein Problem wahrgenommen wird, desto größere Bedeutung wird diesem zugeschrieben und desto höher ist die Wahrnehmung von Belastung. Auch die kulturelle Zugehörigkeit beeinflusst die Deutung von Symptomen (Arets et al. 1999; Sich et al. 1993).

Die *Atemstörung* und *Fatigue* in Kombination mit dem *chronischen Schmerz* haben wiederum Auswirkungen auf andere fGVM im Bereich der Mobilität (Transfer und Gehfähigkeit) und in den *Selbstversorgungsbereichen* (Körperpflege, Kleiden, Essen und Trinken und in der Toilettenbenutzung). Da Frau Peter dadurch stark belastet ist und diese dysfunktionalen Verhaltensmuster Auslöser weiterer Pflegeprobleme sind, sind diese Bereiche ebenso als prioritär einzustufen.

Auswirkungen

> Gesundheitsprobleme mit Auswirkungen auf weitere gesundheitliche Probleme sind pflegefachlich als prioritär einzustufen, weil ihre Reduktion, Aufhebung oder Verhinderung idealerweise zu deren Auflösung oder Nicht-Entstehung führt. »Die Lösung des wichtigsten Problems [hilft] oft direkt oder indirekt, andere Probleme zu beheben« (Brobst et al. 2007, S. 217).

Die Abbildung 7.1 visualisiert die beschriebenen Bezüge zwischen zentralen individuellen medizinischen Symptomen und den prioritären und abhängigen dysfunktionalen GVM.

Abb. 7.1:
Medizinische Einfluss-faktoren auf die Pflegebedürftigkeit

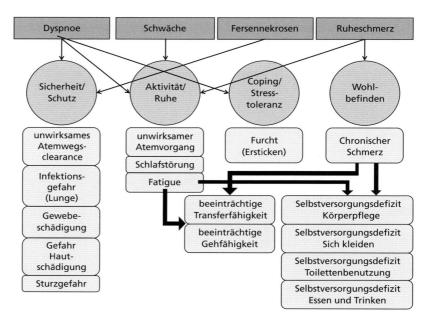

Pflegeexpertin

Die Pflegenden stellen als Pflegeexperten mehrere Prioritätskomplexe fest, die bis auf die Atemstörung nicht strikt hierarchisierbar sind, da sie von situativen Entwicklungen abhängen.

Prioritätskomplexe

Der unwirksame Atemvorgang [Prioritätskomplex I] weist die höchste Priorität auf und ist zentral, da ein Atemstillstand bereits nach 2 bis 4 Minuten ernste lebensbedrohliche Auswirkungen hat (Wiederhold et al. 2010). Auch die Furcht vor dem Ersticken hat Priorität, weil sie für Frau Peter bedrohlich ist und situativ zur Verschlechterung der gesundheitlichen Situation beitragen kann (Bey 2011). Die Pneumoniegefahr hingegen ist bei Vorhandensein der Risikofaktoren kontinuierlich und relativ stabil gegeben. Der chronische Schmerz als weitere Priorität erhält entsprechend seiner Ausprägung und Bedeutung für Frau Peter unterschiedliche Gewichtung. Daher werden diese prioritären Pflegediagnosen als Prioritätskomplexe mit wechselhafter situativer Bedeutung verstanden. Die Sturzgefahr wird innerhalb dieses Falls nicht als prioritäre Problematik eingestuft, weil Frau Peter derzeit nicht geht und zu keinem selbstständigen Transfer fähig ist. Zudem sitzt sie fest im Rollstuhl und kann sich mit diesem sicher fortbewegen. Der nachfolgenden Tabelle 7.1 können die mit den individualisierten medizinischen Symptomen in Verbindung stehenden fallspezifischen diagnostischen Statements nach NANDA-I (2010) mit Ergänzung von Gordon (2013) und in eckigen Klammern gesetzten Freitextergänzungen entnommen werden (die Erläuterungen dazu ▶ **Kap. 4**).

Medizinische Symptomatik	Domäne Taxonomie II NANDA-I	Pflegediagnostische Statements nach NANDA-I
Dyspnoe Husten, Schleimbildung in den Atemwegen	Aktivität und Ruhe	• **Unwirksamer Atemvorgang** sekundär beeinflusst durch (s/b/d) [akute Exazerbation COPD bei chronischer Bronchitis] angezeigt durch (a/d) Veränderung der Atemtiefe, verminderte Vitalkapazität, verlängerte Ausatemphase [*Ressourcen*: Frau Peter weiß, dass große Anstrengung sich ungünstig auf ihren Atemvorgang auswirkt.]
	Sicherheit und Schutz	• **Unwirksame Atemwegsclearance** b/d übermäßiger Schleim, Sekrete in den Bronchien, Rauchen [bis vor zwei Jahren], chronisch obstruktive Lungenerkrankung (COPD), Infektion [Grippevirusinfektion] a/d Dyspnoe, übermäßiges Sputum, unproduktiver Husten [*Ressource*: Frau Peter räuspert sich und hustet Schleim ab, wenn sie dazu aufgefordert wird] • **Infektionsgefahr [Lunge]** b/d chronische Krankheit [Bronchitis], unzureichende primäre Abwehrmechanismen (verminderte ziliäre Clearance, Flüssigkeitsstau)
	Coping/Stresstoleranz	• **Furcht [Erstickung]** b/d Immanenter Ursprung [unwirksamer Atemvorgang] [s/b/d akute Exazerbation der COPD infolge Grippevirusinfektion] a/d Dyspnoe, Fatigue, Aussage über Besorgnis (zu Ersticken) [*Ressource*: Frau Peter teilt sich der Pflegenden Frau Hoffmann mit, zu der sie Vertrauen hat]
Ruheschmerzen (pAVK Stadium III)	Wohlbefinden	• **Chronischer Schmerz** [Unterschenkel, beidseits, VAS 3 Bewegung; VAS 6 Ruhe] b/d chronische physische Behinderung [s/b/d pAVK Stadium III] a/d Fatigue; veränderte Fähigkeit, frühere Aktivitäten fortzusetzen; reduzierte Interaktion mit anderen
	Aktivität/Ruhe	• **Schlafstörung** [nachts] b/d physisches Unbehagen [chronischer Schmerz, Husten, Kurzatmigkeit] a/d beobachteter Energiemangel; Patient berichtet über Durchschlafschwierigkeiten; Patient berichtet über Energiemangel

Tab. 7.1:
Medizinische Einflussfaktoren auf die Pflegebedürftigkeit nach NANDA-I (2010) mit Ergänzung von Gordon (2013)

177

Tab. 7.1:
Medizinische Einfluss-
faktoren auf die
Pflegebedürftigkeit
nach NANDA-I (2010)
mit Ergänzung von
Gordon (2013)
– Fortsetzung

Medizinische Symptomatik	Domäne Taxonomie II NANDA-I	Pflegediagnostische Statements nach NANDA-I
		• **Periphere Durchblutungsstörung** b/d Rauchen [bis vor zwei Jahren] [s/b/d pAVK] a/d Veränderte Hauteigenschaften [kalt, blass, bläuliche Füße mit atrophischer, pergamentartiger Haut, verdickte Fußzehennägeln, fehlende Behaarung der Zehen und Unterschenkel], verminderte Pulse [Füße]; Schmerzen in den Extremitäten [Unterschenkel]; veränderte motorische Funktion [Geh- und Transferfähigkeit beeinträchtigt]
Dekubitus Kategorie »tiefe Gewebeschädigung«	Sicherheit/ Schutz	• **Dekubitus** b/d veränderte Durchblutung, mechanische Faktoren (Druck, Scherkräfte, Reibung) a/d tiefer gehende Gewebsschädigung [Dekubitus Kategorie 3] [an beiden Fersen], Äußerung über Schmerzen • **Dekubitusgefahr** [Braden: 16 Punkte] [Körperstellen: Sitzbeinhöcker, Steißbein, Wirbelsäule] b/d mechanische Faktoren (Scherkräfte, Druck), lang anhaltender Druck durch Liegen und Sitzen, veränderte Durchblutung [infolge pAVK Stadium III], entwicklungsbezogene Faktoren [Alter]
Schwäche Immobilität (Ortfixierung: Bett und Rollstuhl)	Aktivität/Ruhe	• **Fatigue** b/d Krankheitszustände [akute Exazerbation COPD bei chronischer Bronchitis], schlechter Allgemeinzustand [Frailty] a/d verringerte Leistungsfähigkeit, Desinteresse in Bezug auf die Umgebung, schläfrig, Unfähigkeit, die Alltagsroutine aufrechtzuerhalten, Teilnahmslosigkeit • **Beeinträchtigte Transferfähigkeit (Grad 3)** b/d Konditionsabbau, ungenügende Muskelkraft, Schmerzen [pAVK Stadium III] a/d Unfähigkeit, den Transfer zwischen unterschiedlichen Ebenen [Bett ↔ Rollstuhl ↔ Stuhl ↔ Toilettensitz] durchzuführen • **Beeinträchtigte Gehfähigkeit (Grad 3)** b/d ungenügende Muskelkraft, begrenzte Ausdauer, Schmerzen (pAVK Stadium III) a/d beeinträchtigte Fähigkeit, erforderliche Strecken zu gehen, Treppen zu steigen [*Ressource*: Frau Peter kann mit Unterstützung bis zu 3 Min. stehen]

Medizinische Symptomatik	Domäne Taxonomie II NANDA-I	Pflegediagnostische Statements nach NANDA-I
		• **Selbstversorgungdefizit Körperpflege (Grad 2)** b/d Schmerz [pAVK Stadium III], Schwäche [Pflegediagnose: Fatigue] a/d Unfähigkeit, das Bad zu erreichen, an Waschutensilien zu gelangen, den Körper zu waschen und abzutrocknen [unterhalb des Intimbereichs, Gesäß und Rücken] • **Selbstversorgungdefizit Sich Kleiden (Grad 2)** b/d Fatigue; Schmerz [pAVK Stadium III], Schwäche a/d Unfähigkeit, die Schuhe/Socken wegzuräumen; Unfähigkeit, den Unterkörper anzukleiden, Unfähigkeit, Kleidung aufzunehmen, das eigene Erscheinungsbild zufrieden stellend zu gestalten; beeinträchtigte Fähigkeit, an Kleidung zu gelangen, die notwendigen Kleidungsstücke auszuziehen [Unterkörper] [*Ressource*: Frau Peter trägt gerne Blusen und Röcke; sie wählt ihre Kleidung selbst aus] • **Selbstversorgungdefizit Essen und Trinken (Grad 2)** b/d reduzierte Motivation [Frau Peter hat derzeit wenig Interesse am Essen, da sie es nicht genießen kann], Fatigue, Schmerz [pAVK Stadium III], Schwäche a/d Unfähigkeit, Nahrung für die Aufnahme vorzubereiten • **Selbstversorgungdefizit Toilettenbenutzung (Grad 3)** b/d Müdigkeit; beeinträchtigter Mobilitätszustand; beeinträchtigte Transferfähigkeit; Schmerzen [pAVK Stadium III]; Schwäche a/d Unfähigkeit, eine angemessene Toilettenhygiene durchzuführen, zur Toilette oder zum Nachtstuhl zu gelangen, die Kleidung für den Toilettengang zu handhaben, von der Toilette oder vom Nachtsuhl aufzustehen [Frau Peter möchte nach Möglichkeit nicht von einem Mann bei der Ausscheidung unterstützt werden] [*Ressource*: Frau Peter nimmt Harn- und Stuhldrang wahr und meldet sich umgehend]
	Sicherheit/ Schutz	• **Sturzgefahr** b/d 65 Jahre und älter; Gebrauch eines Rollstuhls; reduzierte Kraft der unteren Extremitäten; Gefäßerkrankung

Tab. 7.1:
Medizinische Einflussfaktoren auf die Pflegebedürftigkeit nach NANDA-I (2010) mit Ergänzung von Gordon (2013) – Fortsetzung

7.3 Strategien zur Problemlösung

Auf Basis der identifizierten und mit der Patientin sowie deren Bezugs-person ausgehandelten und priorisierten diagnostischen Statements legt die Pflegende als Expertin in der Pflegeplanung die damit verbundenen Pflegeziele und -maßnahmen sowie Evaluationskriterien fest. Nachfolgend wird die Umsetzung des Pflegeplans in den Pflegesituationen auf der Akutgeriatrie dargestellt.

7.3.1 Die Pflegestrategie zur Atemförderung

Pflegeziele Für Frau Peter ist ihre beeinträchtigte Atmung mit Furcht vor dem Ersticken verbunden und damit von existenzieller Bedeutung. Die Pflegeziele beziehen sich auch auf die Pneumoniegefahr und lauten (Röhm-Kleine 2011a; Kuhlmann et al. 2009; Stefan et al. 2009):

1. Frau Peter atmet effektiv und belüftet alle Lungenbezirke im erwarteten Ausmaß innerhalb ihres Normbereichs,
2. Frau Peter kennt Strategien zur Reduktion ihrer Furcht vor dem Ersticken und leitet diese selbstständig ein, sie fühlt sich von den Pflegenden in dieser Situation nicht allein gelassen und unterstützt,
3. Frau Peter nennt die Ursachen ihres unwirksamen Atemvorgangs,
4. Frau Peter spricht aus, die Notwendigkeit pneumonieprophylaktischer Maßnahmen zu verstehen und zeigt ihre Bereitschaft zur Mitwirkung,
5. eine Sekretlösung und -entleerung aus den Atemwegen erfolgt produktiv,
6. Frau Peter hält sich zunehmend außerhalb ihres Bettes auf, bewältigt den Transfer mit Unterstützung der Pflegenden und bewegt sich selbstständig mit dem Rollstuhl,
7. Frau Peter nimmt innerhalb ihres Normbereichs Nahrung und Flüssigkeit zu sich, sie verspürt vermehrt Appetit und bringt zum Ausdruck, sich auf das Essen zu freuen,
8. Frau Peter führt unter pflegerischer Anleitung eine effektive Mundhygiene durch.

Lernende und Lehrende Zur Bezugnahme auf Frau Peters Furcht vor dem Ersticken vermitteln ihr die Pflegenden als Lernende und Lehrende Strategien wie autogenes Training und progressive Muskelentspannung (Stefan et al. 2009). Hieran anknüpfend kommen die Pflegenden dem bestehenden Betreuungsbedarf Frau Peters auf psychischer Ebene nach. »Je weniger der Patient an den zusätzlichen Ängsten leidet, die sich bis zur Sterbensangst entwickeln können, desto größer ist seine Chance, durch ein gezieltes Training die Atmung stabil zu halten, zu verbessern oder Verhalten einzutrainieren, wenn Probleme auftauchen« (Bey 2011, S. 61).

Entscheidend zur Reduktion der Furcht von Frau Peter ist ihr zu vermitteln, dass sie mit ihrer Furcht ernst genommen wird, dass Hilfe vorhanden ist und sie nicht allein gelassen wird (Bey 2011).

Die Pflegenden schaffen weiter Bedingungen, die sich positiv auf das Erleben der Atmung für Frau Peter auswirken, wie die Vermeidung einengender hoch geschlossener Kleidung, weil sie das Gefühl von Enge und somit Luftnot geben.

Die Atmung oder Bewegung beengende Kleidung sollte vermieden und gegen luftige offene Kleidung ausgetauscht werden. »Auch ein zu enger Sitzplatz wirkt beängstigend. Eine nicht zu hohe Raumtemperatur fördert das Gefühl, dass genügend Luft vorhanden ist. Einige Patienten möchten das Fenster offen haben. Viel helles Licht, besonders Tageslicht, empfindet der Patient als etwas Offenes. Je größer und offener seine Umgebung ist, desto wohler und sicherer fühlt sich der Patient« (Bey 2011, S. 63).

Zur Erreichung der Pflegeziele *1*, *3*, *4* und *5* informieren und beraten die Pflegenden als Lernende und Lehrende Frau Peter zuerst über die Notwendigkeit und die Art einzuleitender pneumonieprophylaktischer Maßnahmen. Zudem sensibilisieren sie Frau Peter für die Wahrnehmung von Frühsymptomen (Interozeption) einer Atemwegsverschlechterung (Petermann/de Vries 2010).

Information und Beratung

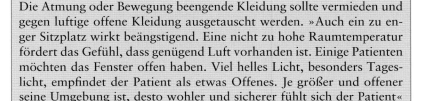

Am Fallbeispiel

Die Pflegende Frau Hoffmann beabsichtigt, ein Atemtraining mit Frau Peter durchzuführen. Frau Peter winkt ab: »Ach, heute kann ich aber nicht!« Frau Hoffmann verdeutlicht nochmals die Notwendigkeit der Pneumonieprophylaxe und vereinbart mit Frau Peter einen späteren Zeitpunkt, zu dem sich diese stark genug für das Atemtraining fühlt. Mit ihrem Einverständnis führen die Pflegenden dann gemeinsam mit Frau Peter ein Atemtraining zum tiefen Durchatmen, zur gezielten Atmung in die im Bett aufliegenden wenig belüfteten Lungenabschnitte und zur dosierten Lippenbremse durch. Frau Peter hingegen findet die Übung zur Lippenbremse albern. Gemeinsam finden die Pflegenden mit Frau Peter eine Alternative darin, dass Frau Peter ihr bekannte Volkslieder mitsummt und brummt.

In ihrer Rolle als interprofessionelle Partnerin koordinieren die Pflegenden mit den Physiotherapeuten weitere *physiotherapeutische Maßnahmen*, wie Blasflaschenübungen, Incentive Spirometrie (intensivierte Atemübung mit Widerstand) und anhaltende maximale Einatmung (SMI)

Physiotherapeutische Maßnahmen

(Wiederhold et al. 2010; Röhm-Kleine 2011a). Das gezielte Training der Atemmuskulatur mittels Incentive Spirometrie im Umfang von täglich 20 bis 30 Minuten steigert die Inspirationskraft und die körperliche Leistungsfähigkeit, was insbesondere bei COPD-Patienten nachgewiesen ist (Wiederhold et al. 2010).

Am Fallbeispiel

Da sich Frau Peter zu schwach fühlt, ist sie zunächst nicht zu den physiotherapeutischen Maßnahmen bereit. Diese akzeptiert sie dann, wenn es ihre Kräfte zulassen.

Rotationslagerung

Zur Unterstützung einer effektiven Atmungstätigkeit von Frau Peter im Bett setzen die Pflegenden als Experten nach Information und Einverständnis der Patientin die *Rotationslagerung* zur Unterstützung der Auflösung von Atelektasen ein.

Am Fallbeispiel

Zusammen mit Frau Peter positionieren sie diese auf ihre linke und rechte Körperseite sowie Rückenlage bei Oberkörperhochlagerung. Bei den Positionsveränderungen stellt Frau Peter nach Anleitung der Pflegenden selbstständig ihre Füße auf, drückt sich von der Matratze ab und hebt ihr Gesäß an, wohingegen die Drehung auf die jeweilige Körperseite gemeinsam mit den Pflegenden vollzogen wird. Dies gelingt ihr situativ unterschiedlich gut. Wenn sie zu schwach ist, signalisiert sie dies den Pflegenden, die sie dann mit ihrem Einverständnis alleine positionieren. Die Fersen werden jeweils hohl gelagert und konsequent druckentlastet: In der jeweiligen Seitenlage bringen die Pflegenden ein größeres Kissen zwischen die Beine und eine kleinere Schaumstoffrolle unter den aufliegenden Knöchel ein. Die Pflegenden deponieren die Patientenrufanlage so, dass sie sicher von Frau Peter erreicht und betätigt werden kann. Frau Peter hingegen meldet sich selbstständig, wenn sie in eine andere Körperposition gebracht werden möchte.

Die Oberkörperhochlagerung wird in kürzeren Zeiteinheiten von ca. 30 Min. mit den V-A-T-I-Lagerungen im Wechsel kombiniert (Kamphausen 2013; Bey 2011). Diese Variante wird auch beim Sitzen im Rollstuhl beibehalten. Frau Peter toleriert diese Positionierungen gut. Zur Stabilisierung der Oberkörperhochlagerung und zur Vermeidung des Auftretens etwaiger Scherkräfte, bringen die Pflegenden unter beide Sitzbeinhöcker von Frau Peter zwei kleine gerollte Handtücher als »Rutschbremse« an, um ein Herunterrutschen im Bett zu verhindern. Auf die Bauchlagerung im Bett verzichten die Pflegenden, da diese als prophylaktische Maßnahme ungeeignet ist (Wiederhold et al. 2010). Die Seitenlagerung wird ohne Hochstellen des Kopfendes vorgenommen, da eine ebene Fläche die einseitige Behinderung der Lungenbelüftung verhindert (Bey 2011). Im Rahmen der Unterstützung von Frau Peter bei ihrer Körperpflege und zur abendlichen Versorgung bieten die Pflegenden Frau Peter eine atemstimulierende Einreibung an, die Frau Peter als sehr wohltuend empfindet. Da sie abends damit gut einschlafen kann, verlangt Frau Peter regelmäßig danach.

Ergänzend dazu erhält Frau Peter weiterhin ihre ambulante Sauerstofftherapie. Mit dieser wird die Sauerstoffkonzentration des Blutes durch Anreicherung der Einatemluft erhöht (Röhm-Kleine 2011a).

Bei an chronischen Lungenerkrankungen wie COPD leidenden Patienten, die mit einem erhöhten CO_2-Partialdruck verbunden ist, ist Vorsicht geboten, weil ein plötzliches Überangebot an Sauerstoff zu einer CO_2-Narkose mit Atemstillstand führen kann (Jochum et al. 2009, S. 492). Daher wird die Sauerstofftherapie eng mit dem behandelnden Stationsarzt abgestimmt und fortlaufend pflegediagnostisch evaluiert, indem die Pflegenden engmaschig auf Anzeichen einer Eintrübung von Frau Peter achten (Röhm-Kleine 2011a).

Mundpflege

Zur Mobilitätsförderung und Pneumonieprophylaxe führen die Pflegenden zusammen mit Frau Peter eine *intensive Mundpflege* durch, was sich zugleich auch auf die Pflegediagnose »Selbstversorgungsdefizit Körperpflege Grad 3« bezieht. Jeweils nach den Mahlzeiten sowie mindestens morgens und abends stellt die Pflegende die Materialen für die Reinigung der Zahnprothese bereit, die Frau Peter selbstständig und korrekt ausführt. Die Pflegenden vermitteln Frau Peter die Notwendigkeit, zusätzlich ihren Gaumen, Zunge und Mundschleimhaut mit einer Mundspülung intensiv auszuspülen (Wiederhold et al. 2010; Kamphausen 2013).

Zur Erreichung des Pflegeziels der Sekretlösung und -entleerung leiten die Pflegenden Frau Peter im Umgang mit dem RC-Cornet Gerät an.

Wo Studien keine signifikanten Verbesserungen in der Fähigkeit der Sputumentfernung mittels der physiotherapeutischen Maßnahmen Vibration, Perkussion, Husten- und Räuspertraining zeigen, führen Atemübungen mit z. B. Flutter, die den Ausatemfluss steigern und in Schwingungen versetzen, nachgewiesenermaßen zur Reduktion von Atelektasen und Erhöhung der funktionalen Vitalkapazität (Wiederhold et al. 2010).

RC-Cornet Gerät

Das RC-Cornet Gerät kann unabhängig vom Pflegepersonal verwendet werden, um festsitzendes Bronchialsekret zu lösen. Noch dazu kann dieses Gerät lageunabhängig – also auch im Bett – eingesetzt werden und eignet sich von daher für zeitweise bettlägerige Patienten wie Frau Peter (Kamphausen 2013; Röhm-Kleine 2011a).

Lernende und Lehrende

Um die Atemwege vom Bronchialsekret zu befreien, unterstützen die Pflegenden Frau Peter im Erlernen einer effektiven Hustentechnik zum aktiven Abhusten, weil »chronischer Husten die Bronchien mürbe macht,

183

Luftnot fördert, die Schleimhäute reizt und einen Bronchospasmus fördern kann« (Kuhlmann et al. 2009, S. 853).

Am Fallbeispiel

In der Vermittlung der Hustentechnik »Huffing« leiten die Pflegenden Frau Peter an, durch ihre Nase einzuatmen und ein- oder zweimal auf die Silbe »haff« forciert auszuatmen, worauf dann eine kurze Pause von 2–3 Sek. eingelegt wird und der Vorgang wiederholt wird.

Alternativ kann die Patientin angeleitet werden, in kurzen kräftigen Stößen zu husten und das Sekret in ein zuvor bereitgestelltes Abwurfgefäß zu spucken (Jochum et al. 2009; Röhm-Kleine 2011a; Kuhlmann et al. 2009).

Pflegemaßnahmen zur Verbesserung der Reinigungsleistung der Atemwege zielen nicht primär auf die Verhinderung einer Pneumonie, sondern zunächst auf eine Aufrechterhaltung der gesunden physiologischen Verhältnisse (Wiederhold et al. 2010, S. 122).

Mobilitätsförderung

Zu Erreichung des 6. Pflegeziels der Mobilitätsförderung schätzen die Pflegenden als Experten situativ die Belastbarkeit von Frau Peter angesichts der Pflegediagnose Fatigue ein und entscheiden konsensuell mit der Patientin über die Art der Mobilisation. Diese Maßnahmen der Bewegungsförderung beziehen sich zugleich auf die Pflegediagnosen »Dekubitus« und »Dekubitusgefahr«.

Gesundheitsfürsprecherin

Zu Beginn der Aufnahme auf die Akutgeriatrie berücksichtigen die Pflegenden als Gesundheitsfürsprecherin die verringerte Belastungsgrenze Frau Peters, die mit der COPD und der Grippevirusinfektion verbunden ist. Diese hat eine eingeschränkte Rehabilitationsfähigkeit zur Folge. Die Pflegenden unterstützen Frau Peter in dem schrittweisen Aufbau ihrer Fähigkeiten in den Lebensaktivitäten. Die eigentlich angezeigte Frühmobilisation zur Pneumonieprophylaxe von Frau Peter in Form eines Gehtrainings kann derzeit aufgrund der Dekubitus an den Fersen, der Schwäche aufgrund der Dyspnoe und der unteren Extremität sowie der Ruheschmerzen pAVK Stadium III nicht durchgeführt werden. Nichtsdestotrotz motivieren die Pflegenden Frau Peter dazu, am Tag mehrere Stunden im Rollstuhl außerhalb ihres Bettes zu verbringen.

Am Fallbeispiel

Nach den ersten beiden Tagen, in denen sich die Abgeschlagenheit von Frau Peter durch die Grippevirusinfektion bessert, gelingt die Förderung ihrer Mobilität zunehmend. Die Pflegenden unterstützen Frau Peter in den Transfers aus dem Bett in den Rollstuhl und umgekehrt sowie aus dem Rollstuhl auf den Toilettensitz und umgekehrt. Außerdem leiten die Pflegenden Frau Peter im Bett zu Bewegungsübungen an, indem die Beine angewinkelt und gestreckt werden und zu Positionsveränderungen zusätzlich die Füße aufgestellt und das Gesäß angehoben wird. Außerdem leiten die Pflegenden Frau Peter dazu an, ihre Gesäß-, Oberschenkel- oder Unterschenkelmuskulatur abwechselnd anzuspannen und locker zu lassen.

Zur Erreichung des Pflegeziels der adäquaten Ernährung und Flüssigkeitsaufnahme leiten die Pflegenden als Lernende und Lehrende Frau Peter zur Aufnahme einer ausreichenden Flüssigkeitsmenge und einer angepassten kalorien- und vitalstoffreichen ihre Gewohnheiten berücksichtigende Ernährung an, damit die Schleimdrüsen seröses Sekret produzieren können und ihr entsprechende Energie für die Bewegung zur Verfügung steht (Kamphausen 2013).

Lernende und Lehrende

Am Fallbeispiel

In der Akutphase ihrer Grippeinfektion lehnt Frau Peter zunächst ihr Essen größtenteils ab. In dieser Situation bieten ihr die Pflegenden immer wieder zumindest Getränke an. Doch nach Abklingen der Grippesymptome bewegt sich Frau Peter im Rahmen ihrer Belastungsgrenzen zunehmend mehr und sie verspürt vermehrten Appetit.

In dieser Pflegesituation ist außerdem eine effektive Schmerzbekämpfung angezeigt (Wiederhold et al. 2010).

7.3.2 Die Pflegestrategie zum Schmerzmanagement

Innerhalb dieses Segments richten sich die Pflegemaßnahmen auf Basis der Pflegediagnosen chronischer Schmerz, Schlafstörung und periphere Durchblutungsstörung auf Pflegeziele zur Linderung, Vorbeugung weiterer und zum Umgang mit chronischen Schmerzen, zur Förderung des Schlafs und zur Bewegungsförderung (DNQP 2011; Fischer 2011; Nikolaus 2013c).

Pflegeziele

Am Fallbeispiel

Im Assessmentgespräch gibt Frau Peter zeitweise auftretende Schmerzen in ihren beiden Unterschenkeln an: »Nachts und manchmal am Tag ist das dann ganz schlimm. Dann krampft sich mir alles zusammen. Ich wache dann nachts auf und kann nicht mehr weiterschlafen. Am Tag bin ich dann wie benebelt. Da geht dann gar nichts bei mir!«

Im Rahmen der Pflegediagnostik konkretisieren die Pflegenden als Pflegeexperten die Pflegediagnose chronische Schmerzen von Frau Peter anhand der folgenden Kriterien in Tabelle 7.2 zum differenzierten Schmerzassessment, zu denen sie Frau Peter befragen und die sie ihrer pflegerischen Beobachtung zugrunde legen (DNQP 2011; Fischer 2011).

Schmerzassessment

185

Tab. 7.2:
Einschätzungskriterien
des differenzierten
Schmerzassessments

Kriterium	Befund
Lokalisation	An beiden distalen Unterschenkeln
Schmerzintensität	Mittel [VAS[3]: 3] bei Bewegung und stark [VAS: 6] in Ruhe
Qualität des Schmerzes	Kneifend, krampfartig, stechend-brennend
Zeitliche Dimension	Zum ersten Mal vor zwei Jahren aufgetreten; chronisch-intermittierend bei Bettlägerigkeit insbesondere nachts ausgeprägter auftretend
Verstärkende/lindernde Faktoren	Besserung der Schmerzintensität, wenn Frau Peter die Beine unter Herzniveau positioniert; bei langem Liegen zunehmende Schmerzintensität
Auswirkungen auf das Alltagsleben	Durchschlafprobleme haben zur Folge, dass Frau Peter tagsüber erschöpft ist, dadurch weniger aktiv ist und sich auch in sozialen Beziehungen zurücknimmt
Kommunikation des Patienten	Frau Peter verbalisiert dem Pflegepersonal gegenüber ihre Schmerzen; bei Schmerzen verzieht sie das Gesicht, stöhnt und fasst sich an die Unterschenkel

> Das Leben mit chronischen Schmerzen bedeutet für diese Menschen vielfältige und tiefgreifende Herausforderungen für die Bewältigung deren Folgen, da sie fortdauernd mit Begrenzungen und Verlusten konfrontiert sind. Ihr Wohlbefinden ist erheblich beeinträchtigt und ihre Aufmerksamkeit entsprechend gebunden. Noch dazu erleben sie existentielle Ängste und Gefühle von Ohnmacht und Hilflosigkeit. Auch die Gefahr des Rollen-Statusverlusts droht (Besendorfer 2009; Fischer 2011).

Mit Frau Peter vereinbaren die Pflegenden diese konkreten Pflegeziele:

1. Frau Peter gibt auf der VAS bei Bewegung und in Ruhe jeweils einen Wert < 3 an,
2. Frau Peter teilt mit, weniger Schmerzen zu haben und sich infolgedessen wohler zu fühlen,
3. Frau Peter schläft nachts durch und berichtet tagsüber, ausgeruht zu sein,
4. Frau Peter gibt zum Ausdruck, sich kräftiger zu fühlen und sich infolgedessen sicherer und mehr zu bewegen.

Am Fallbeispiel

Frau Peter belasten ihre Schmerzen sehr. Nach Aufklärung durch die Pflegenden versteht sie jedoch den Zusammenhang zwischen ihrer Durchblutungsstörung und dem Auftreten der Schmerzen. Dieses

---

3 VAS bedeutet Visuelle Analog Skala und ist eine Variante zur Erfassung der Schmerzstärke.

Verständnis erleichtert ihr den Umgang damit. Zusammen mit den Pflegenden probiert sie wechselnde Beinpositionen aus, die ihr wenig bis keine Schmerzen verursachen.

In Ergänzung zu den Positionierungen im Bett leiten die Pflegenden Frau Peter zu Bewegungsübungen im Bett, wie dem Zehenspiel und Fußkreisen, an (Füsgen 2004; Carr/Mann 2010; DNQP 2011). Außerdem unterstützen die Pflegenden Frau Peter mehrmals am Tag während der Phase der Bettlägerigkeit in der Einnahme der Sitzposition an der Bettkante, woraufhin diese ihre Beine aus dem Bett heraushängen lässt. Im Rollstuhl werden die Beine von Frau Peter ebenfalls tief gelagert. Bei den Beintieflagerungen stellen die Pflegenden jeweils sicher, dass die Beine und Füße bekleidet sind und eine Kälteexposition somit vermieden wird. Diese Positionen werden mit einer flachen Positionierung der Beine, die im Bett 10–15 Min. ausgestreckt werden, kombiniert.

Gesundheitsfürsprecherin

Die Pflegenden informieren Frau Peter in ihrer Rolle als Lernende und Lehrende über schmerzlinderndes Verhalten, wie das Herunterhängenlassen ihrer Beine und die Vermeidung deren Hochlagerung, weil das eine Ischämie begünstigen würde (Grünewald/Terode 2009; Huppert et al. 2009; Menche et al. 2011b; DNQP 2011).

Lernende und Lehrende

> Information, Schulung und Beratung stellen zentrale Pflegemaßnahmen dar, um die Ängste der Patientin im Gespräch aufzugreifen. Bereits das Wissen »über ein schmerzpräventives patientenorientiertes Gesamtkonzept [wirkt] angstlösend, da dabei die Angst vor unkontrollierbaren Schmerzen, vor dem Ausgeliefertsein an Andere oder vor dem ›Nicht-ernst-genommen-Werden‹ thematisiert wird und Lösungen angeboten werden« (Fischer 2011, S. 534).

Am Fallbeispiel

Mit der Verdeutlichung ihrer Handlungsspielräume zur Einflussnahme auf ihre Schmerzen erhöht sich die Selbstwirksamkeit Frau Peters im Hinblick darauf, was eine wichtige psychologische Komponente darstellt.

Zur Erreichung dieser Pflegeziele ist weiter ein multidisziplinärer Behandlungsansatz im Rahmen der konservativen Therapie der kritischen Extremitätenischämie (pAVK Stadium III) gefordert (Heidrich/Lawall 2009). Neben einer medikamentösen Therapie als Basis der Schmerzbehandlung werden nicht medikamentöse Behandlungsansätze im Rahmen einer multimodalen Schmerztherapie interdisziplinär eingesetzt (Carr/Mann 2010; Fischer 2011). In ihrer Rolle als interprofessionelle Partnerin koordinieren und organisieren die Pflegenden die interdisziplinäre Schmerztherapie (DNQP 2011). Die medikamentöse Therapie zur Verminderung des Ruheschmerzes erfolgt mittels einer zweiwöchigen Behandlung mit Io-

Multidisziplinärer Behandlungsansatz

prost als Infusionslösungskonzentrat (Heidrich/Lawall 2009). Dieses Medikament vermindert die Schmerzen bei schweren chronischen arteriellen Durchblutungsstörungen (Deutsche Gesellschaft für Angiologie – Gesellschaft für Gefäßmedizin e. V. 2009).

Am Fallbeispiel

Mindestens dreimal am Tag und 30 Minuten nach der Infusionsgabe führen die Pflegenden ein differenziertes Schmerzassessment durch, dokumentieren die Verlaufswerte und stimmen dies mit den behandelnden Ärzten ab. Die Pflegenden überwachen in ihrer Rolle als interdisziplinäre Partnerin die Infusionstherapie, führen den Verbandwechsel durch und unterstützen Frau Peter während der Infusionsgabe. Des Weiteren positionieren die Pflegenden die Unterschenkel von Frau Peter unter ihr Herzniveau. Dazu wird in Absprache mit der Patientin mehrmals während der Phase der Bettlägerigkeit das Fußende des Bettes für eine kurze Zeit abgesenkt. Die Tieflagerung der Beine erfolgt unter 30° Beugung der Knie. Die Unterschenkel werden mit flachen Kissen unterlagert.

Zur Verbesserung der Durchblutung werden im Rahmen der Dekubitusprophylaxe die Fersen der Patientin freigelagert (Füsgen 2004).

Kompressionsverbände, -strümpfe oder Medizinische Thrombosestrümpfe sollten nicht getragen werden, weil die Kompression die Durchblutung der Extremität verringert und zu Ischämien mit Nekrosenbildung führen kann (Grünewald/Terode 2009, S. 941).

Atemstimulierende Einreibung

Zur Förderung des Schlafs führen die Pflegenden abends in ihrer Rolle als Expertin eine Atemstimulierende Einreibung bei Frau Peter als primär peripher wirkende nicht-medikamentöse Maßnahme durch. Hierzu verwenden sie aufgrund der schlaffördernden Wirkung Lavendelöl (Carr/Mann 2010; DNQP 2011). Dies kombinieren die Pflegenden mit primär zentral wirkenden Maßnahmen in Form von Entspannungsübungen und Imaginationen (DNQP 2011).

Die Bewegungsförderung als weitere zentrale Strategie kann in der pAVK Phase III nicht mittels eines Gehtrainings ausgeführt werden.

Ein im Stadium pAVK II empfohlenes Gehtraining darf ab dem Stadium III nicht mehr durchgeführt werden. Der durch »das Gehen gesteigerte Durchblutungsbedarf der Muskulatur entzieht der Haut das erforderliche Blut, das zur Wundheilung benötigt wird. Folgen sind Hautgeschwüre, die schlechter abheilen und mehr Schmerzen« (Deutsche Gesellschaft für Angiologie – Gesellschaft für Gefäßmedizin e. V. 2009, S. 26).

7.3.3 Die Pflegestrategien zum Wund- und Dekubitusmanagement

Die Pflegemaßnahmen dieses Segments begründen sich anhand der Pflegediagnosen Dekubitus, Dekubitusgefahr, beeinträchtigte Transferfähigkeit (Grad 3) und beeinträchtigte Gehfähigkeit (Grad 3). Sie zielen auf die Heilung der chronischen Wunde der Dekubitus an den Fersen sowie über die Druckentlastung und Bewegungsförderung auf die Verhinderung weiterer Dekubitus (DNQP 2009a; Vasel-Biergans/Probst 2011). Integriert werden auf der Basis der Pflegediagnose Sturzgefahr entsprechende sturzprophylaktische Maßnahmen zur Verhinderung eines Sturzes (Tideiksaar 2008; DNQP 2006b, 2013).

Chronische Wunde

Eine Wunde gilt als chronisch, wenn sie trotz Therapie innerhalb von mehreren Wochen keine eindeutigen Heilungstendenzen zeigt. Weitere Merkmale sind das Vorhandensein systemischer Wundheilungsstörungen (wie das Alter und der Ernährungsstatus der Patientin) und eine sie verursachende Pathophysiologie, wie die pAVK als Grunderkrankung. Eine Heilung der chronischen Wunde kann nur durch die Beseitigung der zugrunde liegenden Störung erfolgen. Dekubitus sind die dritthäufigste Art chronischer Wunden. Neben der adäquaten Wundversorgung ist es fachlich von zentraler Bedeutung, das Erleben der Wunde und deren Auswirkungen auf die Lebensqualität z. B. in Form von Schmerzen, Geruchs- und Exsudatsbelästigung und Mobilitätseinschränkungen zu berücksichtigen, da Betroffene nicht allein auf ihre Wunde reduziert werden dürfen (Vasel-Biergans/Probst 2011; DNQP 2009a; Blank 2007).

Das Wundmanagement umfasst das Wundassessment, die lokale Wundbehandlung mit Verbandwechsel und die Dokumentation der Wundversorgung (DNQP 2009a; Vasel-Biergans/Probst 2011; Danzer 2011; Protz/Sellmer 2009). *Wundmanagement*

Auf der Grundlage der ärztlichen Verordnung übernimmt die Pflegende als Expertin die Verantwortung für die fachgerechte Durchführung des Wundmanagements, die sie zudem in ihrer Rolle als interprofessionelle Vermittlerin mit den weiteren relevanten Gesundheitsfachberufen, wie den Ärzten und den Physiotherapeuten, abstimmt (DNQP 2009a). Voraussetzung für das Wundmanagement ist die Kausaltherapie der pAVK und der Fersendekubitus. Als Basismaßnahmen, zugleich auch als Dekubitusprophylaxe zur Vermeidung weiterer Dekubitus, wird bei der Patientin das Dekubitusmanagement in Form von konsequenter Druckentlastung, Schmerzprävention und Bewegungsförderung zur Schmerz- *Pflegeexpertin und interprofessionelle Vermittlerin* reduktion und Förderung der Durchblutung eingesetzt (Vasel-Biergans/ Probst 2011; DNQP 2009a; Danzer 2011; Füsgen 2004). Die Pflegenden als Experten nehmen zunächst ein Wundassessment sowie eine Einschätzung der fallspezifischen Einflussfaktoren auf die Wundheilung vor, die der Tabelle 7.3 entnommen werden kann (DNQP 2009a; Vasel-Biergans/ Probst 2011).

Tab. 7.3:
Befunde des
wundspezifischen
Assessments bei Frau
Peter

Kriterium	Befund
1. Medizinische Wunddiagnose	
• Grunderkrankung	• pAVK
• Wundart und Schweregradeinteilung	• Dekubitus Grad III (EPUAP)
• diagnostische und	• Diagnose: vor zehn Monaten gestellt
• therapeutische Maßnahmen	• Wundversorgung: ambulanter Pflegedienst
2. Wundlokalisation	• plantar (Fersen), beidseits
3. Wunddauer	• seit zehn Monaten
4. Rezidivzahl	• 0
5. Wundgröße	
• Größte Länge (cm)	• rechts 2,0 cm–links 2,5 cm
• Größte Breite (cm)	• rechts 1,5 cm–links 2,0 cm
• Tiefe (cm)	• rechts 0,5 cm–links 0,5 cm
• Taschen, Fisteln, Unterminierung: Länge, Ausrichtung nach Uhr	• keine sichtbar
6. Wundgrund/häufigste Gewebeart	• Nekrosen, Fettgewebe und Dermis
7. Exsudat/Transsudat	• wenig, serös
8. Wundgeruch	• nein
9. Wundrand	• nekrotisch
10. Wundumgebung	• Haut: trocken, blass, bläulich, kalt
11. Infektionszeichen	• keine
12. Wund- und wundnaher Schmerz	• vorhanden

Zur Therapie des Dekubitus identifizieren die Pflegenden die bei Frau Peter vorliegenden Wundheilungsstörungen (▶ Tab. 7.4). Zentral ist die Abklärung darüber, was die ungestörte Wundheilung sichert, was ihr schadet und was sie verzögert (Vasel-Biergans/Probst 2011).

190

Patientenspezifische Faktoren (endogen)	Lokale Faktoren (exogen)
Lebensalter der Patientin	Lokalisation der Wunde: Fersen
Begleiterkrankung: pAVK	Lokale Versorgung des Wundgebiets: infolge pAVK längerfristige systemische Unterversorgung mit Sauerstoff
	Mechanische Belastung: Druck an Fersen
	Fremdkörper in der Wunde: Nekrosen

Tab. 7.4:
Fallspezifische Einflussfaktoren auf die Wundheilung

Zur Beseitigung der Wundheilungsstörungen von Frau Peter steht neben der Behandlung der Grunderkrankung pAVK und der Druckentlastung die Entfernung der Nekrosen an (DNQP 2009a; Protz/Sellmer 2009; Vasel-Biergans/Probst 2011). Zur Lokaltherapie der Dekubitus an den Fersen empfiehlt der behandelnde Chirurg die chirurgisch operative Nekrosenentfernung im Rahmen des Wunddébridements (Hagg-Grün 2013).

Nekrosenentfernung

Die lokale Wundbehandlung mit Verbandwechsel erfolgt spezifisch nach der vorliegenden Dekubituskategorie III und beinhaltet die Wundreinigung, die Entfernung von abgestorbenem Gewebe (Débridement) und das Anlegen einer Wundauflage (DNQP 2009a; Vasel-Biergans/Probst 2011). Hierbei sind die Prinzipien der Antiseptik einzuhalten, da mit Dekubitus ein erhöhtes Infektionsrisiko verbunden ist (DNQP 2009a; Protz/Sellmer 2009). Dies fordert die »strikte Einhaltung allgemeiner Hygienemaßnahmen wie Händedesinfektion und Verwendung von Einmalhandschuhen, bei großen Wunden Schutzkittel mit langem Arm und Bündchen« (DNQP 2009a, S. 122). Zudem sind beim Verbandwechsel sterile Wundauflagen und Materialen (wie Pinzetten) zu verwenden (DNQP 2009a). Die Wundreinigung als Basis für das regelrechte Durchlaufen der Wundheilungsphasen erfolgt bei jedem Verbandwechsel in Form einer atraumatischen Spülung der Dekubitus an den Fersen mit 100–150 ml steriler Wundspüllösung zur Entfernung von Bakterien und Gewebetrümmern (Vasel-Biergans/Probst 2011, S. 317; DNQP 2009a; Protz/Sellmer 2009).

Wundbehandlung

Die Wundauflage bzw. der Verband soll »das Wundbett feucht und die Umgebungshaut trocken halten, vor Auskühlung und Infektion schützen und beim Wechseln keine Rückstände in der Wunde zurücklassen« (DNQP 2009a, S. 125). Zugleich müssen durch den Verband Scherkräfte, Reibung und zusätzlicher Druck ausgeschlossen werden (DNQP 2009a). Bei Frau Peter setzen die Pflegenden als Experten als Wundauflage Hydrogele und Wundauflagen zur Nasstherapie ein (Protz/Sellmer 2009; Blank 2007). Der Abschluss des Wundmanagements bildet die Dokumentation der Wundversorgung. In regelmäßigen Abständen ist der Zustand der Wunde, die sie umgebende Haut und der Heilungsverlauf zu evaluieren (DNQP 2009a).

Verband

Dekubitusmanage-
ment

Das *Dekubitusmanagement* basiert auf der systematischen Risikoein-
schätzung durch die Pflegenden als Experten bei der Aufnahme von Frau
Peter auf die geriatrische Akutstation Mittels Beobachtung unter Berücksichtigung der subjektiven Angaben von Frau Peter schätzen die Pflegenden das Risiko weiterer Dekubitus ein.

> Zentrale Risikofaktoren für Dekubitus sind Einschränkungen in der
> Bewegungsfähigkeit, bestehende oder abgeheilte Dekubitus und trotz
> Druckentlastung nicht vergehende Hautrötungen aller Art. Dazu kom-
> men weitere intrinsische und extrinsische Risikofaktoren, wie etwa im
> vorliegenden Fall Gefäßerkrankungen (DNQP 2010a; Balzer/Kottner
> 2012; Fleischer et al. 2010b).

Assessment des
Dekubitus

Beim Assessment beziehen die Pflegenden den Arztbrief als weitere In-
formationsquelle ein. Die Einschätzung wird regelmäßig täglich wiederholt und basiert auf der Beobachtung fallspezifischer Risikofaktoren für
Dekubitus. Für die Beurteilung von Einschränkungen in der Bewegungsfähigkeit von Frau Peter beziehen die Pflegenden als Experten die Be-
obachtungskriterien in Form der Ursachen für verlängerten Druck und
Scherkräfte des DNQP (2010a) ein, ohne diese Kriterien absolut zu setzen. Die Tabelle 7.5 schlüsselt die Risikofaktoren auf, die mit einem Mi-
nuszeichen (–) versehen sind, wohingegen die mit einem Plus (+) versehe-
nen Angaben positive Befunde darstellen (DNQP 2010a; Balzer/Kottner
2012, Fleischer et al. 2010b).

Tab. 7.5:
Frau Peters Befunde
zu den Risikofaktoren
für Dekubitus

Risikofaktoren: Druck/Scherkräfte	Fallspezifischer Befund
Einschränkungen der Aktivität	– ist beim Transfer und Gehen abhän-gig von personeller Unterstützung – ist bei der Fortbewegung im Raum vom Rollstuhl abhängig – ist bettlägerig (zeitweise)
Einschränkung der Mobilität	+ verändert ihre Lage im Bett selbst-ständig + verfügt über Kontrolle der Körper-position im Sitzen und Liegen + verändert ihre Körperposition durch Mikrobewegung selbstständig
Extrinsisch/iatrogen bedingte Exposition	– zeitweise Immobilität durch Sauer-stoff- und Infusionstherapie – bedingte Immobilisierung durch Hohllagerung der Fersen in Phasen der Bettlägerigkeit
Weitere: Grunderkrankungen, wie z. B. Gefäßerkrankungen	– pAVK

In Ergänzung dazu erfolgt eine tägliche Hautinspektion im Rahmen der morgendlichen und abendlichen Versorgung von Frau Peter, um bestehende Läsionen zu erkennen und zu beurteilen. Dazu nehmen die Pflegenden vor allem die Prädilektionsstellen besonders belasteter Haut- und Gewebebereiche im Steiß- und Kreuzbeinbereich in den Blick, die bei Frau Peter entsprechenden Beanspruchungen im Sitzen und bei Transfers ausgesetzt sind (DNQP 2010a; Balzer/Kottner 2012). Auch wenn nach derzeitigem Erkenntnisstand kein bestimmtes Instrument für die Erfassung von Bewegungseinschränkungen empfohlen werden kann, sichern die Pflegenden ihre klinische Einschätzung mit der Braden-Skala zusätzlich ab (DNQP 2010 a; Balzer/Kottner 2012; Fleischer et al. 2010b).

Braden-Skala

Die Braden-Skala ist ein weit verbreitetes Instrument zur Einschätzung der Dekubitusgefahr anhand von Risikofaktoren. Instrumente dieser Art können die klinische Einschätzung der Pflegeexpertin nicht ersetzen, sondern allenfalls als Gedächtnisstütze unterstützen.

Um das Ziel der Vermeidung der Entstehung weiterer Dekubitus zu erreichen, ergreifen die Pflegenden Maßnahmen zur Druckentlastung bei Frau Peter. Der Ansatz der individuellen Bewegungsförderung von Frau Peter integriert auf der Basis eines individuellen Bewegungsförderungsplans mehrere Komponenten, die je nach Ort ihres Aufenthalts bzw. in Kombination eingesetzt werden und auf

Bewegungsförderung

- die regelmäßige Bewegung (Mikro- und Makrobewegungen),
- scherkräftearme Transfers und
- Förderung der Eigenbewegung zielen (DNQP 2010a; Schröder 2012; Fleischer et al. 2010b).

Am Fallbeispiel

Zur Förderung von Makrobewegungen im Bett unterstützen die Pflegenden Frau Peter in der Einnahme verschiedener Körperpositionen im Bett auf einer Normalmatratze: Abwechselnde 30°-Schräglagerung auf die linke und die rechte Körperseite, Positionieren an die Bettkante zum Sitzen und Herunterhängen lassen der Beine. Die Pflegenden beteiligen Frau Peter an der Bewegungsförderung, indem ihre Wünsche einbezogen und ihre Fähigkeiten zur Eigenbewegung genutzt werden: So stellt Frau Peter ihre Füße auf, hebt das Gesäß und mit Übernahme des Gewichts durch die Pflegende die Beine an. Zudem bewegen die Pflegenden nach dem Kinästhetik-Konzept gewebe- und hautschonend. Diese Positionierungen werden durch Mikrolagerungen ergänzt, indem die Pflegenden Handtücher für ca. jeweils eine Stunde abwechselnd unter die linke und die rechte Gesäßhälfte legen. Zur konsequenten Freilagerung der Fersen von Frau Peter legen die Pflegenden jeweils ein Handtuch flach unter deren Unterschenkel.

> Bei liegenden Patienten allgemein und bei Frau Peter mit den Dekubitus an den Fersen im Besonderen sind die Fersen konsequent hoch zu lagern. Jedoch sollten sie nicht unnötig hoch positioniert werden, da die aufliegende Körperfläche geringer wird und der Druck an anderen Körperstellen stark zunimmt (Schröder 2012; Kamps 2012).

Pflegeexperten Mehrmals täglich leiten die Pflegenden als Experten Frau Peter zu Bewegungsübungen im Bett, wie Fußkreisen, an. Zudem erhält Frau Peter ein Vis-a-vis-Bett, deren unteres Teil zur Seite verschiebbar ist, so dass die Patientin ihre Beine auf den Boden stellen kann. Das Sitzmobiliar ist höhenverstellbar, mit Armlehnen zum Abstützen und mit einer hohen Rückenlehne ausgestattet.

Beim Transfer aus dem Bett in den Rollstuhl oder in den Stuhl und umgekehrt verhindern die Pflegenden durch die Anwendung von Kinästhetik Haut- und Gewebeschädigungen. Die Pflegenden bereiten Frau Peter auf die Transfers vor und berücksichtigen ihren aktuellen Gesundheitszustand, damit Transfers von ihr als sicher und positiv erlebt werden.

Zur Förderung der Mikrobewegungen von Frau Peter leiten die Pflegenden sie mehrmals während der Sitzphase an, ihr Gewicht beim Sitzen im Rollstuhl erst auf die rechte und dann auf die linke Gesäßhälfte zu verlagern. Zudem unterstützen die Pflegenden sie darin, mehrmals aus dem Rollstuhl aufzustehen. Der Rollstuhl und das andere von Frau Peter genutzte Sitzmobiliar sind jeweils mit einer Sitzauflage ausgestattet.

> Da Rollstühle zwar einerseits eine gewisse Sicherheit vermitteln und Angst vermindern, andererseits jedoch die Bewegungsabhängigkeit größer wird, montieren die Pflegenden die Fußstützen ab, so dass Frau Peter sich auch mithilfe ihrer Fußspitzen fortbewegen kann (Schröder 2012).

> Beim Sitzen ist die Gefahr der Entstehung von Dekubitus erhöht, da der entstehende Druck auf das Gesäß überaus höher als im Liegen ist, denn die aufliegende Fläche im Sitzen ist erheblich kleiner als im Liegen. In sitzender Position stellen vor allem die Sitzbeinknochen wesentliche Prädilektionsstellen dar (DNQP 2010a; Fleischer et al. 2010b; Schröder 2012). Die Patientin sollte nicht länger als zwei Stunden sitzen und anschließend mindestens eine Stunde nicht wieder in eine sitzende Position gelangen (Schröder 2012; Fleischer et al. 2010b).

Bei den genannten Maßnahmen zur Dekubitusprophylaxe berücksichtigen die Pflegenden die Pflegediagnose Sturzgefahr, da Frau Peter mit dem Gebrauch des Rollstuhls aufgrund ihrer beeinträchtigten Gehfähigkeit einen intrinsischen Risikofaktor aufweist, da diese oft in Stürze verwickelt sind (Runge/Rehfeld 2001; Tideiksaar 2008; DNQP 2006b, 2013).

Am Fallbeispiel

Im Rahmen eines chirurgischen Konsils zur Abklärung der medizinischen Therapie der Dekubitus an den Fersen kommt es zwischen dem Chirurgen, der privaten Pflegerin und der primär Pflegenden aus dem geriatrischen Pflegeteam zur folgenden Situation.

Nachdem der Chirurg die operative Entfernung der Nekrosen empfiehlt, entgegnet die Primärpflegende: »Aus pflegerischer Sicht raten wir davon ab. An den Fersen sollte kein so drastischer Eingriff mehr vorgenommen werden, weil die unserer Erfahrung nach nie wieder zuheilen. Wir befürchten, dass Frau Peter dann zunehmend inaktiver wird, weil man sie auch nicht wieder auf die Füße stellen kann.« Demgegenüber sprechen sich die private Pflegerin und die Betreuerin unbedingt für die operative Entfernung der Nekrosen an den Fersen aus. Die Patientin selbst schweigt über die anstehende Entscheidung. Die Vertretung ihrer Angelegenheiten hat sie an die private Pflegerin delegiert. So sagt die Patientin in Anwesenheit der Pflegenden zur privaten Pflegerin: »Du bist für mich eingesetzt worden, jetzt mach'...«

Frau Peter ist schlussendlich operiert worden. Nach Rückverlegung auf die akutgeriatrische Station ist sie dauerhaft bettlägerig und lehnt jegliches Essen ab. Noch dazu hat sie eine Infektion erlitten und wird aufgrund dessen in einem Einbettzimmer isoliert. Ihre zunehmende Inaktivität und Nahrungsablehnung interpretieren die Pflegenden als Depression infolge der Isolation.

Aufgabenstellung

- Reflektieren Sie die Entscheidungen der Akteure im Hinblick auf die operative Entfernung der Nekrosen und formulieren Sie die jeweils dahinter stehende Position.
- Hat die Primärpflegende aus Ihrer Sicht ihre Optionen als Gesundheitsfürsprecherin und Vermittlerin ausgeschöpft?
- In welcher Weise hätten alternative Entscheidungen zum Wohlbefinden der Patienten herbeigeführt werden können?
- Entwerfen Sie eine alternative Pflegestrategie zur Situation, die zentrale geriatrische Prinzipien berücksichtigt.

7.4   Rollen von Pflegenden im Fallbeispiel

Pflegeexpertin

Die Pflegeexpertise innerhalb dieses Fallbeispiels zeigt sich in der systematischen Durchführung des diagnostischen Prozesses, dem Entwurf der Pflegestrategie (Pflegeplanung) auf der Basis der Prioritätensetzung über die Pflegediagnosen und deren Umsetzung unter Berücksichtigung situativer Gegebenheiten und den Prioritäten von Frau Peter. Die akute Krankheitssituation von Frau Peter, die mit Atemstörung, Fatigue und Schmerzen zu vitalen Bedrohungen führt, ist mit der Gefahr des Autonomieverlusts von Frau Peter verbunden. Daher ist Frau Peter in einer ihre situative Befindlichkeit berücksichtigenden Weise an der Pflegesituation zu beteiligen. Die fachlich gebotenen Prophylaxemaßnahmen sind sensibel mit den Wünschen, Bedürfnissen und der Konstitution der Patientin abzugleichen. Hierbei ist ihrer psychischen wie physischen Befindlichkeit gleichermaßen situativ Rechnung zu tragen. Dies stellt auch hohe Anforderungen an die Kompetenzen der Beziehungsgestaltung auf Seiten der Pflegenden.

Gesundheitsfürsprecherin

Der Rollenanteil der Gesundheitsfürsprecherin fordert von den Pflegenden die Förderung, Stabilisierung und den Ausbau der Fähigkeiten und Ressourcen von Frau Peter. In der Schlusssequenz zeigt sich, dass sich die Pflegenden in dieser Hinsicht mit ihrem Erfahrungswissen gegenüber dem ärztlichen Rat und den Bezugspersonen als Entscheider nicht durchgesetzt haben. Hier gilt es zu reflektieren, wie fundiert die Einschätzung der Pflegenden war, ob zu dieser Frage Forschungsbedarf besteht, der zu Erkenntnissen führt, die zur Untermauerung der Argumentation der Pflegenden hätten herangezogen werden können. Das Fallbeispiel verdeutlicht aber auch, inwiefern der berufliche Status Einfluss auf Behandlungs- und Pflegeergebnisse nehmen kann.

Lernende und Lehrende

Innerhalb dieses Fallbeispiels informieren, leiten an und beraten die Pflegenden Frau Peter bei den Maßnahmen zur Atem- und Bewegungsförderung. Dies ist zentral, damit Frau Peter über die Notwendigkeit und Möglichkeiten der gesundheitsbezogenen Selbstpflege in Kenntnis gesetzt und entsprechendes Selbstpflegeverhalten erlernen kann. Vor allem die Vermittlung von Selbstwirksamkeit zur Einflussnahme auf ihre Atmung und ihre Schmerzen ist für das Wohlbefinden von Frau Peter von wesentlicher Bedeutung. Die Pflegenden müssen ihre Strategien der Vermittlung auf die altersbezogenen Lernbedarfe und -möglichkeiten von Frau Peter und die akute Beeinträchtigung ihrer gesundheitlichen Situation abstimmen.

Die dargestellten Rollenanteile basieren auf Fachwissen in den Themenbereiche 1–8, 10 und 12 der Ausbildungs- und Prüfungsverordnung.

Literatur

Abderhalden, C. (2000): Pflegediagnosen – ein sinnvolles Instrument für die Pflege? In: Etzel, B. S. (Hrsg.): Pflegediagnosen und die Internationale Klassifikation Pflegerischer Praxis (ICNP Beta-Version). Entwicklung in der Diskussion. Stuttgart: Verlag W. Kohlhammer, S. 19–37.

Abt-Zegelin, A. (2003): Patienten- und Familienedukation in der Pflege. In: Deutscher Verein für Pflegewissenschaft e. V. (Hrsg.): Das Originäre der Pflege entdecken. Pflege beschreiben, erfassen, begrenzen. Frankfurt am Main: Mabuse-Verlag, S. 103–115.

AGAST (1999): Empfehlungen der deutsch-schweizerischen Arbeitsgruppe Geriatrisches Basisassessment. In: Nikolaus, T., Pientka, L. (Hrsg.) (1999): Funktionelle Diagnostik. Assessment bei älteren Menschen. Wiebelsheim: Quelle & Meyer Verlag, S. 1–19.

Ahlsdorf, E., Schröder, J. (2011): Kognitiver Status bei Demenz. In: Rauschenbach, B., Mahler, C. (Hrsg.): Pflegebezogene Assessmentverfahren. Internationales Handbuch für Pflegeforschung und -praxis. Bern: Verlag Hans Huber, S. 349–370.

Anders, J. (2004): Der alternde Mensch. In: von Renteln-Kruse, W. (Hrsg.): Medizin des Alterns und des alten Menschen. Darmstadt: Steinkopff Verlag, S. 3–11.

Anders, J., Pröfener, F., Dapp, U., Golgert, S., Daubmann, A., Wegscheider, K., von Renteln-Kruse, W., Minder, C. E. (2012): Grauzonen von Gesundheit und Handlungsfähigkeit. Erfassung und Aufschlüsselung durch erweiterte Assessments in der Longitudinalen Urbanen Cohorten-Alters-Studie (LUCAS). In: Zeitschrift für Gerontologie und Geriatrie Nr. 4, Jg. 45, S. 271–278.

Arbeitsgemeinschaft der Wissenschaftlichen Medizinischen Fachgesellschaften e. V. (AWMF) (2009): S3-Leitlinie Prophylaxe der venösen Thromboembolie (VTE). Verfügbar unter http://www.dga-gefaessmedizin.de/uploads/media/¬LL.VTE._2009.03.18.pdf [Zugriff am 24.02.2014]

Archibald, C. (2010): Menschen mit Demenz im Krankenhaus. Ein Lern- und Arbeitsbuch für Pflegefachkräfte. 3. Aufl. Köln: Kuratorium Deutsche Altershilfe.

Arets, J., Obex, F., Vaessen, J., Wagner, F. (1999): Professionelle Pflege. Theoretische und praktische Grundlagen. 3. Aufl. Bern: Verlag Hans Huber.

Ashley, J. (1992): Der Pflegeprozeß. In: Corr, C. M., Corr, C. A. (Hrsg.): Gerontologische Pflege. Herausforderung in einer alternden Gesellschaft. Bern: Verlag Hans Huber, S. 27–46.

Auer, S., Donabauer, Y., Zehetner, F., Span, E. (2007): Entlastung pflegender Angehöriger. Ein Programm der M.A.S Alzheimerhilfe. In: Zeitschrift für Gerontopsychologie & -psychiatrie Nr. 2/3, Jg. 20, S. 169–174.

Balzer, K., Kottner, J. (2012): Dekubitusrisikoeinschätzung. In: Schröder, G., Kottner, J. (Hrsg.): Dekubitus und Dekubitusprophylaxe. Bern: Verlag Hans Huber, S. 71–99.

Barrick, A. L., Rader, J. (2011): Menschen mit Demenz bei der Körperpflege unterstützen – allgemeine Richtlinien. In: Barrick, A. L., Rader, J., Hoeffer, B., Sloane, P. D., Biddle, S. (Hrsg.): Körperpflege ohne Kampf. Personenorientierte Pflege von Menschen mit Demenz. Bern: Verlag Hans Huber, S. 43–51.

Barrick, A. L., Rader, J., Mitchell, M. (2011a): Das Verhalten einschätzen. In: Barrick, A. L., Rader, J., Hoeffer, B., Sloane, P. D., Biddle, S. (Hrsg.): Körperpflege ohne Kampf. Personenorientierte Pflege von Menschen mit Demenz. Bern: Verlag Hans Huber, S. 53–73.

Barrick, A. L., Rader, J., Mitchell, M. (2011b): Mit erprobten, personenorientierten Lösungen arbeiten. In: Barrick, A. L., Rader, J., Hoeffer, B., Sloane, P. D., Biddle, S. (Hrsg.): Körperpflege ohne Kampf. Personenorientierte Pflege von Menschen mit Demenz. Bern: Verlag Hans Huber, S. 75–113.

Bartoszek, G., Nadolny, S. (2013): Thromboembolie: So können Sie vorbeugen! In: Die Schwester Der Pfleger Nr. 4, Jg. 52, S. 324–331.

Becker, S. A., Wunderer, E., Schultz-Gambard, J. (2001): Muslimische Patienten. Ein Leitfaden zur interkulturellen Verständigung im Krankenhaus und Praxis. 2. Aufl. München: W. Zuckschwerdt Verlag.

Bekel, G. (2003): Orem – Die Selbstpflegedefizittheorie als Erkenntnisprogramm für die Pflege als Praxiswissenschaft. In: Brandenburg, H., Dorschner, S. (Hrsg.): Pflegewissenschaft 1. Bern: Verlag Hans Huber, S. 155–183.

Besendorfer, A. (2008): Interdisziplinäres Schmerzmanagement. Praxisleitfaden zum Expertenstandard »Schmerzmanagement in der Pflege«. Stuttgart: Verlag W. Kohlhammer.

Bey, M. (2011): Geriatrische Rehabilitation. Leitfaden für die Pflegepraxis. Stuttgart: Verlag W. Kohlhammer.

Beyrodt, M., Roling, G. (2007): Belastungen und Bedarf pflegender Angehöriger von Menschen mit Demenz. In: Sauer, P., Wißmann, P., (Hrsg.): Niedrigschwellige Hilfen für Familien mit Demenz: Erfahrungen, Beispiele, Perspektiven. Frankfurt am Main: Mabuse-Verlag, S. 41–52.

Bienstein, C., Fröhlich, A. (2010): Basale Stimulation in der Pflege. Die Grundlagen. 6. Aufl. Bern: Verlag Hans Huber.

Bischoff, A, Steinauer, R. (2007): Pflegende Dolmetschende? Dolmetschende Pflegende? Literaturanalyse. In: Pflege Nr. 6, Jg. 20, S. 343–351.

Bischoff-Wanner, C. (2002): Empathie in der Pflege. Bern: Verlag Hans Huber.

Blank, I. (2007): Wundversorgung und Verbandwechsel. 2. Aufl. Stuttgart: Verlag W. Kohlhammer.

Bläuer, C., Mahrer-Imhof, R., Brunner-La Rocca, H., Müller, C., Eze, G., Milbich, I., Spirig, R. (2011): Entwicklung und Implementierung eines multidisziplinären pflegegeleiteten Programms zur stationären Betreuung von Patientinnen und Patienten mit Herzinsuffizienz: Das Basler HI-Programm. In: Pflege Nr. 1, Jg. 24, S. 29–41.

Blimlinger, E., Ertl, A., Koch-Straube, U., Wappelshammer, E. (1996): Lebensgeschichten. Biographiearbeit mit alten Menschen. 2. Aufl. Hannover: Vincentz Verlag.

BMFSJ (2010): Sechster Bericht zur Lage der älteren Generation in der Bundesrepublik Deutschland. Altersbilder in der Gesellschaft. Berlin.

Böhm, K., Tesch-Römer, C., Ziese, T. (Hrsg.) (2009): Beiträge zur Gesundheitsberichterstattung des Bundes Gesundheit und Krankheit im Alter. Berlin: Robert Koch-Institut.

Bohls, C. (2011): Mobilitätsassessment. In: Rauschenbach, B., Mahler, C. (Hrsg.): Pflegebezogene Assessmentverfahren. Internationales Handbuch für Pflegeforschung und -praxis. Bern: Verlag Hans Huber, S. 145–167.

Bolwby Sifton, C. (2008): Das Demenz-Buch. Ein »Wegbegleiter« für Angehörige. Pflegende und Aktivierungstherapeuten. Bern: Verlag Hans Huber.

Bornemeier, B. (2012): Kinaesthetics in der Pflege. Ein Angebot für Schlaganfallpatienten. In: Cassier-Woidasky, A.-K., Nahrwold, J., Glahn, J. (Hrsg.): Pflege von Patienten mit Schlaganfall: Von der Stroke Unit bis zur Rehabilitation. Stuttgart: Verlag W. Kohlhammer, S. 124–138.

Bosch, C. F. M. (1998): Vertrautheit. Studie zur Lebenswelt dementierender alter Menschen. Wiesbaden: Ullstein Medical Verlagsgesellschaft mbH & Co.

Brandenburg, H. (2012): Multi- und interdisziplinäre Perspektiven. In: Wahl, H.-W., Tesch-Römer, C., Ziegelmann, J. P. (Hrsg.): Angewandte Gerontologie:

Interventionen für ein gutes Altern in 100 Schlüsselbegriffen. 2. Aufl. Stuttgart: Verlag W. Kohlhammer, S. 28–33.

Breuer, L., Kollmar, R., Köhrmann, M. (2013): Klinische und apparative Diagnostik. In: Fiedler, C., Köhrmann, M., Kollmar, R. (Hrsg.): Pflegewissen Stroke Unit: Für die Fortbildung und die Praxis. Berlin: Springer, S. 41–64.

Brobst, R. A., Coughlin, A. M. C., Cunningham, D., Peldman, I. M., Hess Ir., R. G., Mason, J. E., Fenner McBride, L. A., Perkins, R., Romano, C. A., Warren, J. J., Wright, W. (2007): Der Pflegeprozess in der Praxis. 2. Aufl. Bern: Verlag Hans Huber.

Buchholz, T., Schürenberg, A. (2005): Lebensbegleitung alter Menschen. Basale Stimulation in der Pflege alter Menschen. 2. Aufl. Bern: Verlag Hans Huber.

Bühlmann, J. (1999): Inkontinenz. In: Käppeli, S. (Hrsg.): Pflegekonzepte. Phänomene im Erleben von Krankheit und Umfeld. Band 2. Bern: Verlag Hans Huber, S. 115–156.

Bühlmann, J. (2000): Beeinträchtigung der verbalen Kommunikation durch Sprach- oder Stimmstörungen. In: Käppeli, S. (Hrsg.): Pflegekonzepte. Phänomene im Erleben von Krankheit und Umfeld. Band 3. Bern: Verlag Hans Huber.

Büscher, A., Schaeffer, D. (2009): Zugänglichkeit und Nachhaltigkeit in der Langzeitversorgung – der Aufbau von Pflegestützpunkten vor dem Hintergrund internationaler Erfahrungen: In: Pflege & Gesellschaft Nr. 3, Jg. 14, S. 197–215.

Bundesärztekammer (BÄK), Kassenärztliche Bundesvereinigung (KBV), Arbeitsgemeinschaft der Wissenschaftlichen Medizinischen Fachgesellschaften (AWMF) (2013). Nationale VersorgungsLeitlinie Chronische KHK – Kurzfassung, 2. Aufl. Version 1. 2013. Verfügbar unter: http://www.khk.versorgungsleitlinien.¬de [Zugriff am 05.02.2014].

Bundesministerium für Gesundheit (BMG) (Hrsg.) (2006): Rahmenempfehlungen zum Umgang mit herausforderndem Verhalten bei Menschen mit Demenz in der stationären Altenhilfe. Berlin.

Bundesministerium für Gesundheit (BMG) (Hrsg.) (2008): Gut zu wissen – das Wichtigste zur Pflegereform 2008. 3. Aufl. Berlin.

Bundesverband Geriatrie e. V. (Hrsg.) (2010): Weißbuch Geriatrie. Die Versorgung geriatrischer Patienten: Strukturen und Bedarf – Status Quo und Weiterentwicklung. Eine Analyse durch die GEBERA Gesellschaft für betriebswirtschaftliche Beratung mbH. 2. Aufl. Stuttgart: Verlag W. Kohlhammer.

Bundesverband Geriatrie e. V. (2011): Kodierhandbuch Geriatrie 2011. 2. Aufl. Münster: Schüling Verlag.

van den Bussche, H., Tetzlaff, B., Wiese, B., Ernst, A., Schleede-Gebert, M. Schramm, U., Jahncke-Latteck, Ä.-D. (2013): Aufgaben und Probleme der Pflegenden Angehörigen in der Versorgung von zuhause lebenden Menschen mit Demenz aus Sicht der ambulanten Pflegedienstmitarbeiterinnen. In: Pflegewissenschaft Nr. 9, Jg. 15, S. 502–509.

Busse, L. (2012): Skalen, Items, Instrumente. Schmerzerkennung bei Menschen mit Demenz. In: Pflegezeitschrift Nr. 11, Jg. 65, S. 672–676.

Carr, E. C. J., Mann, E. M. (2010): Schmerz und Schmerzmanagement. Praxishandbuch für Pflegeberufe. 2. Aufl. Bern: Verlag Hans Huber.

Cassier-Woidasky, A.-K. (2012a): Anwälte der Patienten. Pflege auf der Stroke Unit. In: Die Schwester Der Pfleger Nr. 9, Jg. 51, S. 878–883.

Cassier-Woidasky, A.-K. (2012b): Die Rolle der Pflege auf der Stroke Unit. In: Cassier-Woidasky, A.-K., Nahrwold, J., Glahn, J. (Hrsg.): Pflege von Patienten mit Schlaganfall. Von der Stroke Unit bis zur Rehabilitation. Stuttgart: Verlag W. Kohlhammer, S. 13–25.

Cavada, S., Krüger, A., Schulz, D. (2003): PPS-Pflegepraxis. Phänomene, Prinzipien, Strategien. Berlin: Springer-Verlag.

Clauss, K. (2013): Kinästhetik – Bewegungsförderung. In: Fiedler, C., Köhrmann, M., Kollmar, R. (Hrsg.): Pflegewissen Stroke Unit: Für die Fortbildung und die Praxis. Berlin: Springer, S. 159–166.

Clemens, W., Naegele, G. (2004): Lebenslagen im Alter. In: Kruse, A., Martin, M. (Hrsg.): Enzyklopädie der Gerontologie. Alternsprozesse in multidisziplinärer Sicht. Bern: Verlag Hans Huber, S. 97–109.

Corbin, J. M., Strauss, A. (1998): Ein Pflegemodell zur Bewältigung chronischer Krankheiten. In: Woog, P. (Hrsg.): Chronisch Kranke pflegen. Das Corbin-Strauss-Pflegemodell. Wiesbaden: Ullstein Medical, S. 1–30.

Corbin, J. M., Strauss, A. (2010): Weiterleben lernen. Verlauf und Bewältigung chronischer Krankheit. 3. Aufl. Bern: Verlag Hans Huber.

Dammshäuser, B., Menche, N. (2011): Pflege von Menschen mit neurologischen und neurochirurgischen Erkrankungen. In: Pflege heute. 5. Aufl. München: Urban & Fischer, S. 1209–1260.

Danzer, S. (2011): Chronische Wunden. Beurteilung und Behandlung. 3. Aufl. Stuttgart: Verlag W. Kohlhammer.

Dapp, U., Anders, J., Golgert, S., von Renteln-Kruse, W., Minder, C. E. (2012): Ressourcen und Risiken im Alter. Die LUCAS-I Marker zur Klassifizierung älterer Menschen als FIT, pre-FRAIL und FRAIL. Validierung und erste Ergebnisse aus der Longitudinalen Urbanen Cohorten-Alters-Studie (LUCAS). In: Zeitschrift für Gerontologie und Geriatrie Nr. 4, Jg. 45, S. 262–270.

Delachaux, A. (1990): Behandlungsprinzipien. In: Martin, E., Junod, J.-P. (Hrsg.): Lehrbuch der Geriatrie. Bern: Verlag Hans Huber, S. 640–649.

Dennis, C. M. (2001): Dorothea Orem. Selbstpflege- und Selbstpflegedefizit-Theorie. Bern: Verlag Hans Huber.

Deutsche Gesellschaft für Allgemeinmedizin und Familienmedizin (DEGAM) (2012): DEGAM-Leitlinie Nr. 8: Schlaganfall. Verfügbar unter: http://leitlinien.degam.de/uploads/media/Langfassung_Schlaganfall_final5.pdf [Zugriff am 15.01.2014].

Deutsche Gesellschaft für Allgemeinmedizin und Familienmedizin (DEGAM) (2006) Herzinsuffizienz DEGAM Leitlinie Nr. 9 Düsseldorf. Verfügbar unter: http://www.awmf.org/uploads/tx_szleitlinien/053-014_S3_Herzinsuffizienz_Lang_11-2006_09-2011.pdf [Zugriff am 25.02.2014].

Deutsche Gesellschaft für Angiologie – Gesellschaft für Gefäßmedizin e. V. (Hrsg.) (2009): Durchblutungsstörungen der Beine und des Beckens – PAVK. DGA-Ratgeber Arterien. Berlin: Deutsche Gesellschaft für Angiologie – Gesellschaft für Gefäßmedizin e. V.

Deutsche Gesellschaft für Ernährung e. V. (2009): Frailty. DGE Info 03/2009. Verfügbar unter: http://www.dge.de/modules.php?name=News&file=article&sid=922 [Zugriff am 09.11.2012].

Deutsche Gesellschaft für Psychiatrie, Psychotherapie und Nervenheilkunde (DGPPN), Deutsche Gesellschaft für Neurologie (DGN), in Zusammenarbeit mit der Deutschen Alzheimer Gesellschaft e. V. – Selbsthilfe Demenz (Hrsg.) (2009): S3-Leitlinie »Demenzen« (Langversion). Verfügbar unter: http://www.dgppn.de/fileadmin/user_upload/_medien/download/pdf/kurzversion-leitlinien/s3-leitlinie-demenz-lf.pdf [Zugriff am 24.02.2014].

Deutsche Hochdruckliga e. V. DHL® – Deutsche Hypertonie Gesellschaft (2008): Leitlinien zur Behandlung der arteriellen Hypertonie. Heidelberg.

Deutsches Institut für Medizinische Dokumentation und Information DIMDI (Hrsg.) (2005): Internationale Klassifikation der Funktionsfähigkeit, Behinderung und Gesundheit. Genf: World Health Organization. Verfügbar unter: http://www.dimdi.de [Zugriff am 08.11.2006].

Dieckmann, P. (2004): Sturz-Syndrom. In: von Renteln-Kruse, W. (Hrsg.): Medizin des Alterns und des alten Menschen. Darmstadt: Steinkopff Verlag, S. 92–101.

Diehm, C., Trampisch, H.-J. (2009): Definition und Epidemiologie. In: Deutsche Gesellschaft für Angiologie – Gesellschaft für Gefäßmedizin, Arbeitsgemeinschaft der Wissenschaftlichen Medizinischen Fachgesellschaften (AWMF) (Hrsg.): Leitlinien zur Diagnostik und Therapie der peripheren arteriellen Verschlusskrankheit (PAVK), S. 12–17.

Dietl, M., Kornhuber, J., Schöffski, O., Gräßel, E. (2010): Kosteneffektivitätsmodell eines ambulanten Hilfsangebotes für pflegende Angehörige von Demenzkranken. In: Das Gesundheitswesen Nr. 2, Jg. 72, S. 99–105.

DNQP (Hrsg.) (2005): Expertenstandard Schmerzmanagement in der Pflege bei akuten oder tumorbedingten chronischen Schmerzen. Entwicklung – Konsentierung – Implementierung. Osnabrück: Fachhochschule Osnabrück.

DNQP (Hrsg.) (2006a): Expertenstandard Förderung der Harnkontinenz in der Pflege. Entwicklung – Konsentierung – Implementierung. Osnabrück: Fachhochschule Osnabrück.

DNQP (Hrsg.) (2006b): Expertenstandard Sturzprophylaxe in der Pflege. Entwicklung – Konsentierung – Implementierung. Osnabrück: Fachhochschule Osnabrück.

DNQP (Hrsg.) (2009a): Expertenstandard Pflege von Menschen mit chronischen Wunden. Entwicklung – Konsentierung – Implementierung. Osnabrück: Hochschule Osnabrück.

DNQP (Hrsg.) (2009b): Expertenstandard Entlassungsmanagement in der Pflege. 1. Aktualisierung 2009. Osnabrück: Hochschule Osnabrück.

DNQP (Hrsg.) (2010a): Expertenstandard Dekubitusprophylaxe in der Pflege. 1. Aktualisierung 2010. Osnabrück: Hochschule Osnabrück.

DNQP (Hrsg.) (2010b): Expertenstandard Ernährungsmanagement zur Sicherstellung und Förderung der oralen Ernährung in der Pflege. Entwicklung – Konsentierung – Implementierung. Osnabrück: Hochschule Osnabrück.

DNQP (Hrsg.) (2011): Expertenstandard Schmerzmanagement in der Pflege bei akuten Schmerzen. 1. Aktualisierung 2011. Osnabrück: Hochschule Osnabrück.

DNQP (Hrsg.) (2013): Expertenstandard Sturzprophylaxe in der Pflege. 1. Aktualisierung 2013. Osnabrück: Hochschule Osnabrück.

Doenges, M. E., Moorhouse, M. F., Murr, A. C. (2013): Pflegediagnosen und Pflegemaßnahmen. 4. Aufl. Bern: Verlag Hans Huber.

Dörpinghaus, S., Laag, U. (2006): Wirkungsvoll entlasten. In: FORUM SOZIALSTATION Nr. 143, S. 26–28.

Dorner, H. (2012): Medizinische Rehabilitation in der Geriatrie. In: Schmidt, R., Thiele, H. Leibig, A. (Hrsg.): Pflege in der Rehabilitation. Medizinische Rehabilitation und Pflegeinterventionen. Stuttgart: Verlag W. Kohlhammer, S. 234–243.

Dovjak, P. (2012): Tools in polypharmacy. Current evidence from observational and controlled studies. In: Zeitschrift für Gerontologie und Geriatrie Nr. 4, Jg. 45, S. 1–5.

DRG Kompetenzteam Geriatrie (2009): Online-Kodierleitfaden Altersmedizin 2009. Verfügbar unter: http://www.geriatrie-drg.de/dkger/main/multi-¬morb-2009.html [Zugriff am 09.11.2012].

Eckardt, R., Steinhagen-Thiessen, E. (2012): Geriatrie und geriatrische Rehabilitation. In: Wahl, H.-W., Tesch-Römer, C., Ziegelmann, J. P. (Hrsg.): Angewandte Gerontologie. Interventionen für ein gutes Altern in 100 Schlüsselbegriffen. 2. Aufl. Stuttgart: Verlag W. Kohlhammer, S. 388–393.

Emme von der Ahe, H., Weidner, F., Laag, U., Isfort, M., Meyer, S. H. (2010): Entlastungsprogramm bei Demenz. Abschlussbericht zum Modellvorhaben zur Weiterentwicklung der Pflegeversicherung nach § 8 Abs. 3 SGB XI. Online verfügbar unter: http://www.dip.de/fileadmin/data/pdf/material/Endbericht_EDe_¬Enlastungsprogramm_bei_Demenz.pdf [Zugriff am 24.02.2014].

Evers, G. C. M. (1998): Die Selbstpflegedefizit-Theorie von Dorothea Orem. In: Osterbrink, J. (Hrsg.): Erster internationaler Pflegetheorienkongress Nürnberg. Bern: Verlag Hans Huber, S. 104–132.

Ewers, M. (2011): Case Management und andere Steuerungsaufgaben der Pflege. In: Schaeffer, D., Wingenfeld, K. (Hrsg.): Handbuch Pflegewissenschaft. Weinheim: Juventa, S. 643–660.

Ewers, M., Grewe, T., Höppner, H., Huber, W., Sayn-Wittgenstein, F., Stemmer, R., Voigt-Radloff, S., Walkenhorst, U. (2012): Forschung in den Gesundheitsfachberufen. In: Arbeitsgruppe Gesundheitsfachberufe des Gesundheitsforschungsrates (Hrsg.): Forschung in den Gesundheitsfachberufen. Potenziale für eine bedarfsgerechte Gesundheitsversorgung in Deutschland. In: Deutsche Medizinische Wochenschrift Nr. 137 (Suppl. 2), S. 29–76.

Fischer, T. (2007): Instrumente für die Schmerzeinschätzung bei Personen mit schwerer Demenz: Hilfsmittel für die Beobachtung, aber kein Ersatz der Fachlichkeit. In: Pflegezeitschrift Nr. 6, Jg. 60, S. 308–311.

Fischer, T. (2011): Schmerz. In: Pflege heute. 5. Aufl. München: Urban & Fischer, S. 522–536.

Fleischer, S., Berg, A., Neubert, T. (2010a): Thromboseprophylaxe. In: Behrens, J.; Langer, G. (Hrsg.): Handbuch Evidence-based Nursing. Externe Evidenz für die Pflegepraxis. Bern: Verlag Hans Huber, S. 73–90.

Fleischer, S., Berg, A., Neubert, T. (2010b): Dekubitusprophylaxe. In: Behrens, J., Langer, G. (Hrsg.): Handbuch Evidence-based Nursing. Externe Evidenz für die Pflegepraxis. Bern: Verlag Hans Huber, S. 169–184.

Frey, C., Heese, C. (2011): Versorgung und Hilfe bei Demenz – Bekanntheit von Entlastungsangeboten für Angehörige und Versorgungswünsche. In: Pflege & Gesellschaft Nr. 3, Jg. 16, S. 271–282.

Fried, L. P. Tangen, C. M., Walston, J., Newman, A. B., Hirsch, C., Gottdiener, J., Seeman, T., Tracy, R., Burke, W. McBurnie. M. A. (2001): Frailty in Older Adults: Evidence for a Phenotype. In: Journal of Gerontology Nr. 3, Jg. 56A, S. 146–156.

Fröhlich, A. (2010): Basale Stimulation® in der Pflege. Das Arbeitsbuch. 2. Aufl. Bern: Verlag Hans Huber.

Frommelt, M., Klie, T., Löcherbach, P., Mennemann, H., Monzer, M., Wendt, W.-R. (2008): Pflegeberatung, Pflegestützpunkte und das Case-Management, die Aufgabe personen- und familienbezogener Unterstützung bei Pflegebedürftigkeit und ihre Realisierung in der Reform der Pflegeversicherung. Deutsche Gesellschaft für Care und Case Management (Hrsg.). Freiburg: Verlag Forschung – Entwicklung – Lehre.

Frühwald, T. (2007): Krankheiten im Alter. Einige Aspekte der Geriatrie. In: Gatterer, G. (Hrsg.): Multiprofessionelle Altenbetreuung. Ein praxisbezogenes Handbuch. 2. Aufl. Wien: Springer, S. 145–158.

Frühwald, T. (2008): Frailty. In: Böhmer, F., Füsgen, I. (Hrsg.): Geriatrie, der ältere Patient mit seinen Besonderheiten. Wien: Böhlau Verlag, S. 269–278.

Füsgen, I. (2004): Geriatrie: Band 1 Grundlagen und Symptome. 4. Aufl. Stuttgart: Verlag W. Kohlhammer.

Füsgen, I., Summa, J. D. (1990): Geriatrie. 2. Auflage. Stuttgart: Verlag W. Kohlhammer.

Garms-Homolová, V. (2011): Pflege im Alter. In: Schaeffer, D., Wingenfeld, K. (Hrsg.): Handbuch Pflegewissenschaft. Weinheim: Juventa, S. 405–427.

Gatterer, G. (2007): Multiprofessionelles Geriatrisches Assessment. In: Zeitschrift für Gerontopsychologie & -psychiatrie Nr. 2/3, Jg. 20, S. 125–134.

Glaus Hartmann, M. (2000): Verwirrung. In: Käppeli, S. (Hrsg.): Pflegekonzepte. Phänomene im Erleben von Krankheit und Umfeld. Band 3. Bern: Verlag Hans Huber.

Glahn, J. (2012): Der Schlaganfall – Medizinische Grundlagen. In: Cassier-Woidasky, A.-K., Nahrwold, J., Glahn, J. (Hrsg.): Pflege von Patienten mit Schlaganfall. Von der Stroke Unit bis zur Rehabilitation. Stuttgart: Verlag W. Kohlhammer, S. 25–52.

Glahn, J., Wuttig, H. (2012): Neurologische Befunderhebung und Scoring auf der Stroke Unit. In: Cassier-Woidasky, A.-K., Nahrwold, J., Glahn, J. (Hrsg.): Pflege von Patienten mit Schlaganfall. Von der Stroke Unit bis zur Rehabilitation. Stuttgart: Verlag W. Kohlhammer, S. 53–59.

Gloor, B. C. (2006): Die Versorgung der »versteckten Opfer« der Demenz. Betreuungsbelastung ist ein komplexes Zusammenspiel verschiedener Prozesse. In: Schweizer Zeitschrift für Psychiatrie & Neurologie Nr. 2, Jg. 3, S. 29–32.

Gnass, I., Schüßler, N., Osterbrink, J. (2011): Schmerzen und Schmerzerleben. In: DNQP (Hrsg.): Expertenstandard Schmerzmanagement in der Pflege bei akuten Schmerzen. 1. Aktualisierung 2011. Osnabrück: Hochschule Osnabrück, S. 58–126.

Gnass, I., Schüßler, N., Osterbrink, J. (2012): Schmerzen adäquat behandeln, Pflegezeitschrift Nr. 11, Jg. 65, S. 648–651.

Görres, S., Reif, K. (2011): Neue Steuerungsaufgaben in der Pflege. In: Schaeffer, D., Wingenfeld, K. (Hrsg.): Handbuch Pflegewissenschaft. Weinheim: Juventa, S. 581–598.

Gordon, M. (2013): Handbuch Pflegediagnosen. 5. Aufl. Bern: Verlag Hans Huber.

Gordon, M., Bartholomeyczik, S. (2001): Pflegediagnosen. Theoretische Grundlagen. München: Urban & Fischer.

Gräßel, E. (1998a): Häusliche Pflege dementiell und nicht dementiell Erkrankter. Teil I: Inanspruchnahme professioneller Pflegehilfe. In: Zeitschrift für Gerontologie und Geriatrie Nr. 1, Jg. 31, S. 52–56.

Gräßel, E. (1998b): Häusliche Pflege dementiell und nicht dementiell Erkrankter. Teil II: Gesundheit und Belastung der Pflegenden. In: Zeitschrift für Gerontologie und Geriatrie Nr. 1, Jg. 31, S. 57–62.

Gräßel, E., Adabbo, R. (2011): Perceived Burden of Informal Caregivers of a Chronically Ill Older Family Member. Burden in the Context of the Transactional Stress Model of Lazarus and Folkman. In: GeroPsych Nr. 3, Jg. 24, S. 143–154.

Gräßel, E., Römer, H., Donath, C. (2009): Betreuungsgruppen. Prädiktoren der Inanspruchnahme und Qualitätserwartungen aus Sicht pflegender Angehöriger eines Demenzkranken. In: Zeitschrift für Gerontologie und Geriatrie Nr. 5, Jg. 42, S. 394–401.

Grevers, G., Menche, N., Schädle, W. (2011): Pflege von Menschen mit Hals-Nasen-Ohren-Erkrankungen. In: Pflege heute. 5. Aufl. München: Urban & Fischer, S. 1181–1208.

Grossmann, F. F., Mahrer-Imhof, R. (2009): Schulung von Patienten mit Herzinsuffizienz – Effekte auf das Selbstpflegeverhalten. Eine Literaturrecherche. In: Pflege Nr. 2, Jg. 21, S. 104–113.

Großkopf, V. (2009): Sturzprophylaxe muss sich am Stand der Wissenschaft orientieren. In: Die Schwester Der Pfleger Nr. 2, Jg. 48, S. 120–122.

Grünewald, M., Terodde, H. (2009): Pflege von Patienten mit Erkrankungen des arteriellen und venösen Gefäßsystems. In: Schewior-Popp, S., Sitzmann, F., Ullrich, L. (Hrsg.): Thiemes Pflege. Das Lehrbuch für Pflegende in der Ausbildung. 11. Aufl. Stuttgart: Thieme Verlag, S. 938–941.

Gupta, A. (2012): Assessmentinstrumente für alte Menschen. Pflege- und Versorgungsbedarf systematisch einschätzen. Bern: Verlag Hans Huber.

Haasenritter, J, Panfil, E.-M. (2008): Instrumente zur Messung der Selbstpflege bei Patienten mit Herzinsuffizienz. Ergebnisse einer Literaturanalyse. In: Pflege Nr. 4, Jg. 21, S. 235–251.

Haberstroh, J., Neumeyer, K., Schmitz, B., Perels, F., Pantel, J. (2006): Kommunikations-TAnDem. Entwicklung, Durchführung und Evaluation eines Kommunikations-Trainings für pflegende Angehörige von Demenzpatienten. In: Zeitschrift für Gerontologie und Geriatrie Nr. 5, Jg. 39, S. 358–364.

Hafner, M., Meier, A. (2005): Geriatrische Krankheitslehre. Teil 1 Psychiatrische und neurologische Syndrome. 4. Aufl. Bern: Verlag Hans Huber.

Hafner, M., Meier, A. (2009): Geriatrische Krankheitslehre. Teil 2 Allgemeine Krankheitslehre und somatogene Syndrome. 3. Aufl. Bern: Verlag Hans Huber.

Hagemeister, C. (2010): Schlaganfälle. In: Bonse, M. (Hrsg.): Neurologie und neurologische Pflege. Lehrbuch für Pflegeberufe. 8. Aufl. Stuttgart: Verlag W. Kohlhammer, S. 220–244.

Hager, K. (2009a): Sehen, Hören, Schmecken und Riechen. In: Kolb, G. F., Leischker, A. H. (Hrsg.): Medizin des alternden Menschen. Lehrbuch zum Gegenstandskatalog der neuen ÄApprO. Stuttgart: Wissenschaftliche Verlagsgesellschaft, S. 85–93.

Hager, K. (2009b): Demenz. In: Kolb, G. F., Leischker, A. H. (Hrsg.): Medizin des alternden Menschen. Lehrbuch zum Gegenstandskatalog der neuen ÄApprO. Stuttgart: Wissenschaftliche Verlagsgesellschaft, S. 65–75.

Hager, K. (2009c): Herz- und Kreislauferkrankungen. In: Kolb, G. F.; Leischker, A. H. (Hrsg.): Medizin des alternden Menschen. Lehrbuch zum Gegenstandskatalog der neuen ÄApprO. Stuttgart: Wissenschaftliche Verlagsgesellschaft, S. 205–231

Hagg-Grün, U. (2013): Demenz, Delir, kognitive Einschränkung. In: Zeyfang, A., Hagg-Grün, U., Nikolaus, T. (Hrsg.): Basiswissen Medizin des Alterns und des alten Menschen. 2. Aufl. Berlin: Springer-Verlag, S. 141–166.

Halek, M., Bartholomeyczik, S. (2009): Assessmentinstrument für die verstehende Diagnostik bei Demenz: Innovatives demenzorientiertes Assessmentsystem (IdA). In: Bartholomeyczik, S., Halek, M. (Hrsg.): Assessmentinstrumente in der Pflege. Möglichkeiten und Grenzen. 2. Aufl. Hannover: Schlütersche, S. 94–104.

Han, P. (2005): Soziologie der Migration. 2. Aufl. Stuttgart: Lucius & Lucius, Stuttgart.

Hardt, R. (2008): Schlaganfall. In: Böhmer, F., Füsgen, I. (Hrsg.): Geriatrie. Der ältere Patient mit seinen Besonderheiten. Wien: Böhlau Verlag, S. 493–498.

Haslbeck, J. (2010): Medikamente und chronische Krankheit. Selbstmanagementerfordernisse im Krankheitsverlauf aus Sicht der Erkrankten. Bern: Verlag Hans Huber.

Hatch, F., Maietta, L. (2003): Kinästhetik, Gesundheitsentwicklung und menschliche Aktivitäten. 2. Aufl. München: Urban & Fischer.

Haustein, T., Mischke, J. (2011): Im Blickpunkt. Älter Menschen in Deutschland und der EU. In: Statistisches Bundesamt (Hrsg.), Wiesbaden. Verfügbar unter: https://¬www.destatis.de/DE/Publikationen/Thematisch/Bevoelkerung/Bevoelke¬rungsstand/BlickpunktAeltereMenschen1021221119004.pdf?__blob=publica¬tionFile [Zugriff am 16.04.2014].

Hawthorne, M. H. (1998): Herzerkrankungen. In: Woog, P. (Hrsg.): Chronisch Kranke pflegen. Das Corbin-Strauss-Pflegemodell. Wiesbaden: Ullstein Medical, S. 45–59.

Hayder, D., Kuno, E., Müller, M. (2008): Kontinenz – Inkontinenz – Kontinenzförderung. Praxishandbuch für Pflegende. Bern: Verlag Hans Huber.

Heidrich, H., Lawall; H. (2009): Konservative Therapie der PAVK. In: Deutsche Gesellschaft für Angiologie – Gesellschaft für Gefäßmedizin, Arbeitsgemeinschaft der Wissenschaftlichen Medizinischen Fachgesellschaften (AWMF) (Hrsg.): Leitlinien zur Diagnostik und Therapie der peripheren arteriellen Verschlusskrankheit (PAVK), S. 40–57.

Heinemann-Knoch, M., Knoch, T., Korte, E. (2006): Zeitaufwand in der häuslichen Pflege: Wie schätzen ihn Hilfe- und Pflegebedürftige und ihre privaten Hauptpflegepersonen selbst ein? In: Zeitschrift für Gerontologie und Geriatrie Nr. 6, Jg. 39, S. 413–417.

Hinneburg, I. (2013): Beratungspraxis. Demenz und Parkinson. Stuttgart: Deutscher Apotheker Verlag.

Hoeffer, B., Rader, J., Barrick, A. L. (2011): Den Kampf verstehen. In: Barrick, A. L., Rader, J., Hoeffer, B., Sloane, P. D., Biddle, S. (Hrsg.): Körperpflege ohne Kampf. Personenorientierte Pflege von Menschen mit Demenz. Bern: Verlag Hans Huber, S. 19–32.

Höhmann, U. (2003): Gerontologie und Pflege. In: Klie, T., Brandenburg, H. (Hrsg.): Gerontologie und Pflege. Hannover: Vincentz, S. 10–26.

Höhmann, U. (2007): Zur Bedeutsamkeit eines pflegewissenschaftlichen Modells: Das modifizierte Trajekt Konzept als Orientierungsrahmen für die berufs- und einrichtungsbezogene Versorgung multimorbider pflegebedürftiger Menschen. In: Miethe, I., Fischer, W., Giebeler, C., Goblirsch, M., Riemann, G. (Hrsg.):

Rekonstruktion und Intervention. Interdisziplinäre Beiträge zur rekonstruktiven Sozialarbeitsforschung. Opladen: Barbara Budrich, S. 135–148.

Höhmann, U. (2009): Pflegestützpunkte als Brücken im System: Anmerkungen zu Vernetzungschancen. In: Pflege & Gesellschaft Nr. 3, Jg. 14, S. 215–236

Hofmann, G. (2012): Leitliniengerechte Diagnose des Demenzsyndroms. In: Zeitschrift für Gerontologie und Geriatrie Nr. 4, Jg. 45, S. 341–351.

Hollick, J. (2012): Von Prinzessinnen auf der Erbse und schmerzfreien Indianern. Phänomenologie des Schmerzes. In: Pflegezeitschrift Nr. 11, Jg. 65, S. 662–665.

Holzhausen, M., Scheidt-Nave, C. (2012): Multimorbidität als Interventionsherausforderung. In: Wahl, H.-W., Tesch-Römer, C., Ziegelmann, J. P. (Hrsg.): Angewandte Gerontologie. Interventionen für ein gutes Altern in 100 Schlüsselbegriffen. 2. Aufl. Stuttgart: Verlag W. Kohlhammer, S. 48–53.

Huhn, S. (2009): Sturzrisiken erfolgreich reduzieren. In: Die Schwester Der Pfleger Nr. 2, Jg. 48, S. 112–118.

Huhn, S. (2013): Einem Sturz gezielt vorbeugen. In: Die Schwester Der Pfleger Nr. 5, Jg. 52, S. 446–449.

Huppert, P., Stiegler, H., Tacke, J. (2009): Diagnose der PAVK. In: Deutsche Gesellschaft für Angiologie – Gesellschaft für Gefäßmedizin, Arbeitsgemeinschaft der Wissenschaftlichen Medizinischen Fachgesellschaften (AWMF) (Hrsg.): Leitlinien zur Diagnostik und Therapie der peripheren arteriellen Verschlusskrankheit (PAVK), S. 18–33.

Ilkilic, I. (2005): Begegnung und Umgang mit muslimischen Patienten. Eine Handreichung für die Gesundheitsberufe. 5. Aufl. Bochum: Zentrum für Medizinische Ethik.

Isfort, M., Laag, U., Weidner, F. (2008): Unterstützung für Familien mit Demenz. Unterschiedlichkeit braucht Vielfältigkeit. In: Die Schwester Der Pfleger Nr. 9, Jg. 47, S. 816–819.

Isfort, M., Laag, U., Weidner, F. (2011): Entlastungsprogramm bei Demenz – EDe. Optimierung der Unterstützung für Demenzkranke und ihre Angehörige im Kreis Minden-Lübbecke mit besonderer Berücksichtigung pflegepräventiver Ansätze. In: Pflegewissenschaft Nr. 3, Jg. 13, S. 133–138.

Jacobs, G. (2012): Therapeutisch-Aktivierende Pflege nach dem Bobath-Konzept. In: Cassier-Woidasky, A.-K., Nahrwold, J., Glahn, J. (Hrsg.): Pflege von Patienten mit Schlaganfall: Von der Stroke Unit bis zur Rehabilitation. Stuttgart: Verlag W. Kohlhammer, S. 88–111.

Joa-Lausen, C. (2013): Basale Stimulation – Orientierung und Wahrnehmung. In: Fiedler, C., Köhrmann, M., Kollmar, R. (Hrsg.): Pflegewissen Stroke Unit: Für die Fortbildung und die Praxis. Berlin: Springer, S. 149–158.

Jochum, S., Nies, C. S., Sitzmann, F. (2009): ATL Atmen, Puls und Blutdruck. In: Schewior-Popp, S., Sitzmann, F., Ullrich, L. (Hrsg.): Thiemes Pflege. Das Lehrbuch für Pflegende in Ausbildung. 11. Aufl. Stuttgart: Thieme, S. 472–504.

Junod, J.-P., Feder, M. (1990): Tendenzen und Perspektiven der modernen Geriatrie. In: Martin, E., Junod, J.-P. (Hrsg.): Lehrbuch der Geriatrie. Bern: Verlag Hans Huber, S. 29–31.

Kamphausen, U. (2013): Prophylaxen in der Pflege. 8. Aufl. Stuttgart: Verlag W. Kohlhammer.

Kamps, N. (2012): Druckverteilende Hilfsmittel. In: Schröder, G., Kottner, J. (Hrsg.): Dekubitus und Dekubitusprophylaxe. Bern: Verlag Haus Huber, S. 125–163.

Kassenärztliche Bundesvereinigung (2010): Wirkstoff aktuell. Rivastigmin. 4/2010. Verfügbar unter: http://www.akdae.de/Arzneimitteltherapie/WA/Archiv-Fertig¬arzneimittel/Rivastigmin.pdf [Zugriff am 9.10.2013].

Kela, N., Matscheko, N. (2007): Atemstörung. Gefahr/Atemstörung. In: Heuwinkel-Otter, A., Nümann-Dulke, A., Matscheko, N. (Hrsg.): Menschen pflegen. Band 3 Lebenssituationen, Krankheitsbilder, Therapiekonzepte. Heidelberg: Springer, S. 57–90.

Kirkevold, M. (1999): Die Rolle der Pflege in der Rehabilitation akuter Hirnschlagpatienten. In: Pflege Nr. 1, Jg. 12, S. 21–27.

Kitwood, T. (2005): Demenz. Der person-zentrierte Ansatz im Umgang mit verwirrten Menschen. 4. Aufl. Bern: Verlag Hans Huber.

Kladny, B. (2012): Rehabilitation nach Knie- und Hüftendoprothese. In: Schmidt, R., Thiele, H. Leibig, A. (Hrsg.): Pflege in der Rehabilitation. Medizinische Rehabilitation und Pflegeinterventionen. Stuttgart: Verlag W. Kohlhammer, S. 177–188.

Kliegel, M., Brom, S. S., Melzer, M., Akgün, C. (2012): Krankheit und Krankheitsmanagement. In: Wahl, H.-W., Tesch-Römer, C., Ziegelmann, J. P. (Hrsg.): Angewandte Gerontologie. Interventionen für ein gutes Altern in 100 Schlüsselbegriffen. 2. Aufl. Stuttgart: Verlag W. Kohlhammer, S. 224–229.

Knauf, W. (2011): Das geriatrische Assessment. In: Hessisches Ärzteblatt Nr. 4, Jg. 12, S. 210–215.

Knipping, C. (Hrsg.) (2007): Lehrbuch Palliative Care. 2. Aufl. Bern: Verlag Hans Huber.

Kolbe, N. (2007): Pflege als Koordinator für Menschen mit Herzinsuffizienz. Die Schwester Der Pfleger Nr. 11, Jg. 46, S. 998–1001.

Kolbe, N. (2008): Pflegegeleitete Herzinsuffizienzambulanz – Alltagsbegleitung für Herzschwache. Die Schwester Der Pfleger Nr. 7, Jg. 47, S. 598–600.

Kolbe, N., Schnepp, W., Zegelin, A. (2009): Leben mit chronischer Herzinsuffizienz – Eine qualitative Studie in Anlehnung an die Grounded Theory. Pflege Nr. 2, Jg. 22, S. 95–103.

Köhrmann, M., Hauer, E. M. (2013): Akuttherapie. In: Fiedler, C., Köhrmann, M., Kollmar, R. (Hrsg.): Pflegewissen Stroke Unit: Für die Fortbildung und die Praxis. Berlin: Springer, S. 65–84.

Kofahl, S., Lüdecke, D. Döhner, H. (2009): Der Einfluss von Betreuungsbedarf und psychosozialen Determinanten auf Belastung und Wohlbefinden von pflegenden Angehörigen alter Menschen. Ergebnisse aus der deutschen Teilstichprobe des Projekts EUROFAMCARE. In: Pflege & Gesellschaft Nr. 3, Jg. 14, S. 236–253.

Kofahl, C., Mnich, E. (2005): Entlastungsangebote werden zu wenig genutzt. In: Pflegezeitschrift. Fachzeitschrift für stationäre und ambulante Pflege Nr. 8, Jg. 2005, S. 489–494.

Kolb, G. F. (2009): Das Syndrom der Sturzkrankheit. In: Kolb, G. F., Leischker, A. H. (Hrsg.): Medizin des alternden Menschen. Lehrbuch zum Gegenstandskatalog der neuen ÄApprO. Stuttgart: Wissenschaftliche Verlagsgesellschaft, S. 37–39.

Kottner, J. (2010): Dekubitus entwickeln sich nicht von oben nach unten. In: Die Schwester Der Pfleger Nr. 10, Jg. 49, S. 950–954.

Kottner, J. (2012): Was sind Dekubitus? In: Schröder, G., Kottner, J. (Hrsg.): Dekubitus und Dekubitusprophylaxe. Bern: Verlag Hans Huber, S. 13–41.

Kottner, J., Lahmann, N. (2011): Dekubitus unter intakter Haut. In: Die Schwester Der Pfleger Nr. 10, Jg. 50, S. 952–956.

Krohwinkel, M. (2007): Rehabilitierende Prozesspflege am Beispiel von Apoplexiekranken. Fördernde Prozesspflege als System. 2. Aufl. Bern: Verlag Hans Huber.

Kuhlmann, V., Schnürer, C., Sitzmann, F., Stade, A. (2009): Pflege von Patienten mit Erkrankungen des Atemsystems. In: Schewior-Popp, S., Sitzmann, F., Ullrich, L. (Hrsg.): Thiemes Pflege. Das Lehrbuch für Pflegende in Ausbildung, 11. Aufl. Stuttgart: Thieme, S. 848–881.

Kuipers, U. (2009): Akutbehandlung des Schlaganfalls im Alter. In: Kolb, G. F., Leischker, A. H. (Hrsg.): Medizin des alternden Menschen. Lehrbuch zum Gegenstandskatalog der neuen ÄApprO. Stuttgart: Wissenschaftliche Verlagsgesellschaft, S. 233–244.

Laag, U., Isfort, M., Weidner, F. (2008): Neue Wege zur Entlastung pflegender Angehöriger. In: Die Schwester Der Pfleger Nr. 8, Jg. 47, S. 739–741.

Laag, U., Weidner, F., Isfort, M. (2010): Entlastung pflegender Angehöriger ist möglich. In: Die Schwester Der Pfleger Nr. 2, Jg. 49, S. 182–186.

Lamnek, S. (1995): Qualitative Sozialforschung. Band 1. Methodologie. 3. Aufl. Weinheim: Beltz Psychologie Verlags Union.

Lauxen, O. (2011): »Bei uns sind Gott sei Dank alle glücklich und zufrieden.« – Zum Gelingen häuslicher Pflegearrangements mit ost-europäischen Helferinnen aus Sicht pflegender Angehöriger. In: Pflege & Gesellschaft Nr. 3, Jg. 16, S. 197–217.

Leipold, B., Schacke, C., Zank, S. (2006): Prädiktoren von Persönlichkeitswachstum bei pflegenden Angehörigen demenziell Erkrankter. In: Zeitschrift für Gerontologie und Geriatrie Nr. 3, Jg. 39, S. 227–232.

Leischker, A.-H., Friedrich, C. (2009): Geriatrisches Assessment. In: Kolb, G. F., Leischker, A. H. (Hrsg.): Medizin des alternden Menschen, Lehrbuch zum Gegenstandskatalog der neuen ÄApprO. Stuttgart: Wissenschaftliche Verlagsgesellschaft, S. 135–155.

Lindner, U. K., Balzer, K. (2009): Gesundheitsstörungen erkennen und verstehen. Arbeitsbuch zur Examensvorbereitung. Stuttgart: Verlag W. Kohlhammer.

Lorenz, M., Lunz, N. (2013): Bobath – Lagerung und Transfer. In: Fiedler, C., Köhrmann, M., Kollmar, R. (Hrsg.): Pflegewissen Stroke Unit: Für die Fortbildung und die Praxis. Berlin: Springer, S. 141–148.

Mai, M. (2011): Ein Modell zur Darstellung des Sturzrisikos. In: Die Schwester Der Pfleger Nr. 11, Jg. 50, S. 1131–1133.

Mantovan, F., Ausserhofer, D., Huber, M., Schulc, E., Them, C. (2010): Interventionen und deren Effekte auf pflegende Angehörige von Menschen mit Demenz – Eine systematische Literaturübersicht. In: Pflege Nr. 4, Jg. 23, S. 223–239.

Marksteiner, J. (2008): Demenzielle Erkrankungen. In: Böhmer, F., Füsgen, I. (Hrsg.): Geriatrie. Der ältere Patient mit seinen Besonderheiten. Wien: Böhlau Verlag, S. 253–260.

Marquart, L. (2013): Epidemiologie und Bedeutung der Stroke Unit. In: Fiedler, C., Köhrmann, M., Kollmar, R. (Hrsg.): Pflegewissen Stroke Unit: Für die Fortbildung und die Praxis. Berlin: Springer, S. 4–9.

Marwedel, U. (2008): Gerontologie und Gerontopsychiatrie lernfeldorientiert. 3. Aufl. Haan-Gruiten: Europa-Lernmittel.

Medizinischer Dienst des Spitzenverbandes Bund der Krankenkasse e. V. (MDS) (Hrsg.) (2009): Grundsatzstellungnahme Pflege und Betreuung von Menschen mit Demenz in stationären Einrichtungen. Essen.

Meier, J. (2011): Zukunftsmarkt: Geriatrische Stationen. In: CNE Management Nr. 2, Jg. 2, S. 6–7.

Menche, N. (2011a): Pflege von Menschen mit neurologischen und neurochirurgischen Erkrankungen. In: Pflege heute. 5. Aufl. Müchen: Urban & Fischer, S. 1209–1260.

Menche, N., Röhm-Kleine, S., Brandt, I. (2011a): Pflege von Menschen mit Lungenkrankungen. In: Pflege heute. 5. Aufl. München: Urban & Fischer, S. 719–754.

Menche, N., Panfil, E.-M., Brandt, I. (2011b): Pflege von Menschen mit Kreislauf- und Gefäßerkrankungen. In: Pflege heute. 5. Aufl. München: Urban & Fischer, S. 691–718.

Menche, N. (2011b): Alter. In: Pflege heute. 5. Aufl. München: Urban & Fischer, S. 141–144.

Menche, N. (2011c): Pflege von Menschen mit orthopädischen Erkrankungen. In: Pflege heute. 5. Aufl. München: Urban & Fischer, S. 899–928.

Menche, N. (2011d): Pflege von Menschen mit traumatologischen Erkrankungen. In: Pflege heute. 5. Aufl. München: Urban & Fischer, S. 929–956.

Menche, N. (2011e): Pflege von Menschen mit Herzerkrankungen. In: Pflege heute. 5. Aufl. München: Urban & Fischer, S. 659–690.

Meyer, G. (2004): Prävention von Stürzen und sturzbedingten Verletzungen: kritische Analyse der wissenschaftlichen Beweislage. In: Meyer, G., Schlömer, G., Warnke, A. (2004): Sturz- und Frakturprävention in der Altenhilfe. Evidenzbasierte pflegerische Versorgung im Pflegealltag. Stuttgart: Verlag W. Kohlhammer, S. 51–57.

Meyer, G., Köpke, S. (2010): Prävention von Stürzen und sturzbedingten Verletzungen. In: Behrens, J., Langer, G. (Hrsg.): Handbuch Evidence-based Nursing. Externe Evidenz für die Pflegepraxis. Bern: Verlag Hans Huber, S. 131–146.

Meyer, G., Schlömer, G., Warnke, A. (2008): Sturz- und Frakturprävention in der Altenhilfe. Evidenz-basierte pflegerische Versorgung im Pflegealltag. Stuttgart: Verlag W. Kohlhammer.

Meyer, M. (2006): Pflegende Angehörige in Deutschland: Ein Überblick über den derzeitigen Stand und zukünftige Entwicklungen. Hamburg/Münster. Verfügbar unter http://www.uke.de/extern/eurofamcare/documents/nabares/nabare_¬germany_de_final_a4.pdf [Zugriff am 24.02.2014].

Miethe, I. (2011): Biografiearbeit. Lehr- und Handbuch für Studium und Praxis. Weinheim: Juventa.

Müller-Mundt, G. (2008): Bewältigungsherausforderungen des Lebens mit chronischem Schmerz – Anforderungen an die Patientenedukation. In: Pflege & Gesellschaft Nr. 1, Jg. 13, S. 32–48.

NANDA International (2010): Pflegediagnosen, Definitionen und Klassifikationen 2009–2011. Bad Emstal: Recom Verlag.

NANDA International (2013): Pflegediagnosen, Definitionen und Klassifikation 2012–2014. Kassel: Recom Verlag.

Nestler, N. (2013): Anforderungen an ein effektives Schmerzmanagement. In. CNE.fortbildung. Stuttgart: Thieme Verlag, S. 8–11.

Neubauer, G., Gatterer, G. (2007): Pflegerische Aspekte bei der Betreuung alter Menschen. In: Gatterer, G. (Hrsg.): Multiprofessionelle Altenbetreuung. Ein praxisbezogenes Handbuch. 2. Aufl. Wien: Springer, S. 281–294.

Neufeld, G., Georg, J. (2009): Assessment und Assessmentinstrumente. In: Diegmann-Hornig, K., Jurgschat, H., Beine, M., Neufeld, G. (Hrsg.): Pflegebegutachtung. Lehrbuch für Sachverständige und Gutachter in der Pflege. Bern: Verlag Hans Huber, S. 36–68.

Nigg, B., Steidl, S. (2005): Gerontologie, Geriatrie und Gerontopsychiatrie. Ein Lehrbuch für Gesundheits- und Pflegeberufe. Wien: facultas.

Nikolaus, T. (1999a): Konzept des Geriatrischen Assessments. In: Nikolaus, T., Pientka, L. (Hrsg.) (1999): Funktionelle Diagnostik. Assessment bei älteren Menschen. Wiebelsheim: Quelle & Meyer Verlag, S. 2–7.

Nikolaus, T. (1999b): Physische Gesundheit. In: Nikolaus, T., Pientka, L. (Hrsg.): Funktionelle Gesundheit. Assessment beim älteren Menschen. Wiebelsheim: Quelle & Meier Verlag, S. 2(1)–2(17).

Nikolaus, T. (2013a): Gebrechlichkeit (Frailty). In: Zeyfang, A., Hagg-Grün, U., Nikolaus, T. (Hrsg.): Basiswissen Medizin des Alterns und des alten Menschen. 2. Aufl. Berlin: Springer-Verlag, S. 1–32.

Nikolaus, T. (2013b): Gesundes Altwerden. In: Zeyfang, A., Hagg-Grün, U., Nikolaus, T. (Hrsg.): Basiswissen Medizin des Alterns und des alten Menschen. 2. Aufl. Berlin: Springer-Verlag, S. 61–76.

Nikolaus, T. (2013c): Persistierender Schmerz. In: Zeyfang, A., Hagg-Grün, U., Nikolaus, T. (Hrsg.): Basiswissen Medizin des Alterns und des alten Menschen. 2. Aufl. Berlin: Springer-Verlag, S. 207–221.

Nikolaus, T. (2013d): Stürze und Folgen. In: Zeyfang, A., Hagg-Grün, U., Nikolaus, T. (Hrsg.): Basiswissen Medizin des Alterns und des alten Menschen. 2. Aufl. Berlin: Springer-Verlag, S. 113–127.

Nikolaus, T. (2013e): Herzinsuffizienz. In: Zeyfang, A., Hagg-Grün, U., Nikolaus, T. (Hrsg.) Basiswissen Medizin des Alterns und des alten Menschen. 2. Aufl. Berlin: Springer-Verlag, S. 257–273.

Nydahl, P. (2012): Basale Stimulation in der Pflege bei Schlaganfallpatienten. In: Cassier-Woidasky, A.-K., Nahrwold, J., Glahn, J. (Hrsg.): Pflege von Patienten mit Schlaganfall: Von der Stroke Unit bis zur Rehabilitation. Stuttgart: Verlag W. Kohlhammer, S. 112–123.

Nydahl, P., Bartoszek, G. (2000): Basale Stimulation. Neue Wege in der Intensivpflege. 3. Aufl. München: Urban & Fischer Verlag.

Özcan, V., Seifert, W. (2004): Lebenslage älterer Migrantinnen und Migranten in Deutschland. Gutachten für den 5. Altenbericht der Bundesregierung im Auftrag des Deutschen Zentrum für Altersfragen. Verfügbar unter: http://www.¬familien-wegweiser.de/RedaktionBMFSFJ/Abteilung3/Pdf-Anlagen/oezcan-¬lebenslage-aelterer-migrantinnen-migranten,property%3Dpdf,bereich%3D,spr¬ache%3Dde,rwb%3Dtrue.pdf [Zugriff am 25.02.2014].

Orem, D. E. (1997): Strukturkonzepte der Pflegepraxis. Berlin/Wiesbaden: Ullstein Mosby.

Osborn, C., Schweitzer, P., Trilling, A. (1997): Erinnern. Eine Anleitung zur Biographiearbeit mit alten Menschen. Freiburg im Breisgau: Lambertus-Verlag.

Osterbrink, B. (2009): Das diabetische Fußsyndrom. In: Panfil, E.-M., Schröder, G. (Hrsg.): Pflege von Menschen mit chronischen Wunden. Lehrbuch für Pflege und Wundexperten. Bern: Verlag Hans Huber, S. 267–287.

Pfäfflin-Müllenhoff, U. (2005): Alte Menschen. In: Köther, I. (Hrsg.): Altenpflege. Zeitgemäß und zukunftsweisend. Stuttgart: Thieme Verlag, S. 631–661.

Panfil, E.-M. (2011): Dekubitusprophylaxe und Behandlung eines Dekubitus. In: Pflege heute. 5. Aufl. München: Urban & Fischer, S. 363–370.

Perrar, K., Sirsch, E., Kutschke, A. (2007): Gerontopsychiatrie für Pflegeberufe. Stuttgart: Thieme Verlag.

Perrar, K., Sirsch, E., Kutschke, A. (2011): Gerontopsychiatrie für Pflegeberufe. 2. Aufl. Stuttgart: Thieme Verlag.

Petermann, F., de Vries, U. (2010): Prävention von Atemwegserkrankungen. In: Hurrelmann, K., Klotz, T., Haisch, J. (Hrsg.): Lehrbuch Prävention und Gesundheitsförderung. Bern: Verlag Hans Huber, S. 126–138.

Philipps, L. R. F. (1992): Krankenpflege in einer alternden Gesellschaft. In: Corr, C. M., Corr, C. A. (Hrsg.): Gerontologische Pflege. Herausforderung in einer alternden Gesellschaft. Bern: Verlag Hans Huber, S. 3–26.

Pinquart, M., Sörensen, S. (2002): Interventionseffekte auf Pflegende Dementer und andere informelle Helfer: Eine Metaanalyse. In: Zeitschrift für Gerontopsychologie & -psychiatrie Nr. 2, Jg. 15, S. 85–100.

Pinquart, M., Sörensen, S., Duberstein, P. (2002): How Effective Are Interventions With Caregivers? An Updated Meta-Analysis. In: The Gerontologist Nr. 3, Jg. 42, S. 356–372.

Poletti, R., Beck, A. (1990): Die Krankenpflege in der Geriatrie. In: Martin, E., Junod, J.-P. (Hrsg.): Lehrbuch Geriatrie. Bern: Verlag Hans Huber, S. 650–655.

Popp, I. (2006): Pflege dementer Menschen. 3. Aufl. Stuttgart: Verlag W. Kohlhammer.

Powell, J. (2009): Hilfen zur Kommunikation bei Demenz. 4. Aufl. Köln: Kuratorium Deutsche Altershilfe.

Protz, K. (2009): Moderne Wundversorgung. 5. Aufl. München: Urban & Fischer.

Protz, K., Sellmer, W. (2009): Zeitgemäße Wundauflagen – Konzepte und Produkte. In: Panfil, E.-M., Schröder, G. (Hrsg.): Pflege von Menschen mit chronischen Wunden. Lehrbuch für Pflege und Wundexperten. Bern: Verlag Hans Huber, S. 377–423.

Pschyrembel (1994): Klinisches Wörterbuch. 256. Aufl. Wien: de Gruyter.

Radzey, B. (2009): Mini-Mental-Status-Test und Cohen-Mansfeld Agintation Inventory. In: Bartholomeyczik, S., Halek, M. (Hrsg.): Assessmentinstrumente in der Pflege. Möglichkeiten und Grenzen. 2. Aufl. Hannover: Schlütersche, S. 79–85.

Rainer, M., Jungwirth, S., Krüger-Rainer, C., Croy, A., Gatterer, G., Haushofer, M. (2002): Pflegende Angehörige von Demenzkranken: Belastungsfaktoren und deren Auswirkung. In: Psychiatrische Praxis Nr. 3, Jg. 29, S. 142–147.

von Reibnitz, C. (2009): Homecare. 2. Aufl. Bern: Verlag Hans Huber.

von Renteln-Kruse, W. (2004a): Die alternde Bevölkerung. In: von Renteln-Kruse, W. (Hrsg.): Medizin des Alterns und des alten Menschen. Darmstadt: Steinkopff Verlag, S. 12–22.

von Renteln-Kruse, W. (2004b): Geriatrische Syndrome – eine diagnostische und therapeutische Herausforderung. In: von Renteln-Kruse, W. (Hrsg.): Medizin des Alterns und des alten Menschen. Darmstadt: Steinkopff Verlag, S. 61–66.

von Renteln-Kruse, W. (2004c): Iatrogene Störungen. In: von Renteln-Kruse, W. (Hrsg.): Medizin des Alterns und des alten Menschen. Darmstadt: Steinkopff Verlag, S. 67–78.

von Renteln-Kruse, W. (2004d): Geriatrische Methodik und Versorgungsstrukturen. In: von Renteln-Kruse, W. (Hrsg.): Medizin des Alterns und des alten Menschen. Darmstadt: Steinkopff Verlag, S. 38–56.

Röhm-Kleine, S. (2011a): Atmung In: Pflege heute. 5. Aufl. München: Urban & Fischer, S. 296–321.

Röhm-Kleine, S. (2011b): Herz-Kreislauf-System. In: Pflege heute. 5. Aufl. München: Urban & Fischer, S. 321–333.

Rösler, A. (2004): Demenzen. In: von Renteln-Kruse, W. (Hrsg.): Medizin des Alterns und des alten Menschen. Darmstadt: Steinkopff Verlag, S. 118–127.

Roling, M., Bartoszek, G., Schreyer, I., Kolbe, N. (2014): Wenn Patenten »nicht genug Luft« bekommen. Dyspnoe bei chronischer Herzinsuffizienz. In: Die Schwester Der Pfleger Nr. 2, Jg. 53, S. 132–137.

Roller-Wirnsberger, R. (2008): Gefäßerkrankungen im Alter. In: Böhmer, F., Füsgen, I. (Hrsg.): Geriatrie. Der ältere Patient mit seinen Besonderheiten. Wien: Böhlau Verlag, S. 279–299.

Roller-Wirnsberger, R. (2009): Frailty. Ein neues Konzept für ein altes Phänomen. In: Lebenswelt Heim 42, S. 26–27.

Roper, N., Logan, W. W., Tierney, A. J. (2002): Das Roper-Logan-Tierney-Modell, Basierend auf den Lebensaktivitäten. Bern: Verlag Hans Huber.

Rothschuh, K. (1978): Konzepte der Medizin in Vergangenheit und Gegenwart. Stuttgart: Hippokrates Verlag.

Roth, M., Huneke, M., Brandenburg, H. (2006): Erkrankungen des Alters. In: Brandenburg, H., Huneke, M. (Hrsg.): Professionelle Pflege alter Menschen. Eine Einführung. Stuttgart: Verlag W. Kohlhammer, S. 147–185.

Runge, M., Rehfeld, G. (2001): Mobil bleiben – Pflege bei Gehstörungen und Sturzgefahr. Vorsorge, Schulung, Rehabilitation. Hannover: Schlütersche.

Runge, M., Rehfeld, G. (2012a): Geriatrische Pflege. Das hohe Alter. In: CNE.fortbildung. Stuttgart: Thieme Verlag, S. 1–16.

Runge, M., Rehfeld, G. (2012b): Diagnostik und Behandlung beim Sturzsyndrom. In: CNE.fortbildung. Stuttgart: Thieme Verlag, S. 9–15.

Sachweh, S. (2002): »Noch ein Löffelchen?«. Effektive Kommunikation in der Altenpflege. Bern: Verlag Hans Huber, S. 202–235.

Sachweh, S. (2008): Spurenlesen im Sprachdschungel. Kommunikation und Verständigung mit demenzkranken Menschen. Bern: Verlag Hans Huber.

Sauter, D., Abderhalden, C., Needham, I., Wolff, S. (Hrsg.) (2006): Lehrbuch Psychiatrische Pflege. Bern: Verlag Hans Huber.

Schacke, C., Zank, S. (1998): Zur familiären Pflege demenzkranker Menschen: Die differentielle Bedeutung spezifischer Belastungsdimensionen für das Wohlbefinden der Pflegenden und die Stabilität der häuslichen Pflegesituation. In: Zeitschrift für Gerontologie und Geriatrie Nr. 5, Jg. 31, S. 355–361.

Schäfer, U. (2008): Gangstörung und Stürze. In: Böhmer, F., Füsgen, I. (Hrsg.): Geriatrie, der ältere Patient mit seinen Besonderheiten. Wien: Böhlau Verlag, S. 153–159.

Schaeffer, D., Moers, M. (2000): Bewältigung chronischer Krankheiten – Herausforderungen für die Pflege. In: Rennen-Allhoff, B., Schaeffer, D. (Hrsg.): Handbuch Pflegewissenschaft. Weinheim: Juventa, S. 447–483.

Schaeffer, D., Moers, M. (2011): Bewältigung chronischer Krankheiten – Herausforderungen für die Pflege. In: Schaeffer, D., Wingenfeld, K. (Hrsg.): Handbuch Pflegewissenschaft. Weinheim: Juventa, S. 329–363.

Schaeffer, D., Müller-Mundt, G. (2012): Bewältigung komplexer Medikamentenregime bei chronischer Erkrankung – Herausforderungen und Unterstützungserfordernisse aus der Sicht der Gesundheitsprofessionen. In: Pflege Nr. 1, Jg. 25, S. 33–48.

Schäufele, M., Köhler, L., Teufel, S., Weyerer, S. (2005): Betreuung von demenziell erkrankten Menschen in Privathaushalten: Potenziale und Grenzen. In: Schneekloth, U., Wahl, H.-W., (Hrsg.): Möglichkeiten und Grenzen selbständiger Lebensführung in privaten Haushalten (MuG III). Repräsentativbefunde und Vertiefungsstudien zu häuslichen Pflegearrangements, Demenz und professionellen Versorgungsangeboten. München, S. 99–137.

Schilder, M. (1998): Türkische Patienten pflegen. Erfahrungen Pflegender mit Pflegebedürftigen und ihren Familien im ambulanten Bereich. Stuttgart: Verlag W. Kohlhammer.

Schilder, M. (2004): Die Bedeutung lebensgeschichtlicher Erfahrungen in der Situation der morgendlichen Pflege in der stationären Altenpflege. In: Pflege. Die wissenschaftliche Zeitschrift für Pflegeberufe Nr. 6, Jg. 17, S. 375–383.

Schilder, M. (2007): Lebensgeschichtliche Erfahrungen in der stationären Altenpflege. Eine qualitative Untersuchung pflegerischer Interaktionen und ihrer Wahrnehmung durch pflegebedürftige Personen und Pflegende. Bern: Verlag Hans Huber.

Schilder, M., Flieder, M., Höhmann, U., Florian, S. (2012): Begleitforschung zur Einrichtung des Demenzservicezentrums im Landkreis Darmstadt-Dieburg, Untersuchung der Entlastung pflegender Angehöriger von Menschen mit Demenz durch niedrigschwellige Entlastungsangebote – Abschlussbericht Evangelische Hochschule Darmstadt. Frankfurt am Main, Darmstadt: Hessisches Institut für Pflegeforschung.

Schilder, M., Florian, S. (2012): Die Entlastung pflegender Angehöriger von Menschen mit Demenz durch niedrigschwellige Betreuungsgruppen aus der Sicht der Nutzer und der Anbieter. In: Pflege & Gesellschaft Nr. 3, Jg. 17, S. 248–269.

Schilder, M. (2012a): ICF – Die Internationale Klassifikation der Funktionsfähigkeit, Behinderung und Gesundheit: eine praxisrelevante Zusammenfassung. In: Schmidt, R., Thiele, H., Leibig, A. (Hrsg.): Pflege in der Rehabilitation. Medizinische Rehabilitation und Pflegeinterventionen. Stuttgart: Verlag W. Kohlhammer, S. 11–15.

Schilder, M. (2012b): Interkulturelle Öffnung in der ambulanten und stationären Altenpflege/-hilfe. In: Griese, C., Marburger, H. (Hrsg.): Interkulturelle Öffnung. Ein Lehrbuch. München: Oldenbourg Verlag, S. 201–223.

Schmidt, R. (2012): Sturzprävention und Mobilitätsförderung. In: Schmidt, R., Thiele, H. Leibig, A. (Hrsg.): Pflege in der Rehabilitation. Medizinische Rehabilitation und Pflegeinterventionen. Stuttgart: Verlag W. Kohlhammer, S. 54–63.

Schneekloth, U. (2006): Entwicklungstrends und Perspektiven in der häuslichen Pflege. Zentrale Ergebnisse der Studie Möglichkeiten und Grenzen selbständiger Lebensführung (MuG III). In: Zeitschrift für Gerontologie und Geriatrie Nr. 6, Jg. 39, S. 405–412.

Schopf, C., Naegele, G. (2005): Alter und Migration – ein Überblick. In: Zeitschrift für Gerontologie und Geriatrie Nr. 6, Jg. 38, S. 384–395.

Schröder, G. (2009a): Pathophysiologie des Dekubitus. In: Panfil, E.-M., Schröder, G. (Hrsg.): Pflege von Menschen mit chronischen Wunden. Lehrbuch für Pflege und Wundexperten. Bern: Verlag Hans Huber, S. 171–184.

Schröder, G. (2009b): Besonderheiten chronischer Wunden. In: Panfil, E.-M., Schröder, G. (Hrsg.): Pflege von Menschen mit chronischen Wunden. Lehrbuch für Pflege und Wundexperten. Bern: Verlag Hans Huber, S. 143–152.

Schröder, G. (2010): Was ist praktikabel? Was ist effektiv? In: Die Schwester Der Pfleger Nr. 10, Jg. 49, S. 946–949.

Schröder, G. (2011): Bewegungsförderung bleibt das zentrale Element. In: Die Schwester Der Pfleger Nr. 10, Jg. 50, S. 944–948.

Schröder, G. (2012): Bewegungsförderung – ein Kernelement der Dekubitusprävention. In: Schröder, G., Kottner, J. (Hrsg.): Dekubitus und Dekubitusprophylaxe. Bern: Verlag Hans Huber, S. 100–124.

Schröder, S. G. (2003): Medizinische Grundlagen der Demenz. In: Tackenberg, P., Abt-Zegelin, A. (Hrsg.): Demenz und Pflege. Eine interdisziplinäre Betrachtung. Frankfurt am Main: Mabuse-Verlag.

Schüßler, N. (2013): Schmerzen einschätzen und behandeln. In: CNE.fortbildung. Stuttgart: Thieme Verlag, S. 2–4.

Schulz, R., Beach, S. R. (1999): Caregiving as a Risk Factor for Mortality: The Caregiver Health Effects Study. In: Journal of the American Medical Association Nr. 23, Jg. 282, S. 2215–2218.

Schuntermann, M. (2009): Einführung in die ICF. Grundkurs, Übungen, offene Fragen. 3. Aufl. Heidelberg: ecomed.

Schupp, W. (2012) Schlaganfall. In: Schmidt, R., Thiele, H. Leibig, A. (Hrsg.): Pflege in der Rehabilitation. Medizinische Rehabilitation und Pflegeinterventionen. Stuttgart: Verlag W. Kohlhammer, S. 198–202.

Schweitzer, P., Bruce, E. (2010): Das Reminiszenz-Buch. Praxisleitfaden zur Biografie- und Erinnerungsarbeit mit alten Menschen. Bern: Verlag Hans Huber.

Schwendimann, R. (2000): Sturzprävention im Akutspital. Eine Literaturübersicht. In: Pflege Nr. 3, Jg. 13, S. 169–179.

Schwermann, M., Münch, M. (2008): Professionelles Schmerzassessment bei Menschen mit Demenz. Ein Leitfaden für die Pflegepraxis. Stuttgart: Verlag W. Kohlhammer.

Seitz-Robles, I. (2013): Entlassungsmanagement. In: Fiedler, C., Köhrmann, M., Kollmar, R. (Hrsg.): Pflegewissen Stroke Unit: Für die Fortbildung und die Praxis. Berlin: Springer, S. 269–277.

Sich, D., Diesfeld, H. J., Deigner, A., Habermann, M. (Hrsg.) (1993): Medizin und Kultur. Frankfurt: Peter Lang.

Sozialministerium Baden-Württemberg (Hrsg.) (2001): Geriatriekonzept Baden-Württemberg 2001. Grundsätze und Ziele zur Verbesserung der Versorgung alter, kranker Menschen sowie Bestand und Fortschreibung des Geriatriekonzepts aus dem Jahre 1989. Stuttgart.

Specht-Tomann, M. (2009): Biografiearbeit in der Gesundheits-, Kranken- und Altenpflege. Heidelberg: Springer Verlag.

Stanko, K., Fiedler, C. (2013): Organisation der Pflege auf der Stroke Unit. In: Fiedler, C., Köhrmann, M., Kollmar, R. (Hrsg.): Pflegewissen Stroke Unit: Für die Fortbildung und die Praxis. Berlin: Springer, S. 237–248.

Staykov, D. (2013): Intrazerebrale Blutung – Ursachen, Diagnostik, Therapie. In: Fiedler, C., Köhrmann, M., Kollmar, R. (Hrsg.): Pflegewissen Stroke Unit: Für die Fortbildung und die Praxis. Berlin: Springer, S. 94–103.

Stefan, H., Eberl, J., Schalek, K. Streif, H., Pointner, H. (2006): Praxishandbuch Pflegeprozess. Lernen – verstehen – anwenden. Wien: Springer-Verlag.

Stefan, H., Allmer, F., Eberl, J., Hansmann, R., Jedelsky, E. Michalek, A., Pandzic, R., Schalek, K., Tomacek, D. (2009): POP Praxisorientierte Pflegediagnostik. Pflegediagnosen – Ziele – Maßnahmen. Wien: Springer-Verlag.

Strömberg, A. (2004): Von Pflegepersonen geleitete Herzinsuffizienzambulanzen: Die zehnjährigen Erfahrungen in Schweden. In: Pflege Nr. 4, Jg. 17, S. 237–242.

Stuhlmann, W. (2004): Demenz – wie man Bindung und Biographie einsetzt. München: Ernst Reinhardt Verlag.

Stuker, R. (2007): Professionelles Übersetzen. In: Domenig, D. (Hrsg.): Transkulturelle Kompetenz. Lehrbuch für Pflege-, Gesundheits- und Sozialberufe. 2. Aufl. Bern: Verlag Hans Huber, S. 221–235.

Sütterlin, S., Hoßmann, I., Klingholz, R. (2011): Demenz-Report. Wie sich die Regionen in Deutschland, Österreich und der Schweiz auf die Alterung der Gesellschaft vorbereiten können. Berlin-Institut für Bevölkerung und Entwicklung (Hrsg.). Berlin.

Tacke, D. (1999): Sprachstörung und Identität – Das Wiederaufrichten des Ich bei Menschen mit Aphasie. In: Moers, M., Schiemann, D., Schnepp, W. (Hrsg.): Pflegeforschung zum Erleben chronisch kranker und alter Menschen. Bern: Verlag Hans Huber, S. 161–218.

Tacke, D. (2006): Schlagartig abgeschnitten. Aphasie: Verlust und Wiedererlangen der Kontrolle. Bern: Verlag Hans Huber.

Thoma, J., Zank, S., Schacke, C. (2004): Gewalt gegen demenziell Erkrankte in der Familie: Datenerhebung in einem schwer zugänglichen Forschungsgebiet. In: Zeitschrift für Gerontologie und Geriatrie Nr. 5, Jg. 37, S. 349–350.

Tideiksaar, R. (2008): Stürze und Sturzprävention. Assessment – Prävention – Management. 2. Aufl. Bern: Verlag Hans Huber.

Treibel, A. (2008): Migration in modernen Gesellschaften. Soziale Folgen von Einwanderung, Gastarbeit und Flucht. 4. Aufl. Weinheim: Juventa Verlag.

Vasel-Biergans, A., Probst, W. (2011): Wundversorgung für die Pflege. Ein Praxisbuch. 2. Aufl. Suttgart: Wissenschaftliche Verlagsgesellschaft.

Vetter, P., Steiner, O., Kraus, S., Kropp, P., Möller, W.-D. (1997): Belastung der Angehörigen und Inanspruchnahme von Hilfen bei Alzheimerscher Krankheit. In: Zeitschrift für Gerontopsychologie & -psychiatrie Nr. 3, Jg. 10, S. 175–183.

Wagner, U. (2012): Positionierung: Lagerungen und Positionswechsel. Ein Praxisbuch für die Pflege. München: Urban & Fischer.

Walter, U., Stolz, M., Schneider, N. (2012): Gesundheitsversorgung. In: Wahl, H.-W., Tesch-Römer, C., Ziegelmann, J. P. (Hrsg.): Angewandte Gerontologie. Interventionen für ein gutes Altern in 100 Schlüsselbegriffen. 2. Aufl. Stuttgart: Verlag W. Kohlhammer, S. 141–147.

Warnke, A. (2004): Prävention von hüftgelenksnahen Frakturen durch externen Hüftschutz. In: Meyer, G., Schlömer, G., Warnke, A. (2004): Sturz- und Frakturprävention in der Altenhilfe. Evidenz-basierte pflegerische Versorgung im Pflegealltag. Stuttgart: Verlag W. Kohlhammer, S. 74–88.

van der Weide, M. (2001): Inkontinenz, Pflegediagnosen und Pflegeinterventionen. Bern: Verlag Hans Huber.

Werner, N., Böhm, M. (2010): Prävention von Herz-Kreislauf-Krankheiten. In: Hurrelmann, K., Klotz, T., Haisch, J. (Hrsg.): Lehrbuch Prävention und Gesundheitsförderung, 3. Aufl. Bern: Verlag Hans Huber, S. 101–111.

Weyerer, S. (2005): Altersdemenz. Gesundheitsberichterstattung des Bundes. Robert Koch-Institut (Hrsg.). Berlin.

Weyerer, S., Schäufele, M. (2009): Herausforderung durch die Demenzkrankheiten: Epidemiologische Versorgungssituation, psychosoziale und ökonomische Folgen. In: Stoppe, G., Stiens, G., (Hrsg.): Niedrigschwellige Betreuung von Demenzkranken. Grundlagen und Unterrichtsmaterialien. Stuttgart: Verlag W. Kohlhammer, S. 15–28.

Wiederhold, D., Huchel, C., Matthäi, J. (2010): Pneumonieprophylaxe. In: Behrens, J., Langer, G. (Hrsg.): Handbuch Evidence-based Nursing. Externe Evidenz für die Pflegepraxis. Bern: Verlag Hans Huber, S. 107–130.

Wilkinson, J. M. (2012): Das Pflegeprozess-Lehrbuch. Bern: Verlag Hans Huber.

Winkler, I., Reinhold, K., Matschinger, H., Angermeyer, M. C. (2006): Lebensqualität älterer pflegender Angehöriger von Demenzkranken. In: Zeitschrift für Gerontopsychologie & -psychiatrie Nr. 1, Jg. 19, S. 17–24.

Wippermann, C., Flaig, B. B. (2009): Lebenswelten von Migrantinnen und Migranten. In: Bundeszentrale für politische Bildung (Hrsg.): Aus Politik und Zeitgeschichte Nr. 5, o. Jg., S. 3–11.

Wulff, I., Könner, F., Kölzsch, M., Budnick, A., Dräger, D., Kreutz, R. (2012): Interdisziplinäre Handlungsempfehlung zum Management von Schmerzen von älteren Menschen im Pflegeheim. In: Zeitschrift für Gerontologie und Geriatrie Nr. 6, Jg. 45, S. 505–544.

Wunn, I. (2006): Muslimische Patienten. Chancen und Grenzen religionsspezifischer Pflege. Stuttgart: Verlag W. Kohlhammer.

Zank, S., Schacke, C. (2007): Projekt Längsschnittstudie zur Belastung pflegender Angehöriger von demenziell Erkrankten (LEANDER). Verfügbar unter: http://¬ www.hf.uni-koeln.de/data/gerontologie/File/Leander%20II%20-%20vollsta-¬ endiger%20Bericht.pdf [Zugriff am 14.11.2013].

213

Zeyfang, A. (2013a): Schlaganfall. In: Zeyfang, A., Hagg-Grün, U., Nikolaus, T. (Hrsg.): Basiswissen Medizin des Alterns und des alten Menschen. 2. Aufl. Berlin: Springer-Verlag, S. 77–101.

Zeyfang, A. (2013b): Malnutrition. In: Zeyfang, A., Hagg-Grün, U., Nikolaus, T. (Hrsg.): Basiswissen Medizin des Alterns und des alten Menschen. 2. Aufl. Berlin: Springer-Verlag, S. 43–57.

Stichwortverzeichnis

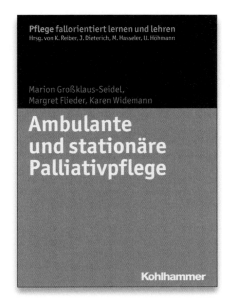

Marion Großklaus-Seidel
Margret Flieder
Karen Widemann

Ambulante und stationäre Palliativpflege

2014. 184 Seiten, 4 Abb.,
3 Tab. Kart. € 24,99
ISBN 978-3-17-022397-4

Pflege fallorientiert lernen und lehren

In diesem Band werden anhand von Fallszenen aus der palliativen Pflegepraxis in Hospiz, Pflegeheim, Krankenhaus und ambulanter Pflege neueste Erkenntnisse vorgestellt und mit unterschiedlichen Komplexitätsniveaus verknüpft. Dabei geht es neben Faktenwissen vor allem um die Entwicklung der Kompetenz, die Betreuung wissensbasiert und fallverstehend praktizieren zu können. Das Buch ermutigt Pflegefachkräfte und kooperierende Berufsgruppen zur Ausbalancierung fachlich fundierter und individuell passender Lösungen.

Prof. Dr. Marion Großklaus-Seidel, M.A., Professorin für Ethik und Erwachsenenbildung, Pfarrerin und Pädagogin, langjährige Erfahrung in Lehre und Forschung zu Palliative Care.
Prof. Dr. Margret Flieder, Professorin für Pflegewissenschaft und Pflegepraxis, Krankenschwester, Lehrerin für Pflegeberufe, Beraterin für Kollegiale Beratung, langjährige Erfahrung in Lehre und Forschung zu Palliative Care.
Dipl.-Soz.-Päd. Karen Widemann, Krankenschwester, Lehrerin für Pflegeberufe, langjährige Leiterin einer Krankenpflegeschule, palliative Expertise u. a. durch Berufserfahrung in einem stationären Hospiz sowie durch Lehre im Kontext von Palliative Care.

Leseproben und weitere Informationen unter www.kohlhammer.de

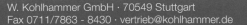

W. Kohlhammer GmbH · 70549 Stuttgart
Fax 0711/7863 - 8430 · vertrieb@kohlhammer.de

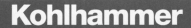
Kohlhammer

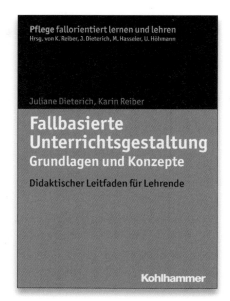

Juliane Dieterich/Karin Reiber

Fallbasierte Unterrichtsgestaltung
Grundlagen und Konzepte
Didaktischer Leitfaden für Lehrende

2014. 136 Seiten, 17 Abb.
Kart. € 24,99
ISBN 978-3-17-022604-3

Pflege fallorientiert lernen und lehren

Dieser didaktische Begleitband bietet Anregungen und Hilfestellungen für Lehrende, die Lehr-Lern-Prozesse in der pflegebezogenen Aus-, Fort- und Weiterbildung mit ausgearbeiteten Fällen und Musterlösungen der Bandreihe „Pflege fallorientiert lernen und lehren" gestalten wollen. Nach der näheren Beleuchtung verschiedener theoretischer Begründungsperspektiven für fallbezogenen Unterricht werden einzelne methodische Ansätze wie z. B. die Fallarbeit nach Kaiser, Problemorientiertes Lernen (POL), Szenisches Spiel und Dilemmadiskussion vorgestellt und erklärt, wie das Lernen und Lehren mit pflegerelevanten Falllösungen erfolgreich arrangiert werden kann. Anschließend werden Möglichkeiten zur Praxisverknüpfung aufgezeigt, die den Transfer fallorientiert entwickelter Kompetenzen in reale Handlungssituationen fördern. Den Abschluss bildet ein Schlaglicht auf mögliche Schulentwicklungspotenziale, die aus der kollegialen Fallarbeit erwachsen können.

Dr. phil. Juliane Dieterich, Dipl.-Pflegepädagogin (HU) und Krankenschwester, ist wissenschaftliche Mitarbeiterin an der Universität Kassel mit den Schwerpunkten Berufspädagogik, allgemeine Didaktik sowie Pflegepädagogik/-didaktik.
Prof. Dr. rer. soc. Karin Reiber, Dipl.-Pädagogin und Krankenschwester, ist Professorin für Erziehungswissenschaft/Didaktik mit dem Schwerpunkt Pflegepädagogik/-didaktik an der Hochschule Esslingen und wissenschaftliche Leiterin des Didaktikzentrums.

Leseproben und weitere Informationen unter www.kohlhammer.de

W. Kohlhammer GmbH · 70549 Stuttgart
Fax 0711/7863 - 8430 · vertrieb@kohlhammer.de

Kohlhammer